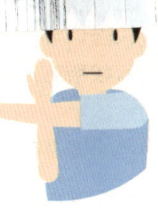

颈肩痛家庭康复

主动健康与康复丛书

丛书主编　燕铁斌
主　　编　高晓平
副主编　吴　霜　程亭秀

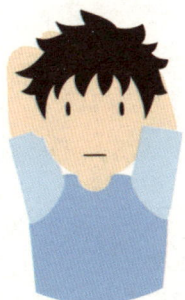
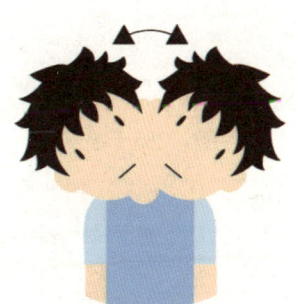
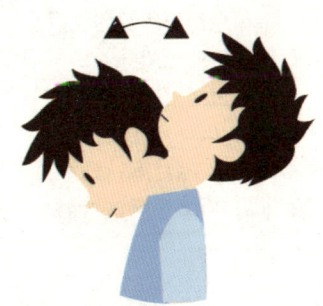

电子工业出版社

Publishing House of Electronics Industry

北京·BEIJING

未经许可，不得以任何方式复制或抄袭本书之部分或全部内容。
版权所有，侵权必究。

图书在版编目（CIP）数据

颈肩痛家庭康复/高晓平主编．—北京：电子工业出版社，2021.10
（主动健康与康复丛书）
ISBN 978-7-121-42171-6

Ⅰ．①颈… Ⅱ．①高… Ⅲ．①颈肩痛—康复 Ⅳ．① R681.509

中国版本图书馆 CIP 数据核字（2021）第 202178 号

责任编辑：汪信武
印　　刷：中国电影出版社印刷厂
装　　订：中国电影出版社印刷厂
出版发行：电子工业出版社
　　　　　北京市海淀区万寿路 173 信箱　　邮编：100036
开　　本：720×1000　1/16　　印张：17.5　　字数：285 千字
版　　次：2021 年 10 月第 1 版
印　　次：2021 年 10 月第 1 次印刷
定　　价：96.00 元

凡所购买电子工业出版社图书有缺损问题，请向购买书店调换。若书店售缺，请与本社发行部联系，联系及邮购电话：(010) 88254888，88258888。
质量投诉请发邮件至 zlts@phei.com.cn，盗版侵权举报请发邮件至 dbqq@phei.com.cn。
本书咨询联系方式：QQ 20236367。

主动健康与康复丛书

《颈肩痛家庭康复》
编委会名单

丛书主编 燕铁斌

主　　编 高晓平

副 主 编 吴　霜　程亭秀

编　　者（以姓氏笔画排序）

　　　　　卞瑞豪（中山大学附属第一医院）

　　　　　方征宇（华中科技大学同济医院）

　　　　　冯小军（安徽医科大学第二附属医院）

　　　　　刘洪举（贵州省骨科医院）

　　　　　吴　霜（贵州医科大学附属医院）

　　　　　宋　娟（安徽医科大学第一附属医院）

　　　　　陈　彦（贵州医科大学附属医院）

　　　　　项　洁（徐州医科大学附属医院）

　　　　　徐本磊（江门市人民医院）

　　　　　徐　梅（安徽医科大学第一附属医院）

　　　　　高晓平（安徽医科大学第一附属医院）

　　　　　程亭秀（东宁市人民医院）

绘　　图 卢忠仁

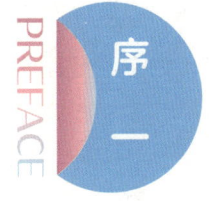

序一 PREFACE

健康是人生最大的财富。

健康最基本的要求是脏器无疾病，身体形态发育良好，体形匀称，人体各系统具有良好的生理功能，有较强的身体活动能力和劳动能力。现在，健康的涵义更为广泛，包括躯体健康、心理健康、社会健康等诸多方面。

国家发布的《"健康中国2030"规划纲要》提到："健康是促进人的全面发展的必然要求，是经济社会发展的基础条件。实现国民健康长寿，是国家富强、民族振兴的重要标志，也是全国各族人民的共同愿望。"由此可见，国家对国民健康的重视程度。没有全民健康，就没有全面小康。目前的"以疾病治疗为中心"的被动医疗模式，难以解决人的健康问题，也不可持续。实现由以疾病治疗为中心向以促进健康为中心的主动健康模式的转变，已经成为当下健康管理的重要任务。

主动健康，就是主动获得持续的健康能力、拥有健康完美的生活品质和良好的社会适应能力。其倡导的是主动发现、科学评估、积极调整、促进健康的理念。主动健康，首先意味着每个家庭、每个国民都要对自己的健康负责；意味着广大医务工作者要以人民健康为中心，开展医学研究，提高临床工作的能力，关注生命全周期、健康全过程；意味着政府及相关部门要把健康融入万策，有效实施健康影响因素评估，为健康中国战略奠定坚实的基础。

在这样的大背景下，"主动健康与康复丛书"应运而生。本套丛书从临床常见病、多发病入手，通过简洁明了的疾病描述，详细生动的指导措施，使读者在轻松阅读间就普及了主动健康与康复的理念；同时，还可以根据书中提供的内容快速掌握适合自己病情的康复和预防方法。

希望本套丛书的出版，能推动主动健康先进理念的推广，为推进健康中国的建设、营建和谐社会做出贡献。

故乐之为序。

美国医学科学院外籍院士
南京医科大学第一附属医院康复医学中心主任
2021年夏

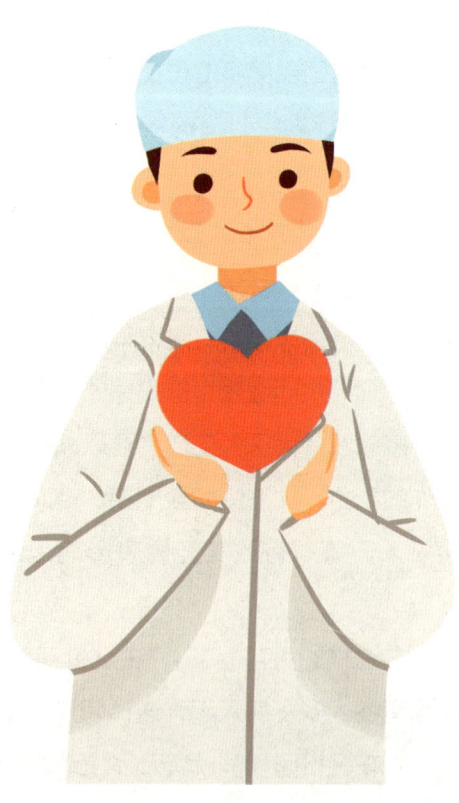

健康是每个人穷尽一生所追求的目标,人活着就是希望自己能健康、快乐地享受生活!

根据《世界卫生组织宪章》中的定义:"人的健康并非是指有没有疾病或不虚弱,而是指个体自身的躯体、精神与社会处于一种完美和谐的状态"。基于此,我们今天关注的健康应该包括生理健康、心理健康和良好的社会适应能力,且构建这种完美和谐的状态应该是个体可以主动参与的一个充满变化的过程。"主动健康"是在国家提出《"健康中国 2030"规划纲要》后医学界频频出现的一个充满正能量的词汇。对普通大众来说,"主动健康"就是主动获得持续健康、拥有健康完美的生活和良好的社会适应能力。

"主动健康"是针对"被动健康"或"被动医学"而言的。"被动医学"或被称为"对抗医学",它忽视了人体的自我修复和主动参与的能力,它是以个体的病灶为攻击目标,倾向于通过药物或者手术对抗、压制、切割和消除这些现象,过于追求疾病的缓解或者各项生理指标的正常,而忽略了个体作为一个整体的功能价值。因此,"主动健康"不仅适合健康人群,同样也适合患有各种疾病的人群。从生命走过的时间长轴来看,如果说以预防和治疗疾病为主的现代医学是推动生命向"右"发展,那么以自我管理和积极参与为中心的"主动健康"则是推动生命向"左"发展的一个全新的医学模式。

我的健康我做主!我的健康我管理!

为了顺应国际医疗保健趋势,将主动健康和健康管理的基本知识和方法传授给公众,在电子工业出版社的积极策划下,我们组织了国内一批从事健康管理和临床康复的专家,编写了这套"主动健康与康复丛书"。本套丛书的编写宗旨一是普及主动健康与康复理念,让患者及其家属能比较容易地找到适合自己病情的康复方法;二是介绍一些常用的可以在社区及家庭开展的适宜康复技术,方便患者及其家属在社区和家庭开展自我康复,实现主动参与健康管理的目标。

"健康管理"或称"管理健康"（Managed Care）这个概念，是 20 世纪 50 年代末在美国被提出的。在中国，"健康管理"是以现代健康的概念（生理、心理和社会适应能力）和全新的医学模式（生理－心理－社会）以及祖国医学（中医）治未病的理念为指导，以现代医学和现代管理学的理论、技术、方法为干预手段，对健康状况及其影响因素全面评估、有效干预，其目的是用最小的投入获取最大的健康效益。因此，"主动健康"的核心就是"健康管理"。

"十三五规划"之后，国家提出了建设"大健康"的构想，大力推动人民群众健康从被动医疗转向主动健康管理。随着国内经济的发展、全民医疗的实现，以及慢性病、老年人口的增加，康复对象不断增多，康复市场不断拓展。党和各级政府对康复的重视，进一步推动了国内康复的全面提速发展。此外，分级诊疗模式下的医院－社区－居家康复一体化的出现，使得康复理念已经开始从医院延伸到社区、家庭。患者及其家属越来越不满足于传统的院内康复，渴望能了解康复、参与康复。因此，"主动健康与康复丛书"的出版顺应了社会的发展和需求。

"主动健康与康复丛书"的顶层设计采取开放式的编写模式，即根据普通大众和患者及其家属的需求以及市场反馈不断增加新的分册。每一分册针对某一种（类）疾病的家庭康复，希望每一分册都能成为一个独立的家庭康复医生。书的内容力求文字简洁，通俗易懂，贴近大众。为了方便家庭使用，每一分册还充分利用了多媒体资源，尽可能配了一些简单易学的插图和小视频。

承蒙参与本套丛书的各位专家和出版社的信任，让我担任"主动健康与康复丛书"的总主编，定当不负韶华，只争朝夕；也感谢南京医科大学第一附属医院康复医学中心主任、美国医学科学院外籍院士励建安教授欣然为本书做序，为本套丛书锦上添花！

中国康复医学会副会长
广东省康复医学会名誉会长
中山大学康复治疗学系副主任
2021 年夏于广州

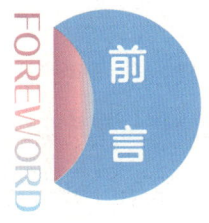

前言 FOREWORD

颈肩痛是各类人群中比较常见的一种症状，它指颈部和肩部组织因疾病、劳损、外伤等多种原因引起的颈肩部和上肢的疼痛，常引起患者颈肩部形态改变和功能障碍，症状严重时可严重影响人们的生活质量和工作效率。随着信息社会的发展和人们生活方式的改变，电脑、手机、空调广泛应用于日常生活和工作中，从事低头、伏案工作方式的人群增多，近年来颈肩痛的总体发病率逐年升高，且发病年龄呈现年轻化趋势。由于多数人缺乏对颈肩痛的重视和早期预防的意识，出现颈肩痛症状后又没有进行合理的治疗，常常使颈肩痛的症状原来越重，进而导致了生活质量的下降和工作效率的降低。当代社会，在快节奏和高压力的生活和工作方式下，如何减少颈肩痛的发病率，提高人们的生活质量和工作效率，对颈肩痛的早期预防及家庭康复治疗就显得尤为重要了。

《颈肩痛家庭康复》一书主要是针对颈肩痛的预防和家庭康复治疗来编写的。全书内容围绕颈椎病和肩痛展开论述，列出颈椎病和肩痛的发病原因、自我诊断方法、居家康复训练方法等。全书共分为十三章，第一章是阐述颈肩痛的概念；第二章到第七章是阐述颈椎病的认识、颈椎结构、颈椎病的诊断与自我诊断、颈椎病的治疗、居家康复及如何预防；第八章至第十三章阐述肩痛的初步认识、进一步认识、诊断与自我诊断、肩痛的治疗、家庭康复及如何预防。全书内容强调预防和"家庭"康复，文字描述简单明了、通俗易懂，尤其是配有大量的原创性图片，有利于读者更好地理解各种居家预防和康复的方法。故本书的阅读对象可以是非医学人群、颈肩痛患者及可能的高发人群，期望通过普及颈肩痛相关的医学知识，以达到降低颈肩痛发病率，提高人们的生活质量的目的。

本书的作者都是全国各大医院从事颈肩痛治疗领域的专家，在颈肩痛疾病的康复治疗方面均有很深的造诣。书中很多颈肩痛预防和康复治疗方案也是编者多年经验的积累，相信对广大读者在颈肩痛的预防、治疗及家庭自我康复上有很好的指导价值。

本书的顺利出版，要感谢所有编委的无私奉献和精诚合作。此书在编写过程中得到了丛书总主编燕铁斌教授和电子工业出版社编辑部老师的指导和大力帮助，也得到安徽医科大学第一附属医院康复医学中心所有医护人员的支持和协助，在此一并表示衷心的感谢！

由于编者水平有限，书中不当之处在所难免，敬请各位同仁和读者批评指正。

2021 年 9 月

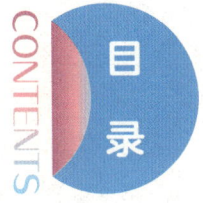

目录 CONTENTS

Part 1 颈肩痛的概念

1. 认识颈肩痛 /002
2. 引起颈肩痛的常见疾病 /006
3. 引起颈肩痛的肩关节疾病 /009
4. 引起颈肩痛的外伤性疾病 /011
5. 引起颈肩痛的损伤性疾病 /015
6. 引起颈肩痛的其他疾病 /017

Part 2 了解颈椎

1. 颈椎的结构 /024
2. 颈椎生理曲度 /028
3. 颈椎长了骨刺就是颈椎病吗 /030
4. 颈椎病是怎样发生的 /031
5. 为什么颈椎病患者会出现"晕、倒、麻、飘" /033
6. "手机族""鼠标党"为什么容易出现颈椎病 /035

7. 为何颈椎病"青睐"长期伏案工作的人群 /038

8. 颈椎病越来越多地出现在年轻人和中小学生中 /039

9. 颈部外伤后为何易患颈椎病 /041

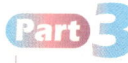
认识颈椎病

1. 什么是颈椎病 /044

2. 颈椎病的临床表现 /047

3. 颈椎病的分类 /050

4. 眩晕与颈椎病 /055

5. 容易误诊为颈椎病的常见疾病 /056

6. 为什么颈椎病比腰椎病多见 /060

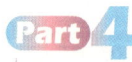
颈椎病的诊断与自我处置

1. 颈椎病的诊断依据 /062

2. 颈椎病要做哪些辅助检查 /069

3. 颈椎病的自我处置 /075

4. 颈椎病的就医指导 /079

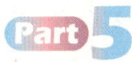

Part 5 颈椎病的具体治疗方法

1. 颈椎病的治疗原则 /084

2. 非手术治疗 /085

3. 颈椎病的常用药物 /087

4. 理　疗 /088

5. 颈椎牵引治疗 /090

6. 颈椎病的手法治疗 /092

7. 颈椎病的其他治疗方法——中医针灸、拔罐等 /093

8. 什么情况下需要颈椎制动 /094

9. 什么情况下需要考虑手术治疗 /095

Part 6 颈椎病的家庭康复

1. 颈椎病患者的疗养方法 /098

2. 可以预防颈痛的保健操及运动 /103

3. 日常生活中如何保护颈椎 /119

4. 重型颈椎病患者如何自我保护 /120

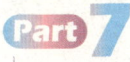

Part 7 颈椎病如何预防

1. 早发现早干预 /122

2. 什么样的生活方式可以预防颈痛 /123

3.选择正确的睡姿、适当的枕头可以预防颈痛 /125

4.长期伏案工作的人群如何保护颈椎 /128

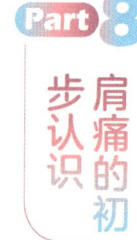
Part 8 初步认识肩痛的

1."肩痛仅仅是"肩周炎"吗 /136

2.导致肩痛的常见原因有哪些 /137

3.哪些人易患肩痛 /142

4.哪些生活方式易导致肩痛 /144

5.有哪些内脏疾病可以出现肩痛症状 /145

6.肿瘤可以引起肩痛吗 /147

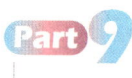
Part 9 进一步认识肩痛

1.肩关节组成及特点 /150

2.肩周炎 /153

3.肱二头肌长头肌腱炎 /158

4.肩峰下撞击综合征 /161

5.肩袖损伤 /164

6.引起肩痛的常见不良习惯 /166

Part 10 肩痛的诊断与自我评估

1. 肩周炎的诊断标准 /172
2. 肱二头肌长头肌腱炎的诊断标准 /183
3. 肩峰下撞击综合征的诊断标准 /187
4. 肩袖损伤的诊断标准 /191
5. 肩痛的自我评估 /195

Part 11 肩痛的治疗

1. 肩痛的治疗原则 /204
2. 肩痛的具体治疗方法 /205
3. 理疗在肩痛治疗中的具体作用 /207
4. 推拿疗法对肩痛有效吗 /210
5. 哪些肩痛需要运用关节松动术治疗 /211
6. 肩痛如何进行运动治疗 /213
7. 肩痛的中医治疗 /214
8. 肩痛的药物治疗 /216
9. 肩痛可以打封闭吗 /217
10. 肩痛什么情况下需要手术治疗 /217

Part 12 肩痛的家庭康复

1. 肩痛患者日常生活工作应注意避免哪些活动 /220
2. 热敷——肩痛患者简便易行的家庭治疗 /221
3. 小区、公园内的"上肢牵引器"可以用来治疗肩痛吗 /222
4. 肩痛患者如何在家进行自我锻炼 /224
5. 肩痛患者自我锻炼的注意事项 /235
6. 肩痛患者还能继续进行打羽毛球、网球等运动吗 /237
7. 睡觉的姿势会影响肩痛的康复吗 /237

Part 13 肩痛的预防

1. 为什么要预防肩痛 /241
2. 哪些不良生活习惯可能导致肩痛 /242
3. 哪些工作生活中的不良姿势可能导致肩痛 /244
4. 哪些锻炼方法使用不当可能导致肩痛 /245
5. 肩痛会复发吗 /246
6. 气温变化、空气湿度改变会引起肩痛发作吗 /247
7. 哪些方法可以预防肩痛 /248
8. 家庭、办公室预防肩痛保健操的注意事项及动作要领 /253

Part 1

颈肩痛的概念

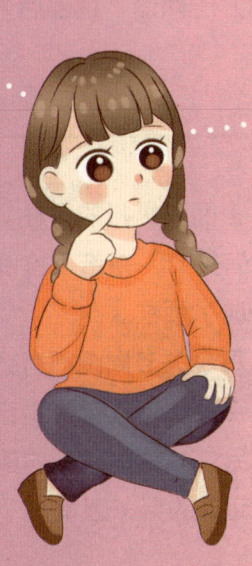

1 认识颈肩痛

2 引起颈肩痛的常见疾病

3 引起颈肩痛的肩关节疾病

4 引起颈肩痛的外伤性疾病

5 引起颈肩痛的损伤性疾病

6 引起颈肩痛的其他疾病

认识颈肩痛

颈部和肩部的生理结构

颈部以颈椎为支柱，前方正中有气管和食管，两侧深部有纵行走向的大血管和神经。人体重要的颈内动脉位于颈部前方的两侧，颈部后方就是颈椎及其附着的肌肉和韧带。

颈椎的结构

人类站立、行走时支持躯干主要依靠一条自上而下纵行的脊柱。脊柱上接颅骨，下连髋骨，中附肋骨，由33块椎骨借关节、韧带及椎间盘连接而成。其中，最上方的7块椎骨一块叠一块组成了颈椎。

颈椎的7块椎骨通过一系列关节连接形成，每个关节周围都有韧带附着，如前纵韧带、后纵韧带、棘上韧带和棘间韧带等，这些韧带贯穿整个脊柱，对维持脊柱的稳定性发挥着重要的作用。另外，颈椎前后方的肌肉也是维持脊柱的稳定性以及维持人体姿势和颈椎活动的另一因素。

颈椎的功能

颈椎在整个脊柱中是最灵活的部位，也是最脆弱的部位。

颈椎的椎体、椎间盘及头部形成了一个灵活的关节系统，这些关节可使头部做左右旋转、抬头、低头、左右倾斜、环转运动，同时还可以将这些动作组合成人体不同的姿势。相对于胸椎受限于胸廓、腰椎受限于骨盆而言，整个脊椎中，颈椎的活动范围是最大的，其灵活性保证了人们日常生活活动的需要。然而，颈椎不像胸椎和腰椎分别有胸廓和骨盆的保护，当受到外力冲击时，更容易受伤，这也是引起颈肩痛的重要原因之一。

肩关节及其周围的结构

肩部主要是由双肩关节及其周围的肌肉和韧带组成。人体通过双侧的肩关节连接上肢与躯干。肩关节可以完成屈、伸、外展、内收、旋外、旋内、环转7种动作，是人体最灵活、活动范围最大的关节，但也是全身大关节中结构最不稳定的关节。肩关节周围依靠很多韧带、肌腱、肌肉加强其稳固性，并参与各项动作的完成。

什么是颈肩痛

颈肩痛是在各类人群中都常见的一种症状，它指颈部和肩部组织因疾病、劳损、外伤引起的颈肩部和上肢的疼痛，常引起患者颈肩部形态改变和功能障碍，症状严重时可明显影响人们的生活质量和工作效率。因此，颈肩痛并不单指某种疾病，而是指多种疾病导致的一大类临床症状。因此，出现颈肩痛时，须明确是何种病因所致，不可盲目治疗。

颈肩痛可以是颈痛与肩痛单独出现，亦可同时出现或先后出现。根据病因学分类，最常见的病因是颈椎病与肩周炎，其发病原因、临床表现、治疗等将在后续章节中详细阐述。其他疾病也可导致颈肩痛，如软组织劳损、损伤，以及肌筋膜炎、骨折与关节脱位、感染、肿瘤等。总之，能够引起颈肩痛的疾病有多种，出现症状时，须正确诊断，明确病因后再进行治疗。

颈肩痛的发病特征

颈肩痛影响人群范围较广，不同地区、不同性别、不同年龄段、不同职业的人群颈肩痛的发病率存在差异。随着信息社会的发展和人们生活方式的改变，电脑、手机、空调广泛应用于日常生活和工作中，从事低头伏案工作方式的人群增多，人们屈颈以及颈肩部遭受风寒湿侵犯的发生率不断增加，颈肩痛的总体发病率逐年升高。一般而言，高发年龄为40~60岁，但近年的研究表明，颈肩痛的发病年龄呈现年轻化趋势。青少年颈肩痛最常见的原因是不正确的姿势导致韧带过度拉伸引起疼痛，如长时间坐姿不良、睡眠时颈肩位置不当、长时间低头看手机、长时间使用键盘等，均会导致颈肩肌肉劳损，颈椎曲度改变，从而引起颈肩痛。

颈肩痛的发生因素

大量的研究表明，颈肩痛的发生与年龄、不正确的姿势、情绪紧张、受寒、颈部损伤等因素密切相关。

年　龄

颈肩痛较多存在于中老年人群中，随着年龄的增高，发病率呈上升趋势。原因是随着年龄的增长，颈椎椎体和椎间盘发生退行性病变，椎骨周围容易形成骨质增生即骨刺，压迫神经和周围组织，产生疼痛。同时，生活中的不良姿势会加重这种退变，出现反复疼痛且不易缓解。

不正确的姿势

不正确的姿势包括不正确的坐姿、不正确的睡姿（包括不良的枕头位置和高度）及其他不良姿势，这些因素在青少年颈肩痛的发生中占主要因素。

不正确的坐姿

坐位时头向前伸是最常见的错误姿势，该姿势会直接导致颈椎的韧带过度牵拉，引起疼痛。一旦这种姿势成为长期习惯，就可能引起颈椎间盘的变形。长期伏案工作人群出现颈肩痛的比例明显高于体力劳动人群和站立工作人群，这是由于长期低头造成颈后部肌肉和韧带组织劳损，以及在屈颈状态下由于椎间盘的内压远高于正常体位，造成颈椎退行性病变加速等。

不正确的睡姿

喜欢俯卧位的人群易患颈肩痛。俯卧位时,头转向一侧,保持这种姿势会导致上颈部和头部之间的颈椎关节周围软组织承受巨大的拉力。趴在桌子上睡觉也易感觉颈肩部酸胀不适,甚至疼痛,这是因为颈部长时间过度倾斜,肌肉和韧带始终处于牵拉状态不能放松。另外,睡眠时枕头的高度对颈肩痛发病率的增高有重要影响。有研究显示,高枕卧位人群患颈肩痛的比例要比低枕卧位人群大,原因与枕头过高使肌肉高度紧张而加重了颈肩部肌肉的疲劳有关。人在睡眠时若保持一个不正确的姿势时间过长,易造成颈椎旁肌肉、韧带及关节的平衡失调,张力大的一侧易出现疲劳及不同程度的劳损,并由椎管外波及椎管内的椎间盘,加速退行性病变。

其他不良姿势

长时间低头看手机会增加头部对于颈部的压力,相当于不断地在脊柱上施压,长时间的压力会导致颈椎磨损、位置改变,疼痛随之而来。

颈部不正确的姿势不仅是造成颈肩部问题的主要原因,也是颈肩部问题不能及时改善的主要因素。

情绪紧张

过度劳累和精神紧张,会使颈肩部肌肉无法放松,进而出现疼痛。

受寒

寒冷刺激会使肌肉痉挛,尤其是对于已经发生劳损的肌肉,会加重其疼痛。

颈部损伤

运动、车祸等因素可以导致颈肩部损伤,从而出现颈肩部疼痛。例如,在行驶的汽车上睡觉,如果突然急刹车或严重颠簸,突然向前倾,容易损伤颈椎和局部的关节、肌肉及韧带等。

大多数女士都有穿高跟鞋的经历,穿上高跟鞋后身体重心会发生变化,下半身重心向前,上半身重心向后,为了保持身体平衡,整个脊柱曲度发生改变,引起脊柱旁的肌肉劳损,进而导致疼痛。另外,很多女士喜欢单肩背包，这样会使两侧肩部受力不均，一侧颈肩部肌肉始终紧张，尤其是背很重的单肩包，极易引起颈肩痛。

引起颈肩痛的常见疾病

颈肩痛常见于中老年人群，尤其是长期伏案工作、长时间操作电脑、长时间低头看手机等不良姿势存在的人群。此类人群如果出现反复发作、逐渐加重、休息不能缓解的颈肩痛，首先怀疑是否有颈椎病和肩周炎。

颈椎病和肩周炎是引起颈肩痛最常见的疾病，广泛存在于中老年人群中。出现颈肩痛时，大部分人会认为年纪大了有些小毛病是正常的，忍一忍就好了，不去治疗，导致原本间断性发作的颈肩痛发作频率越来越高，从休息后就能缓解，发展成连续几个星期都不能好转甚至加重。更重要的是，疾病早期患者未重视，待病情严重后再去治疗，治疗的疗程会延长，甚至保守治疗效果欠佳而需要手术，直接增加了治疗的时间和费用。

所以，我们一定要早期识别自己是否可能患有此类疾病，及时就诊，及时治疗，绝大多数颈肩痛患者经过保守治疗可以使疼痛完全缓解，再加上日常生活中养成良好的坐卧习惯，颈肩痛从此可以不再出现。

颈椎病

颈椎病是颈椎间盘退行性病变及其继发病理改变累及其周围组织结构（神经根、脊髓、椎动脉、交感神经等）而出现的临床表现。其主要症状是颈部疼痛，伴有肩部与上肢疼痛或麻木。颈椎病根据病因、病理改变的不同分为多种类型，不同类型有不同的临床表现，各个类型可以单独出现，也可同时存在，因此可有多样的临床症状。除了颈肩部疼痛症状外，颈椎病还可以有头痛、头晕、心慌、胸闷、恶心、呕吐、肢体麻木、乏力等。

当颈肩痛患者同时出现这些症状时，应考虑是否为颈椎病，以免错误诊断，延误治疗。对于颈椎病的病因、临床表现、诊断，以及需要做的检查和治疗方法，后续章节将做详细阐述。

狭义的"肩周炎"（冻结肩）

肩关节周围炎症简称肩周炎，一般所说的"肩周炎"是指发生在盂肱关节及其周围软组织的慢性无菌性炎症，表现为肩部疼痛、僵硬、活动受限，故又称"冻结肩"。该疾病多见于中老年人，50~60岁为发病高峰，40岁以下者很少患有此病。肩周炎可发生于单肩或双肩，有统计资料表明，40%的单侧肩周炎患者在5~7年可发生对侧肩周炎。肩周炎的致病原因较复杂，主要与肩部相关软组织的退行性病变、外伤、劳损有关。

目前认为，肩周炎属于自限性疾病，无须治疗也可痊愈。多数患者经过数月或1年以上的时间，疼痛可以消失，关节功能也可以恢复。

肩周炎早期症状为钝痛、酸沉，无肩关节活动障碍；若未及时治疗，疼痛可加重，继而出现肩关节活动受限，患者常无法自己梳头、穿衣困难，影响日常生活和工作。肩周炎虽可不治而愈，但对于疼痛严重者，常因疼痛而不敢活动肩膀，久而久之，造成肩关节僵硬、挛缩，即使日后肩周炎痊愈，关节活动障碍已经无法逆转。因此，肩周炎同样需要引起重视。肩周炎患者可以选择去医院治疗或居家自我治疗，目的是减轻疼痛，缩短症状持续时间，避免肩关节活动障碍。关于肩周炎的诊断及治疗方法，详见后续章节。

颈肩部肌筋膜炎

颈肩部肌筋膜炎又称颈肩部肌筋膜痛，也是临床上引起颈肩痛的常见病和多发病，可引起颈肩部肌肉疼痛、保护性僵直、活动障碍。

什么是肌筋膜

肌筋膜是指包裹在肌肉、肌腱表层或在二者之间的结缔组织，可分为浅筋膜和深筋膜。深筋膜遍布全身且相互连续，与肌肉关系密切。深筋膜的作用：连接各肌成为肌群，保护肌肉免受摩擦，成为肌的起点，形成筋膜鞘，构成肌间隔。

肌筋膜炎的发生机制

目前对于肌筋膜炎的确切病因尚不十分明确。直接原因是致病因子侵犯颈肩部肌筋膜，使肌筋膜出现损伤及无菌性炎症，引起广泛的颈肩部肌肉疼痛及痉挛。临床常见的致病因素主要有软组织拉伤或挫伤、长期慢性劳损、寒冷、潮湿。这些致病因子在引起无菌性炎症的同时，使软组织内形成了触发点。所谓触发点，是在疼痛肌肉内的痛性硬结或痛性筋束，按压此点可激发整个肌肉甚至感应区的明显疼痛。

临床表现及诊断

颈肩部肌筋膜炎在人群中广泛存在，甚至部分小学生也出现了颈肩部肌筋膜炎。患者常有劳累、受寒史，特别是某一特定姿势保持过长的时间，如长时间低头伏案工作、持续拎重物等。疼痛可急性发作，患者颈肩部有广泛的疼痛酸胀感，可向头后部及上臂放射，同时出现肌肉僵硬和活动受限。

颈肩部肌筋膜炎急性发作时，按压颈部和后背可触及硬结或筋束，并可立即引起剧烈疼痛，并向一定部位扩散。肌筋膜炎发作过后缓解的患者，压迫此点可引起疼痛症状再现。

颈肩部肌筋膜炎的特点是在一次急性发作后症状经常反复，损伤、劳累、风寒等均可诱发，颈肩背部可触及局限性压痛点、痛性硬结或痛性筋束。排除颈椎病、肩周炎等其他病变后，可考虑诊断为颈肩部肌筋膜炎。

治疗方法

常规治疗方法：休息，尽量使肌肉放松；口服消炎镇痛药；局部进行热敷、中频电疗等物理治疗；中医的针灸、推拿疗法等。常规治疗效果不佳者可考虑行局部封闭治疗或冲击波治疗。但更重要的是患者要适当调整生活方式，因为颈肩部肌筋膜炎会反复发作，在生活中要注意自我防护和康复治疗相结合。如避免颈肩部肌肉再次受伤，调整学习、工作时的不良姿势，避免长时间固定一个姿势，防寒、保暖等。

经过生活方式的调整和积极治疗，颈肩部肌筋膜炎完全可以长时间缓解，不会对生活和工作产生影响。

3 引起颈肩痛的肩关节疾病

肩关节是全身最灵活的关节，也是最不稳定的关节，日常生活使用率高，神经支配多，因此容易受到损伤，导致肩周痛。肩关节本身的骨折、脱位、炎症、肿瘤均会导致肩痛，并波及颈部。导致肩痛最常见的原因是肩关节周围软组织的损伤和炎症。

广义的"肩周炎"

肩关节是一个解剖结构复杂、病变多样的大关节。狭义的肩周炎即"冻结肩"，那么广义的肩周炎是什么呢？广义的肩周炎是指发生于肩关节复合体的多关节、多部位病症。随着现代电子技术及影像诊断技术的进步，临床对于肩周炎有了更精确、更科学的诊断。我国专家学者结合国内的实际情况，将"冻结肩"、喙突炎、肩袖病变、肱二头肌长头肌腱炎、腱鞘炎、肩峰下滑囊炎、肩锁关节病变、胸锁关节炎、肩关节不稳、肩部纤维组织炎及其他肩周病变（肩峰下撞击综合征等）等均称为广义的肩周炎。

根据不同的病因，不同类型的肩周炎有不同的病理改变，继而临床表现多样。常见的典型症状是肩周疼痛及肩关节活动受限。

对于肩周炎的诊断，需要仔细辨别病因，明确肩周炎的类型，以便采取不同的治疗方案。此外，各种类型的肩周炎常需要与颈椎疾病相鉴别，因为颈椎病所致的颈神经根或臂丛神经受累常引起肩痛，但二者明显不同的是颈椎疾病一般不引起肩关节活动障碍。

肩袖损伤

很多年轻人在运动后，特别是投掷动作、用力挥球拍后，出现肩部疼痛、肩关节活动受限，尤其不能进行肩外展。60岁以上的老年人在提拉重物或不慎摔倒后也易出现上述症状。这些都提示可能存在肩袖损伤。

肩袖是包绕在肱骨头周围的一组肌腱复合体。肩袖损伤是中老年人常见的肩关节疾病，这可能与中老年人肩袖退行性病变有关。肩袖损伤的症状常不典型，易被误认为是肩周炎而延误治疗，影响治疗效果。因此，肩袖损伤须早期及时识别，避免出现不可逆转的后遗症。关于该疾病的病因、临床表现、治疗等，将在后续章节详细介绍。

肩关节不稳

肩关节的稳定性主要依赖于肩部关节周围的软组织，关节囊、韧带、肌肉等均在维持肩关节的稳定中发挥重要作用。当关节囊或韧带过度松弛、肩周肌肉麻痹时，肩关节的稳定性变差，容易发生各个方向的脱位。肩关节不稳的病因多样，包括先天性发育不全、外伤后复发性肩脱位、运动损伤后肩关节半脱位等。

肩关节不稳由于发病原因和病理改变不同，其临床表现也不一致。主要症状为肩部疼痛，运动或负重时疼痛加重。大多数患者还可感到关节弹响，常在上举或外展至某一角度时出现。

肩关节不稳有急性脱位者，明确诊断后应尽快复位。年轻患者肩关节脱位的复发率较高，可佩戴肩关节支具固定3~6周，以便软组织更好地愈合。对于保守治疗无效、复发性肩关节脱位、创伤性肩关节前脱位者，可考虑手术治疗。

肩关节不稳的患者要想通过保守治疗恢复肩关节稳定性，就需要进行康复锻炼，重点是加强肩关节周围肌肉的力量训练。

引起颈肩痛的外伤性疾病

导致头颈部歪斜的寰枢关节脱位

临床上常见颈肩部疼痛、斜颈、手脚麻木、眩晕耳鸣患者，开始以为是颈椎病，但按照颈椎病治疗后无效，症状反而越来越重。出现这类情况时，须警惕可能是较为凶险的寰枢关节脱位。

寰枢关节

颈椎是由 7 块椎骨一块叠一块组成的，从上到下依次是第 1 颈椎到第 7 颈椎。第 1 颈椎称为寰椎，第 2 颈椎称为枢椎，寰椎与枢椎之间没有椎间盘，二者通过枢椎的齿状突相连，构成寰枢关节。寰枢关节活动范围很大，可以使头部在一定范围内上下左右运动，完成 90% 的头部旋转运动。正是因为寰枢关节，人们才可以进行"摇头"动作。但是，寰枢关节是整个颈椎中最不稳定的部分，在受到外力作用时极易受伤。

寰枢关节脱位

寰枢关节脱位是在某种因素作用下导致寰椎与枢椎的骨关节面失去正常的对合关系，发生关节功能障碍和 / 或神经压迫的病理改变。根据寰枢关节脱位的程度，可以分为半脱位和全脱位。

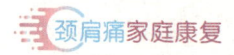

损伤机制

外伤性脱位

当头部受到瞬间暴力撞击（如摔伤、撞伤、砸伤），或突然受外力作用颈椎和头部发生猛烈的甩动（如急刹车时头部瞬间前倾，摔倒时头部猛然后仰等）时，头部与颈椎连接处的寰枢关节就极容易受到损伤，发生韧带断裂、关节脱位。

先天性发育异常

有些寰枢关节脱位是先天性枕颈部发育异常造成的。此类患者头颈部活动时，寰枢关节将承受更大的应力，从而增加周围韧带的紧张度。日积月累下，韧带被逐渐拉长松弛，寰枢关节不稳定，进而造成半脱位或脱位。

自发性脱位

成人患者的自发性脱位多继发于类风湿关节炎，儿童患者则多继发于咽部感染，均是因为炎症累及寰枢关节韧带，使其结构不稳，造成脱位。

临床表现

寰枢关节脱位典型的临床表现为头颈部歪斜，局部表现为头枕部和颈部疼痛，颈椎活动受限，特别是旋转活动受限。颈椎张口位X线片可见寰椎与枢椎齿状突之间的间隙不等宽等现象。

寰枢关节全脱位多见于成人，而寰枢关节半脱位多见于儿童。寰枢关节半脱位主要是寰椎横韧带的松弛引起的，可表现为不明原因的颈部歪斜、颈部疼痛、颈部活动受限，还可有眩晕、头痛等。寰枢关节全脱位多因寰椎横韧带断裂或枢椎的齿状突骨折引起，除了头颈歪斜、颈痛外，还可引起较严重的脊髓、神经压迫症状，如四肢麻木、无力，肌肉萎缩，走路踩棉花感，大小便功能障碍，甚至瘫痪等。寰枢关节脱位最严重的后果是延髓受到压迫可引起呼吸心跳停止，常在损伤现场致命。

治疗方法

儿童自发性寰枢关节半脱位经牵引复位和固定，多能治愈。若保持寰枢椎稳定的韧带部分撕裂，通常采用枕颌带牵引，在牵引过程中需拍摄X

线片复查，并根据复位情况对牵引重量和方向做调整。一般 2~3 天即可复位，持续牵引 2 周，复位稳定后，用石膏或颈部支具固定。诊断明确的韧带断裂，通常非手术治疗不能恢复其稳定性，建议早期手术治疗，否则将对复位不利。

寰枢关节脱位的潜在危险性

横韧带断裂导致的寰枢关节全脱位往往有明确的外伤史，一般不会漏诊。对于儿童或有轻微外伤的成人，如果出现不明原因的头颈部歪斜，并有头枕部、颈部疼痛及颈椎活动受限，须考虑该疾病，切不可简单地以为是劳损或颈椎病，而延误了治疗时机。若未及时治疗，脱位程度常进行性加重，导致脊髓高位受压，进而危及生命。

颈椎"挥鞭性损伤"

高速行驶的汽车急刹车或追尾撞车，车上乘客的头颈部在短时间内向后过伸，继而向前屈曲，类似挥鞭，此时发生的颈椎损伤称为"挥鞭性损伤"，其本质是颈椎过伸性损伤。此类损伤病情常较轻或隐匿，易被人们忽略。但近年来由于汽车的广泛普及，此类损伤的发生率日渐增多，亦有病情严重导致瘫痪的病例发生。

损伤机制

高速行驶的车辆急刹车或追尾撞车时，由于惯性作用，头面部遭受来自正前方的撞击，使头颈向后过度伸张；随着车辆停止，头颈又向前屈曲，整个过程类似挥鞭，造成颈椎骨或软组织损伤。

临床表现

"挥鞭性损伤"的严重程度与头颈甩动的惯性大小密切相关。最常见的症状是颈痛和头枕部疼痛。颈痛的典型表现为颈后区钝痛，颈部活动明显受限，尤其是头部不能后仰，多数患者伴有颈前部疼痛。头痛的典型表现为枕部或枕下疼痛，并可向前放射至颞部、眼眶及头顶部。另外，部分患者可有肩胛区疼痛或上肢放射痛及麻木。

重症患者一般见于严重的车祸，可有脊髓受损的临床表现，如四肢瘫痪、感觉障碍等。

治疗方法

若怀疑有"挥鞭性损伤"，应及时去医院就诊。轻症患者应尽早采用持续牵引，同时可酌情给予脊髓脱水及预防脊髓继发性损伤的药物治疗。牵引2~3周后，若症状缓解满意，可行硬颈托固定2~3个月。重症患者可根据不同病情，在保守治疗的基础上行手术治疗。

预防措施

- 无论坐在汽车的前排或后排，均须系好安全带，儿童应坐在汽车后排的儿童安全座椅内。

- 司机是"挥鞭性损伤"中最多见的受害者。司机驾车时，除了要保持头脑清醒、系好安全带外，还应在颈部放置头枕，头枕的突出点与后脑勺保持水平一致。U形枕在遇到急刹车时也能发挥一定的缓冲作用。

- 坐车打盹的乘客遭遇急刹车时，因一时难以调整身体平衡，颈椎也易遭受"挥鞭性损伤"。打盹时不要面朝前方靠坐在座椅上，侧面斜靠可以缓解一部分外来的冲击力。

颈椎骨折、脱位

近年来，交通事故和工伤事故不断增多，急性创伤导致的颈椎骨折、脱位较常见。这类损伤通常合并不同程度、不同类型的脊髓和神经根损伤，病情严重者常危及生命，出现后遗症。临床应根据严重程度选择不同的治疗方法。

引起颈肩痛的损伤性疾病

相对于急性创伤，人们在日常生活和工作中遭受更多的是积累性、慢性劳损，以及一些尚未导致骨折或脱位的"轻微"损伤，尽管这种损伤给人们带来的损害不如外伤严重，但对人们造成的影响并不比外伤小。

颈肩部软组织劳损

大多数人都有长时间固定姿势使用电脑、低头玩手机等习惯性不良姿势；更有职业原因导致的不良姿势，如驾驶员长时间正视前方，同时精神紧张，不能及时调整体位。这些因素都使颈肩部肌肉长期处于一种痉挛状态，肌纤维缺血，日积月累，以致形成固定的痛点，且不易消除。若既往曾有颈肩部软组织外伤史，且未及时有效处理，当继续保持习惯性不良姿势或受到寒冷潮湿刺激及新的损伤，会使肌肉痉挛加重，缺血现象明显，从而加重颈肩部疼痛。这类损伤大部分属于颈肩部软组织劳损。

颈肩部软组织劳损的临床表现与肌筋膜炎相似，两者往往同时存在，不易区分。患者常感觉颈肩部肌肉酸胀、发紧，但没有急性的锐痛，也没有手臂的痛麻感。症状可因工作疲劳、低头时间长、寒冷、潮湿而加重，稍做休息，头颈部放松后，症状可缓解或消失。

出现颈肩部软组织劳损时，应积极去除和防止病因。对于一些需要不良姿势的工作，尽量调整姿势，避免肌肉紧张，适当休息放松；对于长期伏案工作的人群，提倡做工间操或颈部保健操，在可能的条件下应调整座椅和工作台面的角度及高度等；避免颈肩部过度负荷或寒冷刺激，尤其要注意冬季睡眠时颈肩部的保暖。对于其他患者，可行物理治疗及口服药物，针灸推拿和按摩也有一定的效果。另外，若出现急性软组织损伤，症状严重，要警惕棘间韧带断裂等较严重的损伤。

落枕

大多数人都有睡醒后颈后部疼痛、脖子不能转动的经历，这实际上是颈部突发性疼痛，引起保护性颈部肌肉僵直，颈部活动受限，这些症状多与睡眠姿势不良或枕头高低不合适有关，故称落枕。落枕的发病机制目前还不十分明确，可能是颈部软组织扭伤、颈椎小关节功能紊乱等多因素共同作用的结果。

落枕的发生常是突然的，晨起时突感颈部疼痛，活动受限，多为酸痛或钝痛，一旦改变颈部位置，即可引起刀刺样剧痛，并可放射至头颈部斜方肌或肩部。触摸颈部肌肉可发现有一侧肌肉痉挛僵硬，且有压痛。

落枕一般不需要特殊治疗，多可自愈。症状明显者可行牵引、理疗、推拿等，促进症状缓解。若患者疼痛持久不愈或涉及范围广，且有上肢放射性疼痛或下肢运动障碍，需要考虑是否有急性椎间盘突出等其他疾病。如果平时反复出现落枕，提示颈椎失稳，应进一步检查是否有颈椎退行性病变和颈椎病。

颈部扭伤

当颈部突然向某一方向转动或屈伸时，容易引起颈部扭伤，有些不正确的颈椎推拿按摩动作，也会造成颈部软组织损伤。其实质是颈椎的软组织突然受到不恰当的牵拉而损伤。

颈部扭伤程度有轻有重，轻度仅伤及肌肉，中度伤及韧带，重度可使韧带断裂。轻度损伤症状与落枕类似，受伤后即感疼痛，并有活动受限，症状多在1周内缓解；中度损伤疼痛范围广泛并持续，患者常因疼痛并感到颈椎无力支撑而需用手托头，严重者还可出现眩晕、恶心、头痛等交感神经症状，一般需要 4~6 周才能逐渐恢复；重度损伤症状更持久，疼痛范围更广泛，还可能出现椎间盘突出或脊髓损伤的表现。急性扭伤患者均应行颈椎影像学检查，关注有无骨折和脱位，评估椎间盘与脊髓情况。

治疗颈部扭伤最根本的原则是固定和制动，尽量卧床休息，活动时佩戴颈围制动；还可以采用封闭治疗；物理疗法也能缓解局部症状，加速创伤组织的愈合。对于平时有颈肩痛的人群，特别是已经确诊有颈椎病的患者，在日常生活中应避免急骤转头，更不能做甩头等幅度大的颈部动作，否则，极易造成急性颈部软组织伤。

引起颈肩痛的其他疾病

引起颈肩痛的原因很多，也很复杂。除了颈椎疾病可以直接引起颈肩痛外，颈肩部各种软组织劳损、炎症性疾病、神经源性疾病及内脏疾病等，均可引起各种表现的颈肩痛。如果不能及时明确病因，容易延误治疗时间，且无法彻底治愈。

左肩疼痛警惕冠心病

某些内脏器官病变时，会在体表的一定区域产生感觉过敏或疼痛的现象，称为牵涉痛。例如，心肌缺血或心肌梗死时，患者常感觉心前区、左肩或左颈部发生疼痛，由此可见，心脏的疾病会通过牵涉痛引起颈肩部的疼痛不适。

冠心病是指冠状动脉粥样硬化使血管腔阻塞，导致心肌缺血、缺氧或坏死而发生的心脏病。冠心病的主要症状是发作性心绞痛，其特点是心前区阵发性、压榨性疼痛。冠心病患者发生发作性心绞痛时，疼痛主要部位在左胸部心前区，但部分患者可放射至咽部、左侧颈部、左肩、左上肢内侧，也可放射至上腹部；少数心绞痛患者缺乏典型的心前区疼痛，而是以颈肩痛为主要症状就诊。

那么该如何鉴别呢？心脏疾病引起的颈肩痛多是左肩周疼痛，与颈椎、肩关节本身疾病不同，此时的颈肩痛多与活动有关，在活动时出现，呈阵发性，有规律，休息或含服硝酸甘油后可缓解。特别是合并高血压、糖尿病或者冠心病的老年患者，出现突然发作的颈肩痛，持续3~5分钟缓解，但症状易反复出现，尤其是在劳累、精神紧张、寒冷等情况下，应考虑是否为冠心病引起，此时须及时行心电图检查加以鉴别。

呼吸系统疾病

呼吸系统的感染或肿瘤均可因牵涉痛或直接刺激而产生颈肩、胸背部疼痛，也可沿臂丛神经产生上肢的放射痛，有类似颈椎病的症状。

自发性气胸多以胸痛和呼吸困难起病，疼痛可放射至颈肩部，少数青壮年呼吸困难表现不突出，可能以颈肩部疼痛为主要症状。肺部感染性疾病如肺炎、肺结核等侵犯胸膜时，也容易表现为胸痛和颈肩痛。

右肩部疼痛警惕胆囊疾病

部分患者以右肩臂疼痛为主要症状，考虑颈椎病或肩周炎，但进行颈肩部理疗后症状无缓解，甚至病情加重，此时应考虑是否患有胆囊疾病。与冠心病引起的左颈肩部疼痛类似，由于牵涉痛的存在，胆囊疾病常引发右肩部的牵涉性疼痛。

急性胆囊炎大多表现为右上腹绞痛、肌紧张、发热；少数患者疼痛可放射至右肩部和右背部，容易与颈肩痛混淆。因此，当右肩痛难以缓解时，特别是对于既往有胆囊结石伴慢性胆囊炎的患者，若同时合并恶心、呕吐等消化系统症状，须积极排查胆囊疾病。可先行腹部彩超检查，若确诊为胆囊炎，经抗感染、解痉止痛治疗后右肩痛可缓解。

类风湿关节炎

类风湿关节炎是一种可引起手、足小关节疼痛的自身免疫性疾病，若不及时治疗，很可能造成手、足关节畸形及其他系统的损害。

颈椎是类风湿关节炎除手、足小关节外最容易侵犯的位置，初期主要表现为关节囊与韧带结构破坏及颈椎关节不稳，后期可能导致脊髓、神经受压，引起一系列并发症。有研究显示，类风湿关节炎患者 5 年内出现颈椎不稳的发生率为 43.6%，其中寰枢关节半脱位的发生率最高，其次是寰枢关节垂直脱位及下颈椎半脱位。

当类风湿关节炎患者出现枕部与颈部疼痛，颈椎活动时加重，颈部僵硬感，甚至持物不稳、下肢踩棉花感、下肢沉重感等脊髓受压的表现时，应考虑病变累及颈椎，须完善颈椎 MRI 检查，以全面评估病情；在积极抗风湿治疗的基础上，可针对颈部疼痛对症治疗。但目前认为，药物治疗并不能完全控制颈椎类风湿关节炎的病情进展。对于存在脊髓压迫症状的患者，尽早进行手术治疗可明显延缓病情进展，改善症状，提高患者的生活质量。

肿瘤

肿瘤同样在中老年人群中高发，部分肿瘤可能表现为颈肩痛、胸背痛及腰腿痛。故在颈肩痛患者中，须时时警惕有无肿瘤导致疼痛的可能，特别需要注意短时间内体重大幅度下降的颈肩痛患者，很可能患有恶性肿瘤。

肺癌

肺癌原发于支气管或肺部，是常见的恶性肿瘤。肺癌起病比较隐匿，发展缓慢，临床表现多样。部分患者早期表现为非肺部的症状和体征，尤其是肺尖部的肿瘤或右肺尖部转移癌（Pancoast 综合征），可首先表现为颈肩痛的症状（主要与肿瘤压迫臂丛神经有关）。另外，有些肺癌患者咳嗽、咳痰等呼吸道症状不明显，主要表现为胸背痛或肩部和上臂痛，疼痛往往比较剧烈，患者常诉固定部位逐渐加重的疼痛，严重者影响睡眠。若此时被当作一般性颈椎病或肩周炎，不深入检查，就可能延误早期治疗时间，疾病发展到晚期将给治疗带来极大的困难。故颈肩痛与胸背痛的患者，若一时不能明确诊断，可先行胸部CT检查，排查肺部病变。

脊柱肿瘤及转移瘤

脊柱肿瘤按肿瘤来源可分为原发性肿瘤和转移性肿瘤。原发性肿瘤主要包括骨样骨瘤、动脉瘤样骨囊肿、骨肉瘤等；转移性肿瘤即原发病灶在其他部位，但癌细胞已转移至脊柱椎体。脊柱是全身多种恶性肿瘤转移的好发部位，最易转移至脊柱的恶性肿瘤是肺癌、乳腺癌、肾癌、前列腺癌及甲状腺癌等。

脊柱肿瘤多见于中老年人，最常见的症状是疼痛，经常早于其他神经症状数周或数月。疼痛因肿瘤部位不同可有颈肩痛、背痛和腰腿痛，并放射至上肢、前胸和下肢。脊柱肿瘤另一个常见的症状是神经功能障碍，包括肌无力、瘫痪、感觉异常、大小便障碍等。因此，当颈肩部出现莫名的强烈痛感时，特别是合并有神经功能障碍时，一定要进一步做脊柱X线检查、CT检查或MRI检查以明确病因。

枕神经痛

枕神经痛是指枕区和上颈部的疼痛，是枕大神经、枕小神经和耳大神经等神经疼痛的总称。枕神经痛可发生于任何年龄，但以30~50岁多见。

临床表现

枕神经痛最突出的症状是疼痛，起始于一侧后枕部及上颈部，向头顶、后颈、耳前后放射，属于发作性，每天发作数次至数十次，每次历时数秒，间歇期正常；或为持续性疼痛，阵发性加重。疼痛可因头颈部运动、打喷嚏、咳嗽等加重或诱发。青壮年发病前大多有受凉、劳累、潮湿、睡眠姿势不良等诱因，最常见的诱因是上呼吸道感染。该病可反复发作，严重影响生活和工作。

治疗方法

枕神经痛发作时可于疼痛区域局部热敷，避免头颈部剧烈运动，减少枕部刺激，如枕头平软且高度适中，帽子不要过紧，避免使用刺激性的洗发用品，避免寒冷潮湿及疲劳；可口服镇痛药及神经营养药缓解疼痛，缩短病程，必要时给予糖皮质激素治疗，有利于减轻神经水肿及止痛；另可酌情选用封闭疗法、针灸、理疗等。如果患有枕神经痛，应及时就医，积极治疗。

带状疱疹

带状疱疹是由水痘－带状疱疹病毒引起的，以成簇小水疱沿神经走向单侧分布，伴明显神经痛为特征的疾病，多见于成人。带状疱疹常发病突然，主要侵犯腰、胸部、颈部、大腿内侧，一般单侧发病。该疾病的神经痛可在皮疹前发生或伴随皮疹出现。在发病初期尚未出现皮疹时，如果神经痛出现在颈肩部，容易与颈肩痛混淆。区别是带状疱疹所致的神经痛多为烧灼、针刺、电击、紧束感等，且多有痛觉过敏和痛觉异常，如风吹、轻触、深呼吸即可产生剧烈疼痛，常影响饮食和睡眠。

若先有疼痛，后在疼痛部位出现群集的小水疱，应考虑带状疱疹。治疗方法：①局部的疱疹以干燥、消炎为主，同时口服抗病毒药物；②若疼痛明显，可选用止痛药物；③局部理疗如紫外线、红外线等对缓解疼痛亦有一定的疗效。

胸廓出口综合征

胸廓出口综合征是由于某种原因导致臂丛神经和锁骨下血管在胸廓出口处受压引起的复杂的临床症候群。临床表现为患侧上肢出现不同程度的感觉、运动或循环障碍等。常见的病因有颈肋或前斜角肌肥厚等。本病常见于中青年，女性居多，单侧发病较双侧发病多见。起病多为自发性，也可继发于外伤或过度劳累。

临床表现

胸廓出口综合征分为神经受压和血管受压两类，神经受压的症状较为多见，也有神经和血管同时受压。①神经受压多表现为颈、肩、臂、手的麻木和刺痛。由于解剖原因，尺神经支配区容易受累，表现为前臂及手的尺侧（即沿着小指向上的一侧）麻木，严重者可出现上肢无力、持物掉落。②血管受压有两种表现。动脉受压时，可出现肢体发凉、怕冷、无力，患肢上举时加重；静脉受压时，可出现患肢水肿、手部发绀。

与颈椎病的鉴别

颈椎病可导致颈肩痛、上肢痛麻及功能障碍，与胸廓出口综合征临床表现相似，但二者的病因及治疗完全不同，需要鉴别。胸廓出口综合征由颈肋或斜角肌肥厚引起，患侧锁骨上区可触及骨性硬度包块或肥厚的斜角肌，且压之有放射痛；颈椎病的压痛点主要在颈部与双肩部。由于尺神经受累，故尺神经传导速度测定可发现尺神经传导速度下降。多普勒超声检查和光电流量计检测可发现血管受压情况。颈椎病一般无尺神经传导异常及血管受压，以此可鉴别。需要注意的是，有些颈肩痛患者按照颈椎病治疗多年，相关检查也提示存在颈椎间盘突出，但无明显的治疗效果，甚至症状逐渐加重。因此，对于治疗效果不好的颈椎病，或是影像学提示病变轻微却有严重症状的颈椎病，应考虑是否为胸廓出口综合征。

治疗方法

症状轻者可行保守治疗，包括改善姿势、肩带肌锻炼、理疗等。对于神经、血管障碍明显或疼痛较重的患者，经过保守治疗症状无改善甚至加重时，可行手术疗法。

Part 2 了解颈椎

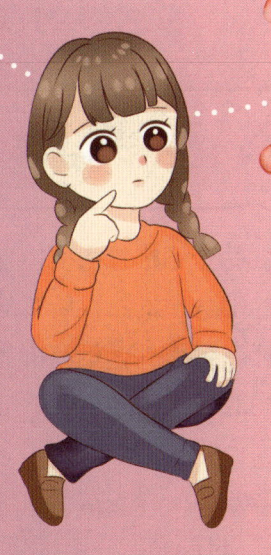

1 颈椎的结构
2 颈椎生理曲度
3 颈椎长了骨刺就是颈椎病吗
4 颈椎病是怎样发生的
5 为什么颈椎病患者会出现"晕、倒、麻、飘"
6 "手机族""鼠标党"为什么容易出现颈椎病
7 为何颈椎病"青睐"长期伏案工作的人群
8 颈椎病越来越多地出现在年轻人和中小学生中
9 颈部外伤后为何易患颈椎病

对于许多非医学专业的人来说，也许并不能确切明白颈椎究竟是指人体的哪个部位。可是如果说到"脖子"，大家就会恍然大悟。颈椎犹如"擎天柱"一样，支撑着头颅。为了适应人们"眼观六路耳听八方"的需求，平日里颈椎可没少受累，也成为人体最容易出现退行性病变的部位之一。要保护好颈椎，首先要先从了解它开始。本章节从颈椎的结构、颈椎如何出现退行性病变、颈椎病的发生及临床表现、颈椎病的好发人群等方面进行介绍，使大家认识颈椎，明白颈椎的重要性，从而达到认识及预防颈椎病的目的。

颈椎的结构

颈椎的骨性结构

颈椎属于脊柱的一个部分，共 7 个颈椎骨。每个颈椎骨由椎体与椎弓两部分组成，椎体在前，椎弓在后。两者之间的部分是椎孔，所有椎孔连接形成椎管，其内容物是脊髓。除第 1 颈椎、第 2 颈椎外，相邻椎体之间由椎间盘连接，外面有韧带与肌肉加固，其内同时有相应的血管、神经走行，如椎动脉、臂丛神经等。

第 1 颈椎仅由前、后弓组成，又名寰椎，像双肩一样支撑着头部。第 2 颈椎是最坚固的椎体，起枢纽作用，故名枢椎，其前方有一手指样突起，称为齿突，与寰椎前弓的后方共同构成寰枢关节，使第 1 颈椎、2 颈椎像纽扣一样连接起来。寰枢关节是脊柱中最灵活的关节，但其稳定性相对较差，外伤后易引起寰枢关节半脱位或脱位。

第 1、2 颈椎在结构上与第 3~7 颈椎不同，故以此为界，将第 1、2 颈椎命名为上颈椎，第 3~7 颈椎命名为下颈椎。其中第 3~6 颈椎中有不可忽略的结构,与颈椎病猝倒关系密切,即横突上的孔状结构,称为横突孔,其中有椎动脉、椎静脉穿行而过。当颈椎病累及椎动脉时,由于大脑一过性缺血缺氧,就会出现突然晕倒。第6颈椎横突前结节隆起较高,为颈动脉结节,颈总动脉由此经过。临床上常说的"救命一压"就是指头颈部出血时,可用手指将颈总动脉压迫于此

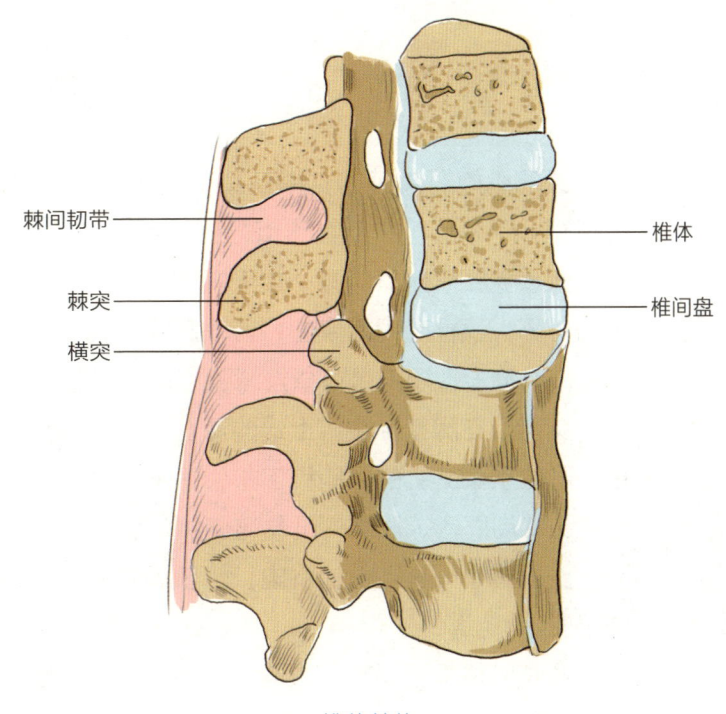

椎体结构

结节,进行暂时性的止血,可为挽救生命争取时间。颈椎棘突是位于椎弓中央后方的小块突起,它不是椎体的摆设及装饰,上面附着的项韧带和肌肉对颈部的仰伸和旋转运动发挥着杠杆作用。

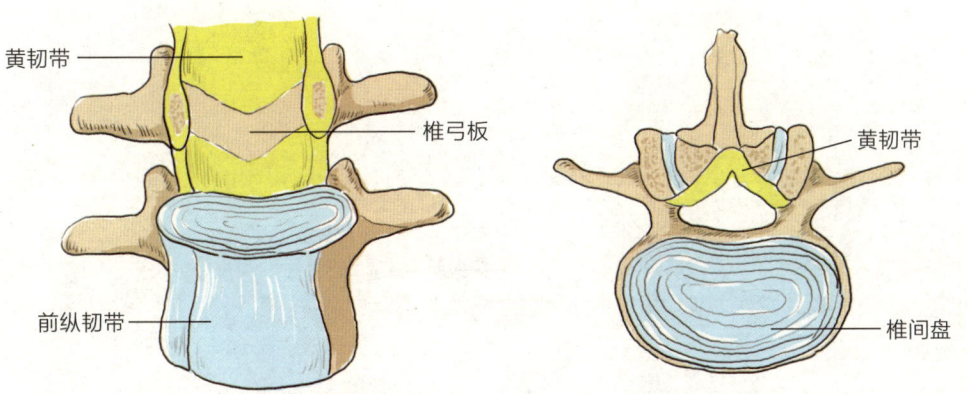

椎体连接结构

颈部肌肉

颈部肌肉对头颅的支撑及颈部的转动发挥着决定性作用。下面我们来了解一下颈部肌肉及其作用，进一步认识颈椎。

胸锁乳突肌起于胸骨，止于乳突，可产生多种运动。其单侧收缩使头转向对侧，颈椎向同侧弯曲；若双侧同时收缩，在深吸气时上提胸廓。胸锁乳突肌痉挛性短缩是痉挛性斜颈（俗称"歪脖子"）的主要成因。

头夹肌在胸锁乳突肌上端的深面，止于乳突下部和上项线的外侧部。颈夹肌位于头夹肌的外侧和下方，止于上位三个颈椎的横突。单侧夹肌收缩使头转向同侧，双侧夹肌收缩使头颈后仰。

头长肌是一长条形的肌肉，位于颈椎前方。其收缩时可以使头和上颈椎屈曲。

颈长肌位于颈部前方，位置最深，紧贴颈椎、上胸椎前方及侧方。该肌收缩时使颈椎向前屈曲，颈椎过度后伸时，容易损伤颈长肌。颈长肌和头长肌紧邻椎动脉及颈交感神经，对它们起到保护作用。

头前直肌藏于颈长肌深面，运动时可以使头颅屈曲，同时可以稳定寰枢关节。

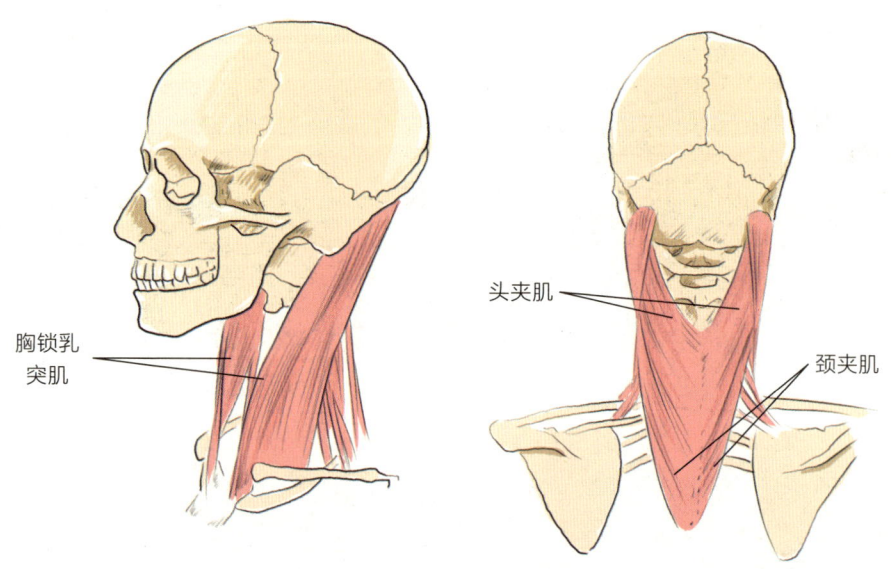

颈部肌肉结构

颈椎侧屈肌除了胸锁乳突肌外，还包括前斜角肌、中斜角肌、后斜角肌、颈夹肌及肩胛提肌，它们收缩时可以使颈椎向同侧侧屈。

颈伸肌包括肩胛提肌与颈夹肌，两侧肌肉同时收缩能使颈部后伸。

颈部旋转肌群包括头半棘肌、多裂肌、前斜角肌及颈夹肌，同时作用可以使颈部产生旋转运动，增加头部的活动范围。

颈椎是脊柱椎骨中体积最小，但灵活性最大、活动频率最高的结构。颈椎支撑着头颅，使头部随着大脑对外界的刺激随时做出反应。为了适应听觉、视觉、嗅觉的刺激反应，颈椎具备了较大的可动性，可前屈后伸、左右侧屈、左右旋转，以及上述活动综合形成环转运动。在不同肌肉的收缩活动下，颈椎可以灵活转动，也使人们能够全方位、多角度地观察这个充满神奇色彩的世界。

颈部神经

在神经的支配下，肌肉才能运动起来。首先是重要的脊神经，通过脊髓发出的脊神经共 31 对：8 对颈神经，12 对胸神经，5 对腰神经，5 对骶神经和 1 对尾神经。医学上分别用英文字母 C、T、L、S 表示颈段、胸段、腰段、骶段各组脊神经，以阿拉伯数字表示相应的神经根节段。如 C_5 和 T_6 分别表示脊神经颈 5 节段和胸 6 节段。

颈椎节段含有 7 块椎骨，但它含有 8 对颈神经。C_1 从枕骨和寰椎后弓之间的脊髓中发出，C_8 从第 7 颈椎骨和第 1 胸椎之间穿出，C_2~C_7 从相对应的椎体穿出。脊神经从椎体与椎体之间的侧方空隙（椎间孔）穿出后，立即分为腹侧支和背侧支。根据其走向，由腹侧支组成的神经主要支配肌肉、关节、躯干及颈部的前外侧皮肤，由背侧支形成的神经主要支配肌肉、关节、躯干及颈部的后侧皮肤。在整个脊柱中，每根脊神经根的腹侧支或者组成一个神经丛，或者延续为单独命名的神经。神经丛是由交织在一起的腹侧支组成，四个主要的神经丛均由腹侧支组成：颈丛（C_1~C_4）、臂丛（C_5~T_1）、腰丛（T_{12}~L_4）和骶丛（L_4~S_4）。从臂丛、腰丛和骶丛穿出的大部分神经，参与支配四肢骨骼相关的结构；更精确地说，是与附肢骨相关的结构。因此，当颈椎病累及脊神经时，会引起其支配的皮肤

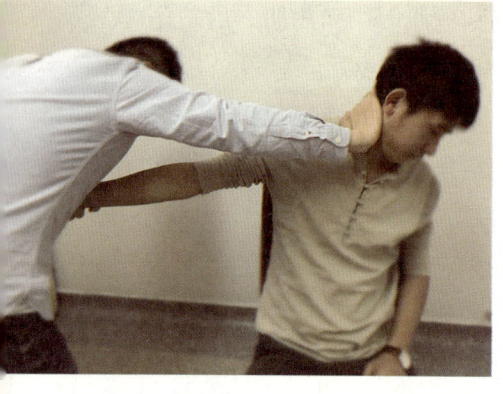

上肢牵拉试验

感觉及支配的肌肉运动异常，可表现为皮肤麻木、刺痛、手指握捏无力或步态不稳、步行费力等。

以下两个试验可以帮助患者确定是否有神经根受压。上肢牵拉试验：一手扶患侧颈部，一手握患侧腕部，双手用适当力量向相反方向牵拉，若牵拉后出现患侧上肢放射样疼痛，即为阳性。

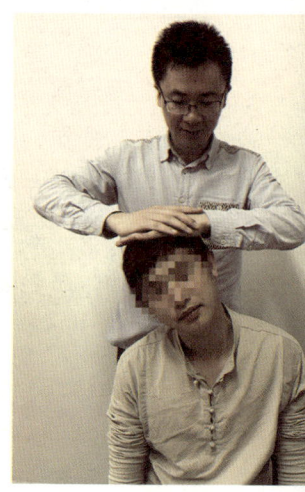

放射样疼痛是指疼痛沿受损神经走行的路径向末梢放射，患者可以感受到一段皮肤区域的疼痛不适。压顶试验：患者坐在椅子上，头后仰并歪向患侧，然后使用双手掌在患者头顶上加压，出现颈部疼痛并引发向患侧上肢的放射痛，为阳性试验。以上两种试验最好由医生进行，以确保安全性和准确性。

压顶试验

颈椎生理曲度

颈椎生理曲度

颈椎生理曲度的形成与人体的生长发育相关。颈椎在胚胎发育时期是呈后凸的，当幼儿学会坐起后，颈椎承担头部重量，使椎体和椎间盘前厚后薄，尤其是颈4、颈5椎间盘的前厚后薄，形成了颈椎前凸的生理曲度。这是正常的脊柱生理曲度之一。

颈椎曲度变化

颈椎生理曲度变直

颈椎生理曲度变直是指颈椎前凸的曲度消失，在颈椎X线检查中可见到近似直线排列的颈椎椎体。它的出现常是由于颈椎间盘变性，椎间关节、周围韧带相应变性，或因颈部软组织劳损、疼痛、痉挛等原因引起。颈椎在脊柱中需支撑头颅的重量，并完成头颈部向各个方向的活动，极易因长期慢性损伤造成退行性病变。当颈椎或附属结构发生功能或结构性损伤时，可引起颈椎的生理曲度变化，其中生理曲度变直是较常见的退行性病变形式。严重的还可见到颈椎生理曲度反弓的现象。

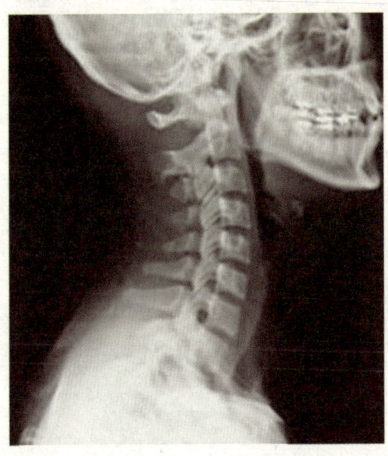

正常颈椎呈前凸状

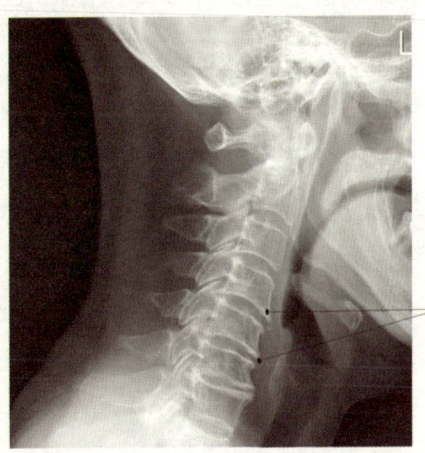

颈椎变直伴骨刺形式

不良姿势和习惯

现如今，低头族越来越多。无论是看书、玩手机、使用电脑，还是伏案工作、学习，人们长期习惯于上半身处于低头、前倾的位置。正常成人头部重约 5 千克，前倾看手机等电子设备时通常呈 60°角，此时由于物理杠杆作用以及重力作用，颈部肌肉要承受 25 千克以上的重量。如果长时间保持这一姿势，人体就会出现颈部不舒服、疼痛、僵硬、头痛等症状，俗称"短信脖"。长此以往，会使颈椎力线异常，生理曲度消失，颈椎变直甚至反弓。

3 颈椎长了骨刺就是颈椎病吗

在做颈椎 X 线摄片检查时，常会见到颈椎部位增生的骨刺。许多人认为这就是患有颈椎病的证据，其实不然。因为颈椎病是一种比较复杂的颈段脊柱临床综合征，它的诊断不仅依赖于颈椎 X 线片上的异常表现，还需要明确是否由于颈椎部位的病理变化，引起神经系统或椎动脉等受到刺激或压迫，进而出现相应的临床症状。X 线片上见到的颈椎部位增生的骨刺，只是颈椎为适应应力的改变而产生的变化，它属于一种退行性病变的影像学征象，并不能作为诊断颈椎病的金标准。许多研究资料表明，在 50 岁以上的男性人群和 60 岁以上的女性人群中，90% 的人可有不同程度的颈椎骨质增生；年满 70 岁者，在 X 线片上几乎都有退行性病变，但多数人并不出现临床症状。因为颈椎部位增生的骨刺，是人们在长期工作和生活中由于颈椎受到慢性劳损或损伤而引起的代偿性表现，也是颈椎为适应应力的变化而产生的一种防御性反应。它既是生理性表现，又可能转变为病理性表现。颈椎骨刺的形成可以使椎间盘变性而不稳定的颈段脊柱变得较为稳定，但也可能造成对周围神经、血管的压迫，出现相应的临床症状。由此可见，颈椎骨刺是可以成为产生症状的原因之一，但它不是诊断颈椎病的主要依据。因为从临床表现来看，颈椎病的症状与骨刺的有无和大小均不成正比，颈椎病可有骨质增生，但有骨质增生并不都有颈椎病的症状。

颈椎病是怎样发生的

颈椎病的概念

颈椎病曾被称为颈椎综合征，是指由于颈椎间盘组织退行性病变及其继发病理改变，累及周围组织结构，并出现与影像学改变相应的临床表现。颈椎位于活动频繁且重量较大的头颅与缺少活动而比较稳定的胸椎之间，其活动方向及活动范围均大，负重也较大；而在解剖上颈部肌肉组织又相对比较薄弱，四周缺乏其他骨性保护，易受外力直接打击，尤其是下颈椎及其周围软组织还容易发生劳损性病变。同时，还可由于颈椎间盘变性突出、骨关节炎或颈椎邻近软组织病变波及周围神经根、脊髓、椎动脉、交感神经，进而引起相应的临床表现。

颈椎病的发病机制

在所有颈椎结构退行性病变中，椎间盘的退行性病变在颈椎病发病中尤为重要。椎间盘退行性病变指的是什么呢？首先，我们来认识一下在椎体中发挥缓冲垫作用的椎间盘，它是由上软骨终板、下软骨终板、中心髓核及四周的纤维环构成的。髓核、纤维环与椎体上、下软骨终板构成的椎间盘为一个完整的解剖单元，紧密连结上、下两节椎体，保证颈椎生理功能的正常进行。其中任何形态以及内在结构发生改变，椎间盘都会失去正常的功能，最终影响或破坏颈椎骨性结构的内在平衡，并直接导致椎体本身的力学结构改变，从而引发颈椎病。

🌙 位于椎间盘中心的髓核，年龄越小，含水量越高，体积越大。周围的纤维环后部较薄，受暴力或退行性病变后易破裂。髓核变性一般在24岁以后出现，亦有早期变性者。髓核变性表现为水分丢失和吸水功能减退，髓核体积相应减少，逐渐被纤维组织取代，髓核变得僵硬。在长期低头工作时，会导致椎体之间的压力增高，加快髓核变性的速度。

🌙 纤维环变性多于20岁左右开始，随着年龄的增长，纤维环和髓核的含水量逐渐减少，髓核张力下降，纤维环变薄变脆，髓核逐渐失去弹性。进一步发展，纤维环出现小裂隙，引发椎间盘退行性病变，且不可逆转。纤维环断裂一般发生在后侧，主要是由于纤维环组织在前方较厚，髓核位置偏后。脑力劳动者常伏案工作，由于经常处于屈颈位，使颈部长时间处于前倾屈曲位，髓核被挤压向后移位而增加该处的压力。对于纤维环的早期变性，若能及时消除病因，有可能使变性停止发展；反之，一旦形成裂隙，则难以修复，从而成为髓核突出或脱出的基础。软骨终板也随着年龄的增长而逐渐变薄、钙化和不完整，但上述改变出现较晚。

以上病变相互关联、相互制约。当病变进入一定阶段，则互为因果，并形成恶性循环，加速退变的进程发展。总而言之，颈椎病的发病基础就是椎间盘变性，骨刺形成，周围韧带肥厚钙化，关节软骨炎症、退行性病变，关节囊损伤、松弛，以及其他相关性退行性病变。同时，由于颈椎节段性不稳或移位，颈椎生理弧度改变，韧带松弛，颈部肌群的肌肉收缩力量下降，各种因素相互影响，破坏颈椎骨性结构的内在平衡，直接引起椎体本身的力学结构的改变，导致颈椎病的发生。

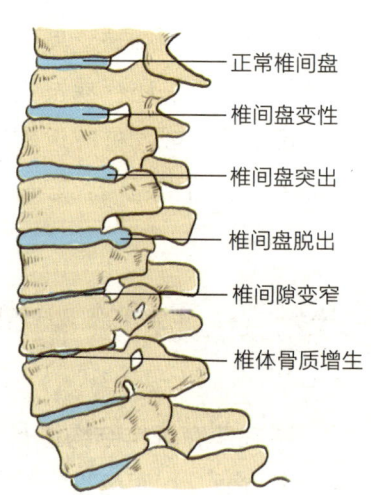

椎间盘退行性病变过程

Part 2 了解颈椎

5 为什么颈椎病患者会出现"晕、倒、麻、飘"

头晕、摔倒

出现头晕的症状主要是由于病变压迫椎动脉，患者会出现头晕、黑蒙等症状，严重者会感觉天旋地转，重者恶心呕吐、晕倒、卧床不起。很多颈椎病患者，都会在突然扭头时引起一过性脑供血不足，出现眩晕，严重时还会发生摔倒，引发头颅外伤。如果颈椎病累及交感神经，则会出现头晕、头痛、视力模糊、耳鸣等症状。

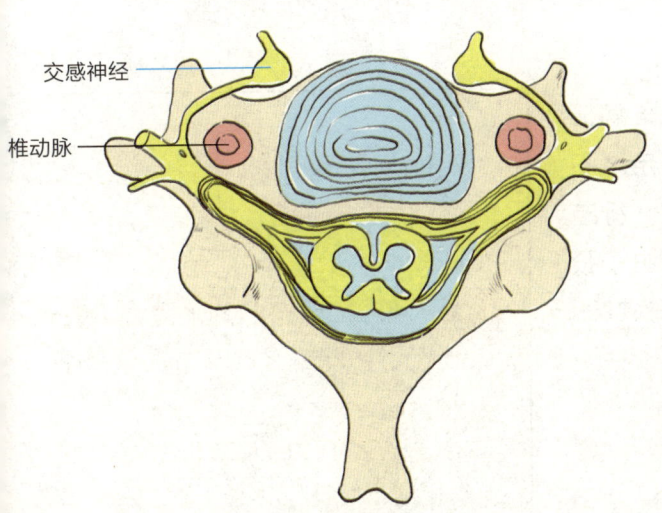

颈椎退行性病变累及椎动脉及交感神经

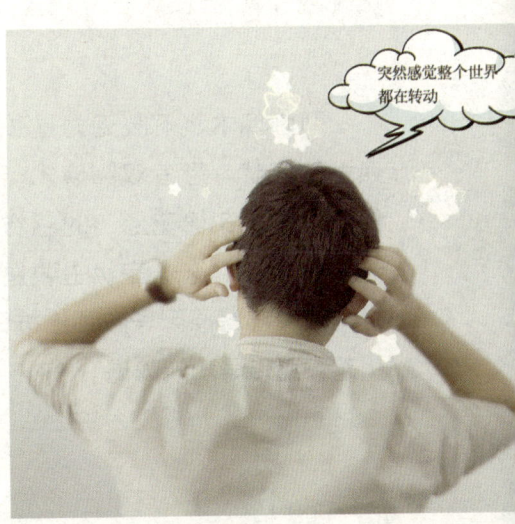

头晕，感觉天旋地转

上肢无力、发麻

部分颈椎病患者会出现上肢无力的症状，甚至还会伴有手指发麻、肢体皮肤的感觉功能减退。导致上肢无力、发麻是由于各种病变压迫脊神经所致。神经根型颈椎病患者的上肢无力症状更加明显，患者往往有上肢运动障碍的表现。

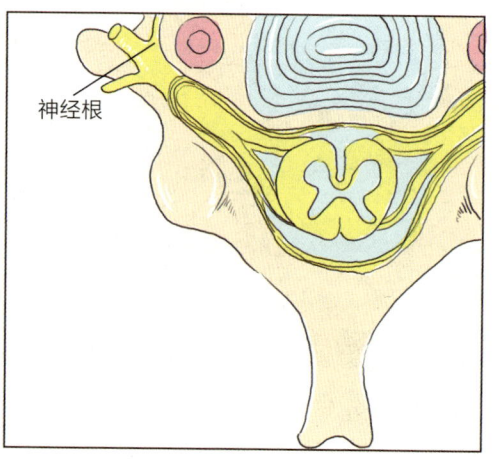

颈椎退行性病变累及神经根

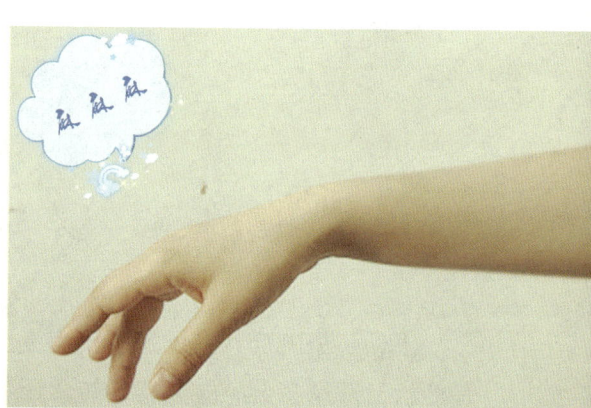

手麻

两脚发麻、下肢无力（麻、飘）

两脚麻木、下肢无力是颈椎病最典型的症状。患者双脚麻木、走路不稳，有"踩在棉花上"的感觉，行走时下肢发飘。这一症状主要是由于颈椎间盘突出等原因导致颈椎椎管狭窄，引起脊髓传导功能障碍。

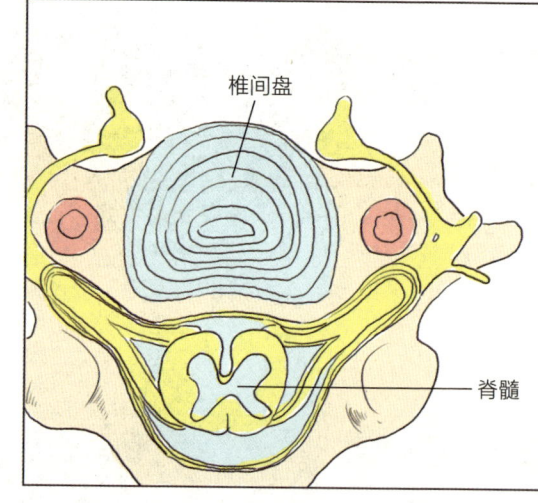

颈椎退变累及脊髓引起

Part 2　了解颈椎

⑥ "手机族""鼠标党"为什么容易出现颈椎病

手机使用现象

如果身边只能留下一件东西陪伴你，你的选择是什么？大多数人毫不迟疑地回答：当然是手机啊。一句玩笑话，表明了手机的重要性：世界上最遥远的距离，就是我坐在你面前，你却在玩手机。全球手机用户平均每人每天看手机150次，每次看手机的间隔时间是6.8分钟，也就是说，人们不到7分钟就会看一次手机，甚至更短。坦白地说，手机已经遍布生活的各个角落，吃饭玩手机，上厕所还在玩手机，更有甚者，过马路及驾驶时仍在玩手机，这多么危险！

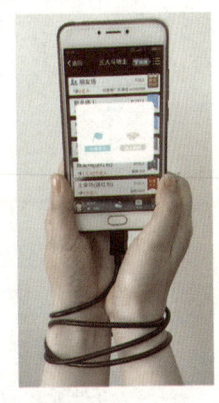

手机族

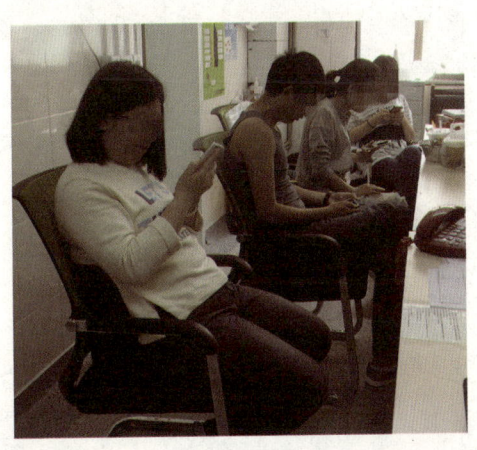

众人都在低头玩手机

使用手机的危害

脸变丑

65%的人因常低头而有双下巴。低头时,脖子承受的压力是正常状态的三倍,而颈部肌肉又是垂直生长的,低头时引起颈部肌群胶原蛋白弹性降低,甚至断裂,低头挤压时脂肪溢出下颌,"双下巴"就产生了。同时颈部皮肤长期受到牵拉,皮肤容易松弛下垂,还需对抗重力作用,很快就会使颈部形成褶皱。

眼睛受损

长期玩手机,会使眼睛出现下列问题:近视眼、干眼症和黄斑病。眼睛睁得越大,瞪的时间越长,泪液蒸发越多。由于玩手机时注意力受到吸引,眨眼次数明显减少,就可能导致干眼症。手机屏幕散发的蓝光是短波光,穿透力强,不容易被吸收,而是穿透眼睛的屈光系统直达眼底,会对眼底黄斑造成一定的损伤,导致黄斑病。

颈椎反弓

正常人都有颈椎生理弯曲,但低头族容易使颈椎向相反的方向弯曲,出现反弓。此时,就不是颈肩酸痛的问题了,而是会引起严重的颈椎病。有人打趣地为低头族的形象写照——"双重下巴,多重颈纹;两眼干涩,视物模糊,颈肩僵硬,酸痛胀痛;圆肩驼背,头如龟颈"。

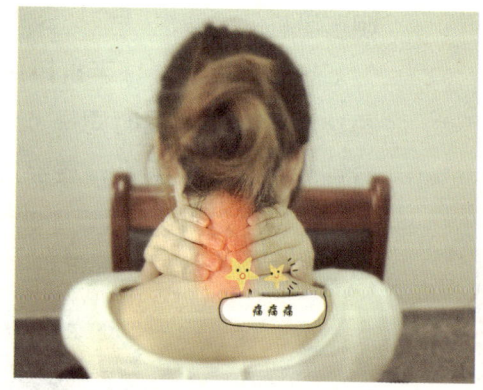

颈部疼痛不适

使用电脑的危害

三十岁的小李是家庭主妇,平时没事就喜欢玩电脑、网聊,且经常玩很长时间,晚上睡觉前还喜欢枕着高高的枕头玩很久才睡觉。最近一段时间她总感觉颈肩部僵硬、酸胀不适,推拿按摩也不见好。于是心里直犯嘀咕,年纪轻轻的是患有什么疾病了吗?她抽了个时间,来医院就诊。

医生听完小李的叙述,告诉她很可能是患有颈型颈椎病。X线片显示其颈椎生理曲度变直,还有轻度的反弓表现。医生告诉她必须要改变生活习惯,注意保持良好的工作生活姿势,拒绝低头驼背。业余时间可以进行羽毛球、游泳等仰头姿势比较多的运动锻炼,避免颈椎病进一步加重,同时还嘱咐她枕头不要太高,枕头过高会使头部处于强迫屈曲位,进而诱发或加重颈椎病。睡觉时枕头应与自己拳头竖起时等高,枕头应置于颈后,尤其应充分填塞颈后的空隙,切记不能垫到肩下,更不能只垫到后脑一半的位置。

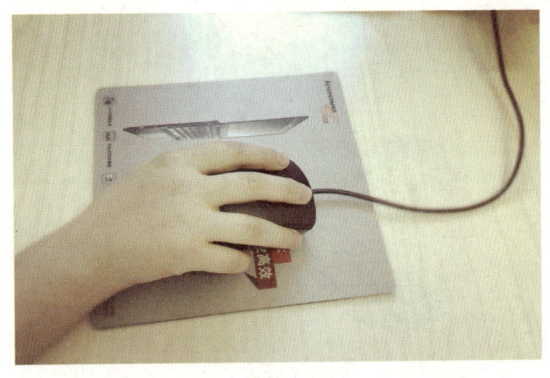

"鼠标党"

经常玩手机、电脑的年轻人更容易出现颈肩痛。长期保持头颈部处于单一姿势,如长时间低头工作,极易发生颈椎病。年轻的颈椎病患者,大多有长时间低头的习惯,如"手机族""鼠标党",此型颈椎病患者的临床表现主要是肌肉疲劳和劳损,颈肩部酸胀、疼痛不适,属于颈型颈椎病,经过及时治疗和干预,可以完全缓解。如果防治不当,长此以往,此型颈椎病会逐渐影响颈椎的稳定性,造成更严重的其他类型颈椎病,如神经根型、脊髓型、椎动脉型、交感神经型、食管型、混合型颈椎病等。

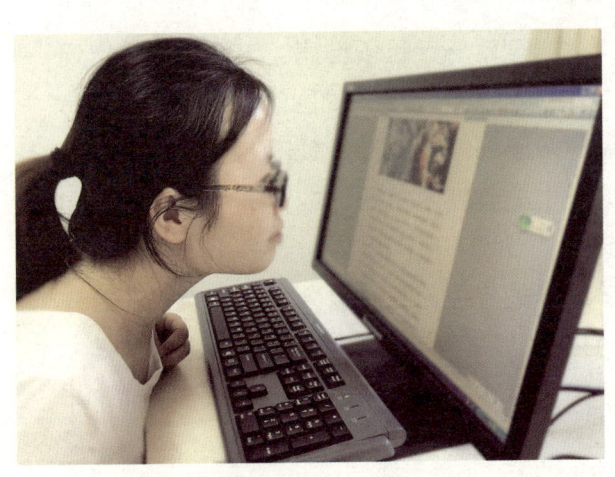

使用电脑的不良姿势

7 为何颈椎病"青睐"长期伏案工作的人群

脖子转动时"咔咔"响

某企业会计小明，接到老板通知，需要加班完成一项公司项目核算。任务重，时间紧，必须加班加点。好不容易完工了，终于可以松一口气了，刚站起来活动身子，就听到脖子"咔咔"响，他怀疑自己脖子出现了问题，一定是得了颈椎病了。

实际上，并不是旋转颈部听到响声就一定是颈椎病。这种情形的出现有三个可能的原因。一是颈部做旋转活动时，椎体周围的软组织如肌腱、韧带、关节囊等滑过椎体骨骼时发出的声音。二是颈部向一侧旋转时，另一侧的小关节张开，导致这一小关节腔内负压形成，从而使溶解在周围组织液中的气体进入小关节腔。当颈部反向旋转时，原来张开的小关节腔闭合，将进入的气体又挤压出关节腔，此时也会发生弹响。三是在一些病理情况下，如颈韧带钙化等，颈部旋转时也会出现弹响。颈椎发生弹响有生理因素，也有病理因素，需进一步检查确认。一般来说，年轻人出现这种现象不用紧张，40岁以上患者应该及时就医。

成年以后，可能由于过度运动或长期不良坐姿，引起颈椎骨、椎间盘、关节囊和韧带等组织相继发生退行性病变，导致颈椎病。某些从业者由于工作原因需长期低头伏案，如会计、办公室人员、打字抄写者等。

长期低头造成颈后部肌肉、韧带组织劳损,以及长时间屈颈体位造成颈椎间盘的内压远高于正常体位时的内压(甚至可超过1倍),从而导致颈椎退行性病变的加速,颈椎病的发病率明显高于其他人群。

8 颈椎病越来越多地出现在年轻人和中小学生中

长期低头学习

颈椎病一直是伏案人群中的"流行病"。但最近某市区的门诊医生发现一个新现象——越来越多的中学生因为颈部不适前来就诊,有医生甚至接待过小学五年级的患者。张医生是某市中心医院的颈椎病专家,每天看得最多的患者就是各种办公室人群。但近两三年,他发现就诊患者里出现了很多年轻面孔,大多是十五六岁的中学生,最小的一个是小学五年级的小朋友。张医生说:"颈椎病以前是中老年病,现在越来越有年轻化的趋势。"虽然患病的学生大多属于颈椎病的"假性"范畴,还没发展到颈椎及其附属部位病变的程度,但情况也不容乐观。有的学生因为疼痛肩膀举不起来,有的转头时出现头晕、乏力。进一步检查,很多孩子的颈椎生理曲度消失。"中招"的不少都是"学霸",细问原因,长期伏案学习、闲暇时就打电脑游戏、缺乏

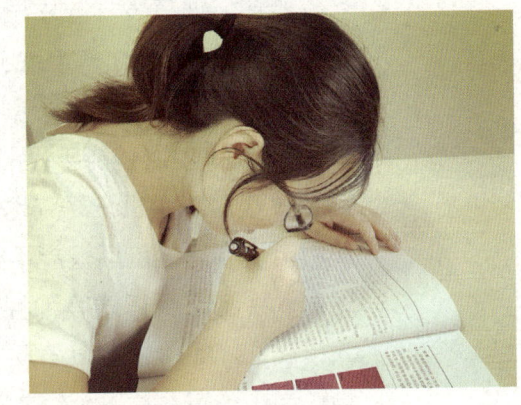

长时间看书学习

运动是通病。张医生对这个情况很担忧,这么多孩子年纪轻轻就出现颈椎问题,会给将来的生活带来不少痛苦,他建议家长和老师们应该对孩子增加针对性的课间活动。

长时间玩电子产品

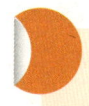

调查一

随着时代的发展,电子产品在人们的日常生活中随处可见,这成为一个需要关注的问题。智能手机、平板电脑等电子产品风靡全球,近年来连学生也加入"低头一族"。据新加坡《联合早报网》报道,超过80%的10~15岁学生使用智能手机,其中30%的学生每天花费1~4小时玩手机,近80%学生在玩手机时感到身体不适,如颈痛、肩痛及手指痛等。医生指出,学生如果持续长时间使用电子产品,会影响脊椎发育。建议家长限制孩子使用电子产品的时间,满45分钟时就应做伸展运动,防止身体疼痛出现。

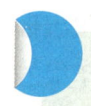

调查二

新加坡理工大学与中国香港物理治疗学会从2011年开始至今,分别针对465名18-50岁成年人,以及582位10~15岁的学生展开调查。调查显示,84%的学生定期使用智能手机,与90%的成人使用智能手机的比例接近。其中有30%的学生每天花1~4小时玩手机。研究也显示,不少成年人和学生因为长时间使用电子产品,包括智能手机、平板电脑及游戏机,导致颈痛、肩痛、手腕及手指痛等种种不适。受访者当中,有70%的成年人出现颈痛症状,有肩痛及手指痛的人分别占65%和46%;在学生当中,有高达80%的学生表示在玩电子游戏时感到颈痛,34%的学生出现肩痛,超过50%的学生感到手指痛。

结论

如今，年轻人和中小学生都能熟练使用手机、电脑等电子产品。但大多数孩子自制力差，长时间沉迷于手机和电脑的虚拟世界中，使头颈部处于单一姿势，如长时间低头，这对颈椎非常不利，容易引起颈部肌肉疲劳，造成椎旁肌肉、韧带及关节的平衡失调，从而加速颈椎退行性病变的进程，引发颈椎病。在当前的形势下，人们对颈部健康的关注应该从学龄期开始，当孩子出现颈肩部酸痛时，应积极就医，在医生的指导下进行颈椎病的防治，通过纠正学习、生活习惯，积极锻炼，大部分青少年的颈椎病是可以治愈的。如果不重视，任由其长期发展下去，可能会导致颈椎生理曲度异常、消失，甚至引发较严重的颈椎病。

9 颈部外伤后为何易患颈椎病

实 例

20岁的农民工小谢从事建筑工作。他在工地上高空作业时，不小心从5米多高的架子上摔了下来，当场就晕过去了。醒来之后他发现自己的左上肢不能动弹，同时感觉颈部胀痛不适，工友们赶紧将他送至医院救治。相关检查提示左上肢肱骨骨折，医生当即给予他输液、骨折处外固定等治疗。半年后复查，医生告诉他骨折已经愈合，可以正常活动了。但2年之后，仍旧从事工地工作的小谢感觉脖子僵硬、胀痛，时不时感觉右手指麻木、刺痛不适，有时右手拾物使不上劲，走路也是高一脚低一脚，严重影响自己的工作和生活，于是再次到医院就诊。医生结合小谢的外伤史，完善颈部 MRI 检查，告知其患了脊髓型颈椎病。小谢当时就懵了，这么年轻，怎么患了颈椎病？实际上，2 年前的高处坠落伤，使他的颈部肌肉、韧带、纤维环等组织受损，后期又继续从事重体力活动，所以埋下了颈椎病的隐患。长时间的体力活动使他原本出现膨出的颈椎间盘进一步发展，髓核脱出，压迫到脊髓，最后发展成为颈椎病。

病因分析

高处坠伤、交通事故伤、重物打击伤等严重创伤均可以损伤颈部，下肢与臀部着地的摔伤同样可以将下半身的碰撞力通过脊柱传至颈部。即使这些损伤当时未引起严重的后果，但其对颈部肌肉、韧带等软组织结构也会造成不同程度的损伤，有时可同时发生颈椎脱位或半脱位，影响颈椎的稳定性。此外，颈椎由于突然性外力而引起的颈椎错位、骨折、挫伤等，都有可能引发颈椎血管、关节及软组织病变，进而导致颈椎病。外伤后期，软组织受创后容易留下瘢痕，压迫椎动脉，引起血流不畅，长时间缺血将影响颈椎部位的交感神经反射区，颈椎病的症状也随之呈现出来。如果瘢痕压迫到神经根，则会引起神经根型颈椎病。据统计，约 50% 的脊髓型颈椎病与颈部外伤有关。部分患者因颈椎骨质增生、颈椎间盘膨出、椎管内软组织病变等，颈椎管原本就处于狭窄临界状态中，颈部外伤常诱发症状的产生。由此可见，由于外伤而导致的颈椎病容易累及脊髓或神经根，此种类型的颈椎病也较难恢复。故曾经有过损伤的颈椎与未曾损伤者相比，容易产生退行性病变（椎间盘变性甚至椎间盘突出、骨质增生、韧带钙化等），也更容易使颈髓或神经根受到压迫，是颈椎病的高危人群。

Part 3 认识颈椎病

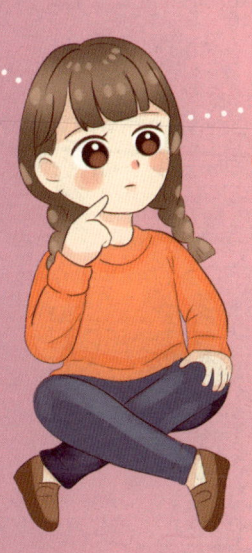

1 什么是颈椎病

2 颈椎病的临床表现

3 颈椎病的分类

4 眩晕与颈椎病

5 容易误诊为颈椎病的常见疾病

6 为什么颈椎病比腰椎病多见

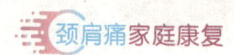

1 什么是颈椎病

　　颈椎病不是一个单一的疾病名称，而是一组临床综合征。该诊断包含了由于颈椎间盘退行性病变及其继发病理改变累及周围结构、组织的多种临床症候群，故又称颈椎综合征。它是在颈椎退行性病变的基础上，加之颈椎长期劳损、椎间关节失稳、髓核突出或脱出、骨刺形成、韧带肥厚和继发的椎管狭窄等，刺激或压迫了邻近的神经根、脊髓、椎动脉及颈部交感神经等组织，并引发各种各样的症状和体征。若仅有CT或MRI检查显示颈椎退行性病变而无临床症状，只能称为颈椎退行性病变，不能诊断为颈椎病。

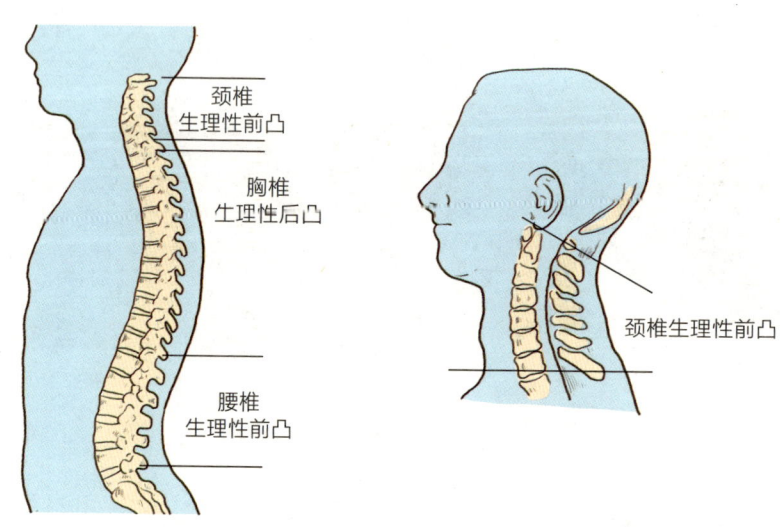

颈椎正常解剖结构

Part 3 认知颈椎病

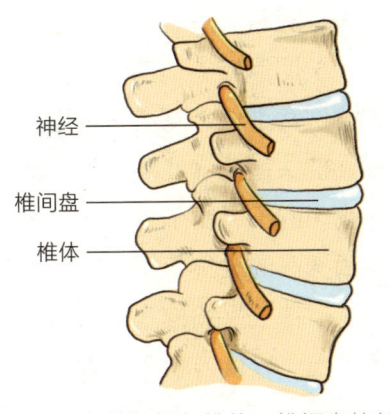

神经
椎间盘
椎体

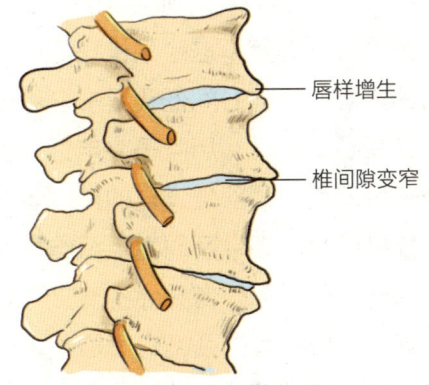

唇样增生
椎间隙变窄

颈部神经根与椎体、椎间盘的关系　　颈椎退行性病变

流行病学

颈椎病在我国是常见病，在骨科、神经科、康复科门诊量中占有较高比例。21世纪初，世界卫生组织公布的"全球十大顽症"中，颈椎病位于第二位。有调查显示，50岁左右的人群中有25%的人患过或患有颈椎病；还有研究表明，我国颈椎病的发病率接近20%；近期有抽样调查显示，我国门诊体检人群颈椎病的检出率高达64.52%。颈椎病是年龄相关性疾病，随着年龄的递增，发病率成倍增加。由于现代生活方式的影响，颈椎病有年轻化趋势，门诊也发现学生群体中患有颈椎病的比例逐年上升。我国每年用于颈椎病治疗的费用高达5亿元。目前我国颈椎病的健康状况呈现发病率高、误诊率高、治疗方法乱象多、有效治疗率低的现象，甚至非专业的诊所将小问题治成截瘫、骨折的现象也屡有发生。

好发人群

近年的研究发现，颈椎病的发病原因不单纯是骨性压迫导致，长期劳损、创伤、不恰当的锻炼、先天性畸形、坐姿不当及落枕等均可导致颈椎病的发生发展。颈椎病可发生于任何年龄，好发群体：① 40

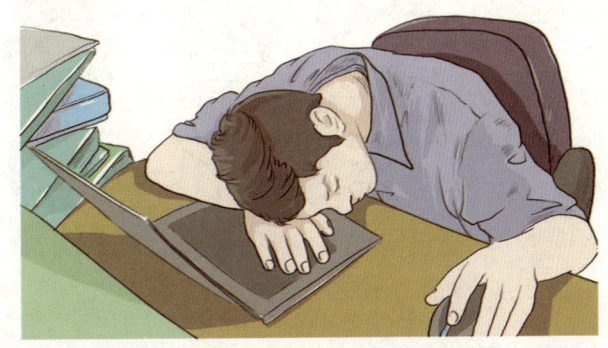

不良睡姿

岁以上的中老年人，颈椎病的发生与年龄相关，随着年龄增长，颈椎逐渐发生退行性病变，这是颈椎病的病理基础。②长期保持头颈部处于单一姿势的人群，如长时间低头看书、看电脑、驼背伏案工作、侧身歪斜看书、趴在桌子上睡觉、用脖子夹电话、枕头过高、枕头过低、枕头过硬、背过重的单肩包、颈部挂过重的挂件等。头颈部肌肉的不平衡用力，容易损伤局部椎间盘、韧带及周围组织结构等，增加颈椎病的发生率。③头颈部外伤人群，头颈部外伤并会不直接导致颈椎病，但往往是颈椎病症状加重的因素。部分患者因颈椎骨质增生、颈椎间盘膨出、椎管内软组织病变等已经造成颈部椎管处于狭窄的临界状态，当有颈部外伤时，常诱发症状的产生，甚至瘫痪。日常需要高度引起重视的是非专业的不适当的颈部按摩推拿、板法治疗，因其可导致瘫痪。④在行进的车上坐位睡觉时遇到紧急刹车，易出现颈部损伤，这是由于睡觉时颈部肌肉保护作用差，遇到头部晃动时不能及时地给予保护。⑤颈椎结构发育不良，如先天性颈椎中央椎管、神经根管狭小者颈椎病的发病率比正常人高1倍。⑥颈椎病更"青睐"女性，因为女性的一些生活小细节会促使颈椎病发生，如穿高跟鞋会使人体重心过度前移，骨盆前倾，脊柱弯曲增大，造成颈椎受力点集中，长此以往，容易出现颈椎损伤，诱发颈椎病；还有许多女性有甩头发的习惯，长期甩头发的人容易使颈部劳损而引起颈椎病；女性内衣过紧或内衣肩带拉得太紧会使颈椎部肌肉长期处于紧张状态，导致血液流通不畅，加速肌肉老化，失去保护颈椎的能力，诱发颈椎病。

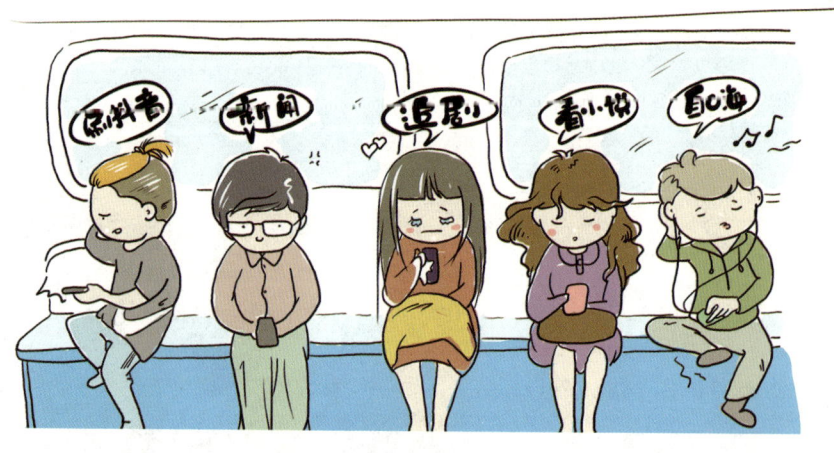

常见不良姿势

Part 3 认知颈椎病

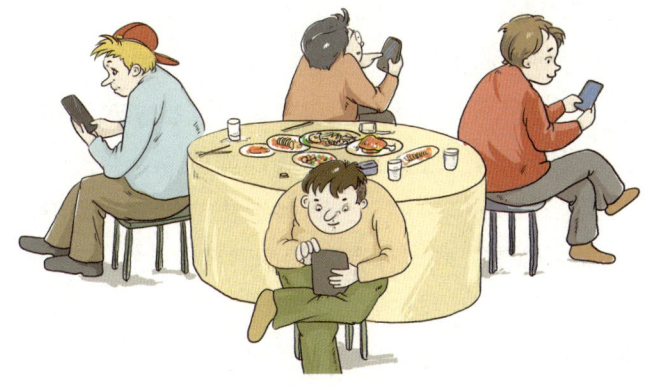

不良坐姿

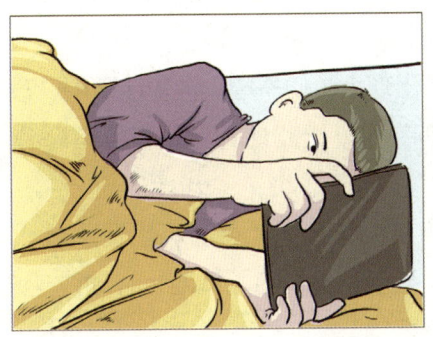

不良卧姿

颈椎病的临床表现

颈椎病的常见临床表现

颈椎病的症状多样而复杂,多数患者开始症状较轻,以后逐渐加重,也有部分患者开始症状就比较重。颈椎病的临床表现根据病变的部位、性质不同而各异，常见的临床表现如下。

- 仅为颈部不适，有的表现为经常"落枕"，起病缓慢，开始时并不引起注意，经过一段时间，颈肩酸痛可放射至头枕部和上肢，逐渐出现上肢放射痛，这种疼痛呈阵发性或持续性隐痛或剧痛，并沿受累颈脊神经的走行方向有烧灼样或刀割样疼痛，或有触电样或针刺样麻感。当颈部活动或压力增加时，症状加重；同时伴有颈部不同程度的僵硬或痛性斜颈畸形、肌肉紧张、活动受限。

- 一侧肩背部沉重感，上肢无力，手指发麻，肢体皮肤感觉减退，手持物无力。

- 下肢无力、麻木、步态不稳，行走时如踏棉花的感觉，这是病情严重的临床表现。

- 最严重者甚至出现大小便失控、性功能障碍，甚至四肢瘫痪。

- 有的患者伴有头晕、天旋地转，重者伴有恶心、呕吐，卧床不起，少数患者可猝倒。

- 当颈椎病累及交感神经时，患者可出现头晕、头痛，视力模糊、两眼发胀、发干，两眼张不开，耳鸣、耳堵，心动过速、心慌，胸部紧束感，甚至出现胃肠胀气等症状。

- 少数也有吞咽困难、发音障碍等症状。

颈椎病起病比较隐匿，病程长，早期症状往往不被人们所重视，只有当症状加重影响工作和生活时才引起重视。如果疾病久治不愈，会引起心理问题，产生失眠、烦躁、发怒、焦虑、忧郁等症状。有的颈椎病治疗不及时会造成瘫痪、大小便失禁等严重后果。故对颈椎病千万不能掉以轻心，应尽早到医院专科诊治，以免延误治疗时机。

颈椎病的其他临床表现

走路"发飘"或有"踩棉花感"

人体的感觉系统分为浅感觉和深感觉。浅感觉能感知针刺的痛觉，以及轻微的触碰觉、热、冷温度等。深感觉能感知到身体各部位深压的感觉、关节、肢体的位置，以及被震动的感觉，行走时路面的软硬、是否平整是由深感觉感知的。感知深感觉的神经传导束存在于脊髓的后方称为后索的位置，如果颈椎退行性病变影响了该部位，就会出现脚下不稳，走路"发飘"或有"踩棉花感"。

CT 检查或 MRI 检查显示颈椎间盘突出就是颈椎病吗

如果仅有 CT 检查或 MRI 检查显示颈椎间盘突出，但没有任何临床症状，不能诊断为颈椎病，但这提示了颈椎已经开始发生退行性病变了，若不注意颈椎的健康保健，很可能就会引起颈椎病。如果出现上述的颈椎病表现，并能用颈椎 CT 检查或 MRI 检查显示的神经根、脊髓、椎旁组织受压等影像表现以解释出现的症状，就可以明确诊断为颈椎病了。

为什么颈椎病会出现胳膊和手指的疼痛、麻木感

胳膊和手指的感觉神经由颈脊髓节段发出，组成神经根穿过颈椎的椎间孔再分布于胳膊及手部。当颈椎病导致椎管狭窄或椎间孔狭窄时，这些神经根受刺激继而引发水肿等炎症反应，胳膊和手指区域就会出现异常的感觉症状。当神经根受到刺激时，表现为疼痛、麻木症状，这种疼痛和麻木沿着受累神经根的走行方向和支配区放射，具有特征性，因此称为神经根型疼痛。疼痛或麻木可以呈发作性，也可以呈持续性。这种胳膊和手指异常的感觉症状与患者颈部的位置和姿势有明显关系。颈部活动、咳嗽、打喷嚏、用力及深呼吸等，可以造成症状加重。当损伤进一步加重，疼痛变为感觉减退或者没有感觉时，提示病变严重。因此，早期有症状时就应该及时就医。

颈椎病的特殊表现

当脊髓型颈椎病发展到严重程度时会影响到大、小便功能，甚至瘫痪。小便功能障碍可以表现为尿潴留，也可以表现为尿失禁，或者尿潴留与尿失禁并存。是否有尿潴留需要通过超声检查来测定残余的尿量，具体方法是患者排完小便后即刻超声探查膀胱内是否有尿液残留。正常应该无残余尿或仅有少量残余尿；如果残余尿量 >80ml，需要导尿处理，否则容易

继发尿路感染；若病情进一步发展，会损伤肾功能导致尿毒症。大便功能障碍主要以便秘为主。颈椎病引起的瘫痪可以是四肢瘫，也可以是下肢瘫痪，这取决于脊髓受损伤的位置和程度。临床上，很多脊髓型颈椎病患者由于不了解颈椎病也能导致下肢症状，使得患者误以为自己得的是腰椎病，导致延误诊断、治疗。多数脊髓型颈椎病的诊断需要结合患者的临床症状、体检、影像学检查等来综合判断。要明确脊髓型颈椎病脊髓受压的严重程度，需要借助 MRI 检查。无论如何，一旦出现大、小便功能障碍和 / 或肢体瘫痪，都是颈椎病最严重的临床表现，必须立刻到正规医院就诊，以尽快解除压迫，切忌盲目等待或者乱投医，延误救治。

3 颈椎病的分类

根据受累组织和结构的不同，颈椎病分为：①颈型颈椎病（又称软组织型）；②神经根型颈椎病；③脊髓型颈椎病；④交感型颈椎病；⑤椎动脉型颈椎病；⑥其他型颈椎病（目前主要指食道压迫型）。如果两种以上类型的颈椎病同时存在，称为混合型颈椎病。

颈型颈椎病

颈型颈椎病是在颈椎及其周围结构有基础疾病，如肌肉、韧带、关节囊急慢性损伤，椎间盘退行性病变，椎体不稳，小关节错位等，加上不良姿势（包括使颈椎过伸或过屈、睡觉使用的枕头不当、感冒、疲劳等），使颈肩部某些肌肉、韧带、神经受到牵拉或压迫；或者颈肩部受湿冷、风寒侵袭（如天气转凉或长时间待在空调房间）而诱发。多在夜间或晨起时发病，有自然缓解和反复发作的倾向。30~40 岁女性多见，表现为颈部强直、疼痛，可有整个肩背部疼痛发僵，不能点头、仰头及转头，呈斜颈姿势。需要转颈时，躯干必须同时转动，也可出现头晕的症状。病情严重时咳嗽、用力深呼吸都会加重症状，保暖和放松颈部肌肉紧张的适度按压能缓解症状。

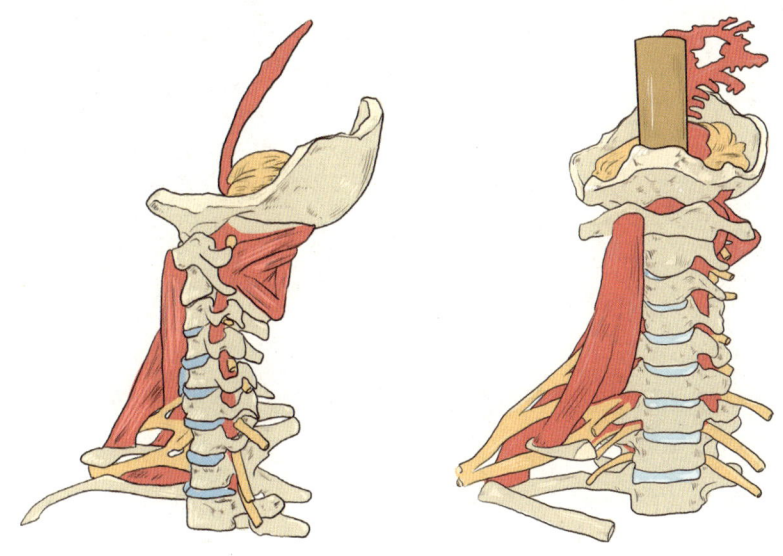

颈型颈椎病相关肌肉

神经根型颈椎病

神经根型颈椎病是临床上最常见的类型，占各种类型颈椎病的60%~70%，是由于椎间盘退行性病变、突出、关节节段性不稳定、骨质增生或骨赘形成等在椎管内或椎间孔处刺激和压迫颈神经根所致。神经根型颈椎病多为单侧、单根发病，但是也有双侧、多根发病者。该疾病多见于30~50岁者，一般起病缓慢，但也有急性发病者。男性多于女性。临床表现为上肢放射性疼痛或麻木，有些患者还有肩部及肩胛骨内侧缘疼痛，这种疼痛和麻木沿着受累神经根的走行方向和支配区放射，具有特征性，因此称为根型疼痛。疼痛或麻木可以呈发作性，也可以呈持续性。有时症状的出现和缓解与患者颈部的位置及姿势有明显关系。颈部不当活动、咳嗽、打喷嚏、用力深呼吸等可以加重症状。患侧上肢感觉沉重、握力减退，

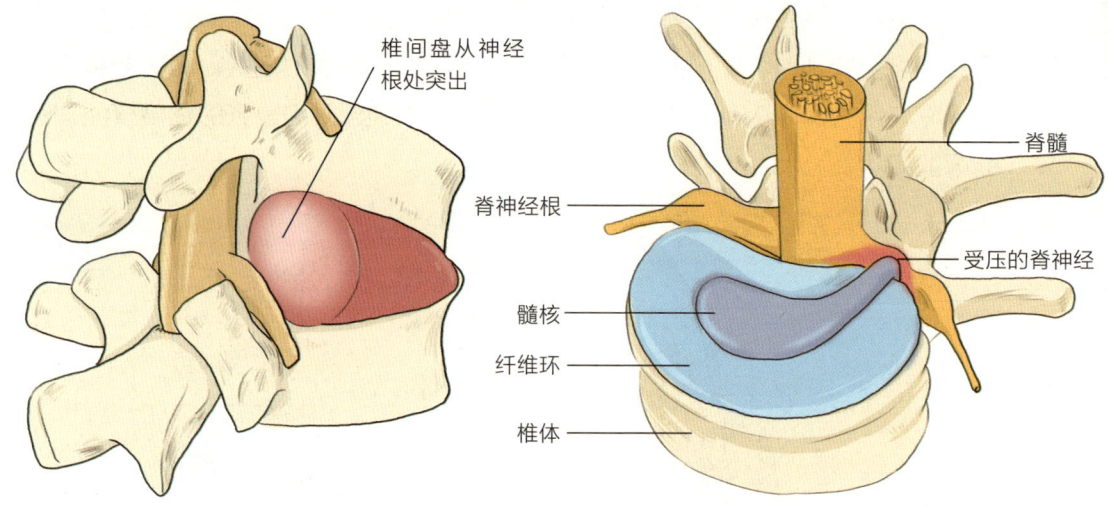

神经型根型颈椎病

有时出现持物坠落。部分患者可出现手部肿胀等，晚期可以出现肌肉萎缩。检查者用双手重叠放于头顶、向下加压，即可诱发或加剧症状，即为压顶试验阳性。或让患者头偏向患侧，检查者左手掌放于患者头顶部，右手握拳轻叩左手背，若出现肢体放射性痛或麻木，提示该侧椎间孔变小，说明有神经根性损害。

脊髓型颈椎病

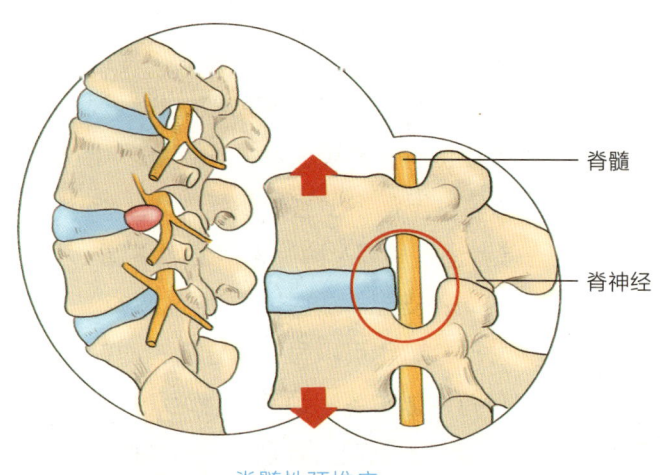

脊髓性颈椎病

脊髓型颈椎病是对人体影响最严重的一类颈椎病，发病率占颈椎病的12%~20%，由于可造成肢体瘫痪，因而致残率较高。通常起病缓慢，以40~60岁的中年人为多。合并发育性颈椎管狭窄时，患者的发病年龄会提前。

多数患者首先出现一侧或双侧下肢麻木、沉重感，随后逐渐出现行走困难，下肢肌肉紧张、僵硬，不能快走，继而上下楼梯时需要借助上肢扶着把手才能登上台阶。严重者步态不稳、行走困难。部分患者双脚有踩棉感。由于该疾病起病隐匿，往往是想追赶即将驶离的公共汽车，却突然发现双腿不能快走才发现异常。还有患者出现一侧或双侧上肢麻木、疼痛、无力、不灵活，写字、系扣、拿筷子等精细动作难以完成，经常手里拿的物体容易脱落，严重者甚至不能自己进食。还有的患者躯干出现异常感觉，如感觉胸部、腹部或双下肢"被捆绑"，医学上称之为"束带感"。有时躯干、肢体可有烧灼感、冰凉感、蚂蚁爬感、针刺感等异常感觉，医学上称之为"神经病理性疼痛"，这种疼痛用普通的止痛药甚至吗啡类镇痛药效果都不好。部分患者出现膀胱和直肠功能障碍，如排尿无力、尿频、尿急、尿不尽、尿失禁或尿潴留等排尿障碍，大便秘结，性功能减退等。病情进一步发展，患者须拄拐杖或借助他人搀扶才能行走，直至出现双下肢呈痉挛性瘫痪，卧床不起，生活不能自理等。

交感型颈椎病

交感型颈椎病是由于颈椎间盘退行性病变和节段性不稳定等因素，对颈椎周围的交感神经末梢造成刺激，产生交感神经功能紊乱的一类颈椎病。颈部交感神经功能紊乱的常见临床表现如下：①头部症状：如头晕或眩晕、头痛或偏头痛、头沉、枕部痛、睡眠欠佳、记忆力减退、注意力不易集中等，偶有因头晕而跌倒者。②眼耳鼻喉咽部症状：眼胀、干涩或多泪、视力变化、视物不清、眼前好像有雾等，耳鸣、耳堵、听力下降、鼻塞、类似过敏性鼻炎症状，咽部异物感、口干、声音嘶哑等，还有味觉改变等。③胃肠道症状：恶心、呕吐、腹胀、腹泻、消化不良、嗳气及咽部异物感等。④心血管症状：心悸、胸闷、心率变化、心律失常、血压变化等，面部或某一肢体多汗、无汗、畏寒或发热，有时感觉疼痛、麻木但又不按神经节段或走行分布。以上症状往往与颈部活动有明显关系，坐位或站立时加重，卧位时减轻或消失。颈部活动多、长时间低头、在电脑前工作时间过长或劳累时明显，休息后好转。交感型颈椎病的症状较多，诊断较难，目前尚缺乏客观的诊断指标。

椎动脉型颈椎病

正常人当头向一侧歪曲或扭动时，就会压迫同侧向脑部供血的主要动脉——椎-基底动脉，使椎动脉的血流减少，但可以通过脑部的血管环得到代偿，从而保证患侧椎-基底动脉的血流不受太大的影响。当颈椎出现节段性不稳定和椎间隙狭窄时，可以造成椎动脉扭曲并受到挤压，椎体边缘以及钩椎关节等处的骨赘可以直接压迫椎动脉，或刺激椎动脉周围的交感神经纤维，使椎动脉痉挛而出现椎动脉血流瞬间变化，导致椎-基底动脉供血不足而出现症状，如发作性眩晕、复视伴有眼震，有时伴随恶心、呕吐、耳鸣或听力下降。脊髓前动脉是椎-基底动脉的一个分支，当椎动脉缺血时，由于脊髓短暂丧失功能，会出现下肢突然无力而猝倒，但患者意识清醒，偶有肢体麻木、感觉异常，可出现一过性瘫痪。如果缺血严重，甚至会出现短暂性昏迷。

此外，由于颈椎与食

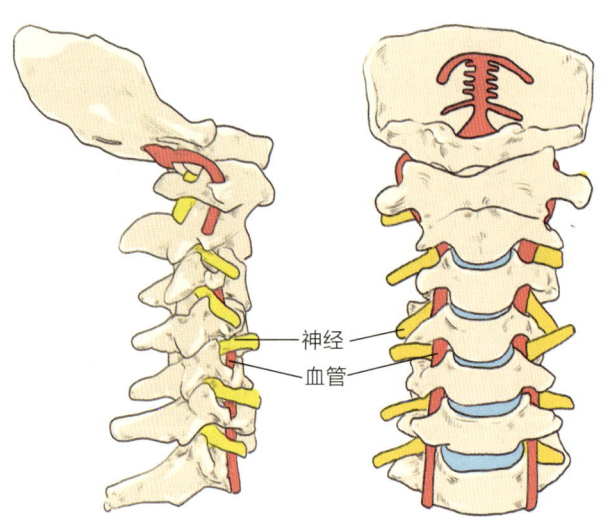

椎动脉型颈椎病

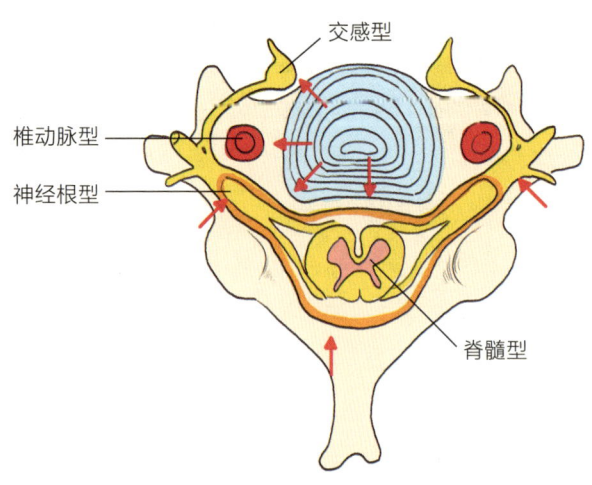

颈椎病分型示意图

管相邻，当颈椎病患者的病变部位位于与食管上端相邻的第6颈椎时，如果第6颈椎出现增生，可能会使食管受到压迫、刺激，甚至造成食管周围炎症、水肿，进而出现吞咽困难。

总之，由于受压或受刺激部位不同，临床表现分型各异。

4 眩晕与颈椎病

眩晕与颈椎病有一定的关系，尤其是伴颈部疼痛不适的头晕或眩晕，也是最容易发生误诊的临床情况。目前因头晕或眩晕就诊的患者，因为影像学发现有颈椎退行性病变，故被诊断为"颈椎病""椎-基底动脉供血不足""后循环缺血"或"颈性头晕"等。实际上，绝大多数诊断是缺乏可靠依据的。在解剖上颈部有血管（颈动脉、椎动脉）、心血管调节感受器（颈动脉窦）、平衡控制（深感觉）等结构，转颈的同时也不可避免地会转头，因而转颈出现头晕或不稳就可能涉及视觉、前庭功能、深感觉、血管和神经。对所有头晕或眩晕患者均应排除其他原因导致的症状，以免误诊或漏诊。引起眩晕的常见疾病：①良性位置性眩晕，是临床上最常见的引起眩晕的病因，占80%以上，表现为特殊的头颈位置诱发眩晕，有数秒的潜伏期，头颈位置恢复后，症状自然缓解。其临床表现多变，可以出现典型的位置性头晕、眩晕和眼震，也容易伴随颈痛、枕痛和颈僵硬，可反复发作，属于良性过程。若发作次数过多，患者便有自我感觉症状减轻，称为"习服现象"。②梅尼埃病，有耳鸣、听力下降、眩晕三大特点，好发于中青年女性。③耳内听动脉血栓，是由于脑动脉的一个分支内听动脉血栓形成而导致的耳聋、眩晕、平衡障碍、步态不稳，由于发病急，又称突发性耳聋。良性位置性眩晕及耳内听动脉栓塞也好发于老年人群体，因此容易混淆。④前庭性偏头痛，患者可有头晕、平衡障碍和眩晕，其发作可独立于头痛发作，超过半数的偏头痛患者在头痛发作前、发作中可以出现颈部疼痛和僵硬。⑤眼源性眩晕，屈光不正、青光眼等眼科疾病也会引起头晕或眩晕,而青光眼是眼科急症,应当立即处理,否则容易导致失明。⑥脑源性眩晕,因动脉粥样硬化造成椎-基底动脉供血不足、脑梗死、脑部肿瘤、脑外伤等,都可以引起头晕或眩晕,应当请专科医生进行诊断和鉴别诊断。⑦血管源性眩晕,脑血管后循环缺血性卒中或短暂性脑缺血发作、高血压、冠心病、嗜铬细胞瘤等,均可以引起头晕或眩晕,这些都是急症,需要尽快明确诊断,及时处理。⑧由于颈椎病造成椎动脉受压而引起的眩晕常被称为旋转性椎动脉闭塞综合征。因为脑血管有代偿机制存在,该疾病在临床并不常见。旋转性椎动脉闭塞综合征是指转头使椎动脉受压,导致后循环供血明显下降,出现一过性症状,只有转颈出现症状而头位回复后症状消失,才是典型的椎动脉受压。椎动脉受压不只是眩晕,还可以是单纯的视力丧失,抑或是意识改变、复视、肢体运动感觉障碍、共济失调及构音障碍等,还可以是典型的后循环卒中(脑干梗死、枕叶梗死或小脑梗死)。⑨其他原因,如糖尿病、神经症、过度劳累、长期睡眠不足、迷路震荡、前庭中枢性疾病等,都有头晕和眩晕症状出现。

各种原因导致的头晕和眩晕均会引起颈部肌肉僵硬、肌张力增高、痉挛等表现,这是人体对平衡的反射性保护作用的结果,不能误认为是头晕的原因。中老年人几乎均有颈椎退行性病变,不能轻易将这些与年龄相关的现象都误诊为颈椎病。

容易误诊为颈椎病的常见疾病

寰枢关节脱位

寰枢关节脱位也称寰枢椎脱位,是指寰椎和枢椎之间的关节失去正常的对合关系,临床最常见的病因是外伤和先天畸形。此外,外伤造成的陈旧性齿状突骨折、齿状突的先天畸形、感染或炎症破坏了横韧带或侧块关节，甚至结核或肿瘤侵犯寰枢关节，都可以导致寰枢关节脱位。寰枢关节脱位多见于中老年人，如果治疗不及时，可能引起延髓、高位脊髓受压，严重者可致四肢瘫痪，甚至呼吸衰竭而死亡。由于其致残率、致死率高，必须及时进行诊断和处理。寰枢关节脱位后，患者典型的临床症状表现为头颈部倾斜。当呼吸中枢受到波及时，患者可能死亡；当寰枢关节脱位导致脊髓、神经受到压迫时，患者会表现出明显的脊髓、神经受压症状，出现肢体瘫痪或肢体无力，甚至大、小便失禁及呼吸功能障碍等。寰枢关节脱位后，患者表现出明显的颈部症状，常被误诊为颈椎病，但二者之间其实存在明显的差异，寰枢关节脱位通过影像学检查能够很快诊断。寰枢关节脱位的患者拍摄张口位 X 线片能清晰看到枢椎齿状突与寰椎两侧间距不对称，侧位 X 线片能看到齿状突和寰椎弓之间的距离大于 3mm。必要时可行三维 CT 成像，能更精准地发现问题。

心血管系统疾病

由于交感型颈椎病可以出现心慌、胸闷、血压改变、心律失常等心血管系统症状，容易与冠心病、高血压等混淆，而冠心病、恶性心律失常、高血压危象等疾病若不及时处理，会造成严重后果。因此，一旦出现上述症状，首先排除冠心病、心律失常、高血压等危及生命的疾病，必要时及时到医院就诊，通过心电图、心肌酶、心脏超声、监测血压明确诊断，以免延误治疗时机。颈 6 和颈 7 神经根受颈椎骨刺压迫会出现一侧前胸部和乳房疼痛，检查时有胸大肌压痛，有时误诊为心绞痛。

脑梗死

椎动脉型颈椎病患者常见的临床表现有眩晕、复视、恶心、呕吐、耳鸣或听力下降等，容易与椎 - 基底动脉供血区缺血性疾病相混淆。脑血管缺血性疾病是发病率、致死率、致残率都很高的疾病，在我国占总死亡率的第一位。椎－基底动脉供应脑干、小脑等中枢神经所需的营养，脑干支配人体的呼吸和心跳，小脑主要控制人体的平衡协调功能。其中，椎－基底动脉的分支——小脑后下动脉缺血梗死时，出现眩晕、恶心、呕吐、自发眼震、吞咽障碍、构音困难、饮水呛咳，一侧面部和对侧肢体出现温痛觉减退，一侧肢体动作缺乏协调性和准确性，走路向一侧倾倒，一侧额面部不出汗等。因此，当出现上述不适时，应该及时到医院神经科就诊，行颅脑CT检查，必要时行MRI检查以排除相关疾病。

其他疾病

良性位置性眩晕

最常见的引起眩晕的疾病并不是颈椎病，而是良性位置性眩晕，占80%以上。良性位置性眩晕往往也因为头颈位置变化而诱发，特点是平时无眩晕，一旦头部转向某个特定的位置（如向一侧后仰或向后仰位），就会出现不同程度的眩晕，表现为自身的旋转、周围物体的旋转、上下沉浮如坐船，同时伴有行走困难、眼球震颤。一般发作时间持续数秒至数十秒，俯卧位或头转向相反方向时眩晕消失。良性位置眩晕发作时可伴有面色苍白、恶心、呕吐等，一般不伴有耳鸣、耳聋及其他脑神经和脑部受损表现。该疾病为良性过程，但容易反复发作。

梅尼埃病

梅尼埃病是由内耳迷路积水所致，以反复发作的眩晕、耳鸣、耳聋为特征，有的患者表现为耳闷、内耳胀满感，好发于一侧，多于50岁以后发病。可数日、数月、数年才发作一次，也可一日发作数次，常由过劳、生气、紧张、失眠、饮酒、吸烟或一次饮水过量及月经来潮诱发。眩晕症状突出，自我感觉周围物体朝一个方向旋转或倾倒，闭目后仍觉自身在旋转和翻滚，头部运动、睁眼、强光或大声刺激会加重眩晕。严重者伴有恶心、呕吐、面色苍白、出冷汗，甚至心率减慢、血压下降、频繁便意等自主神经刺激症状，很容易与交感型颈椎病和椎动脉型颈椎病相混淆。梅尼埃病后期会有不同程度耳聋。

前庭神经元炎

前庭神经元炎多于上呼吸道感染后出现，表现为眩晕、恶心、呕吐、粗大眼震、步态不稳，症状持续性并有间歇性加重，无耳鸣、耳聋，持续数日后逐渐减轻，一般2周内能恢复，极少复发。该疾病多发于青壮年。

内耳迷路周围炎

内耳迷路周围炎多由病毒或细菌感染引起，临床表现为眩晕、恶心、呕吐、站立行走不稳。患者多有中耳炎、乳突炎病史，抗感染治疗后症状减轻或消失。还有一类中毒性内耳迷路周围炎，在使用耳毒性药物，如链霉素、卡那霉素、奎宁、氯霉素、阿奇霉素、万古霉素、磺胺类、异烟肼、乙胺丁醇、利福平、呋塞咪、水杨酸、顺铂及长期服用维生素A等药物时出现上述症状，及时停药后症状会减轻或消失。

食道占位性病变

第6颈椎增生使食管受到压迫，进而出现吞咽时食管内有梗阻感、异物感，易与食道占位性病变如食道癌混淆，尤其是进行性加重的吞咽困难。必须及时到医院消化科就诊，行胃镜检查排除食道的良、恶性肿瘤。

猝 倒

猝倒是指患者站立或者走路时因下肢无力而跌倒。颈椎增生时，头颈转动不当会压迫椎动脉，造成供应脊髓的血管受压缺血，会导致身体失去支持力而猝倒，但患者意识清醒。此类情况要与脑血管病的短暂性脑缺血发作、癫痫发作、低血糖等发作性疾病相鉴别。突然跌倒呼之不应，应该首先排除心脏骤停，须紧急启动心肺复苏（CPR）救援程序。

锁骨下动脉盗血综合征

有动脉硬化和大动脉炎的患者，或者先天发育畸形、外伤、肿瘤压迫等造成一侧锁骨下动脉狭窄或闭塞时，如果用力活动患侧上肢，将"盗用"椎－基底动脉血液，出现的脑缺血症状，称为锁骨动脉盗血综合征，易与椎动脉型颈椎病相混淆。需要测量双侧上肢的血压，听诊锁骨下动脉有无杂音，必要时行超声检查或者血管造影检查排除该疾病。

胸廓出口综合征

胸廓出口综合征是由于某种原因导致臂丛神经、锁骨下动脉、锁骨下动静脉在胸廓上口受压迫而产生的一系列上肢血管、神经症状的总称，又名前斜角肌综合征、颈肋综合征、胸小肌综合征、肋锁综合征、过度外展综合征等，是肩臂痛的常见病因。由于其许多症状与颈椎病有相似之处，需要进行鉴别，以免误诊、误治。

为什么颈椎病比腰椎病多见

从颈椎的解剖和生理角度来看，颈椎较胸椎和腰椎的灵活度大，活动频率也较高。颈椎要进行前屈后伸、左右侧屈、左右侧转、旋转等各种方向的复合运动，而颈椎的支持结构却较胸椎和腰椎薄弱；胸椎有胸廓、背肌支持，腰椎有腰肌和骨盆等在一定程度上支撑。颈椎椎体后关节等结构也较胸椎、腰椎弱小，因此，其稳定性也较胸椎、腰椎差。颈椎一旦失去协调和平衡，即颈部活动过度或某些因素诱发颈部失稳，都将造成颈椎病发生，故临床上颈椎病比腰椎病多见。

Part 4

颈椎病的诊断与自我处置

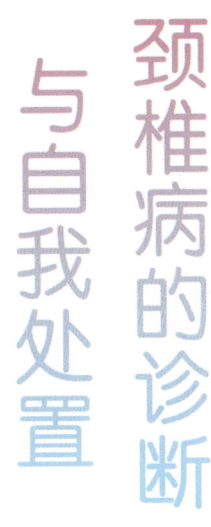
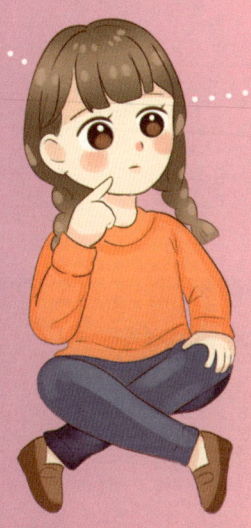

1 颈椎病的诊断依据
2 颈椎病要做哪些辅助检查
3 颈椎病的自我处置
4 颈椎病的就医指导

颈椎病是颈椎间盘退行性病变后激发其病理改变，并累及周围软组织（神经根、脊髓、椎动脉、交感神经等）而出现的各种临床表现的统称。其起病过程相对缓慢，发展过程并非一朝一夕。所谓"冰冻三尺，非一日之寒"，颈椎在反复受凉、劳损、外伤等不良因素的影响下，颈椎病就可能悄无声息地侵扰人体健康。颈椎病的起病形式多样，其轻重程度也是因人而异，起初有可能"无关痛痒"，随着疾病逐渐进展，也可能因为过度劳累、急性损伤等诱因导致病情突然加重。随着社会的发展、伏案工作的人群增加、电子产品的盛行，颈椎劳损与日俱增，颈椎病的患病人群日趋年轻化。因此，本章旨在引导我们了解颈椎病的好发因素，使我们初步掌握颈椎病的自我诊断原则，帮助我们在如何早期预防、发现问题后及时就诊、确诊后积极配合治疗等方面，做到心中有数，避免"病急乱投医"。同时提供了一些简便易行的处置措施及就医指导，做到对颈椎病早认识、早诊断、早治疗。

1 颈椎病的诊断依据

颈椎病的诊断因其分类不同，诊断标准也各有不同。本章分别向大家介绍各型颈椎病的临床症状、体征、影像学表现及鉴别诊断。

颈型颈椎病

颈型颈椎病较为常见，颈椎在日常生活中不可避免地会遭受急性损伤或慢性劳损。颈椎及其附属结构，如椎间盘、关节等，极易出现椎间盘突出、椎体失稳、韧带硬化，颈椎周围组织受到牵拉或压迫，从而出现一系列症状及体征。这些症状或体征多在夜间或清晨出现，呈现缓解与发作反复交替的状态，以青年女性较为多见。

症状以痛为主

颈型颈椎病可有"落枕"病史，表现为颈部僵直、颈肩部肌肉疼痛，严重者不能点头、转头。部分严重者有可能因颈部疼痛剧烈而使头部向一侧歪斜，转头时整个身体不得不同时转动，并可能放射至头枕部和上肢。局部疼痛主要表现为酸胀痛，少数患者可出现放射性肩部及上肢酸胀疼痛，咳嗽、打喷嚏时上述症状不加重。

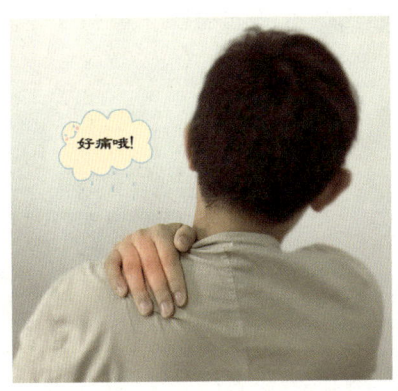

肩部疼痛

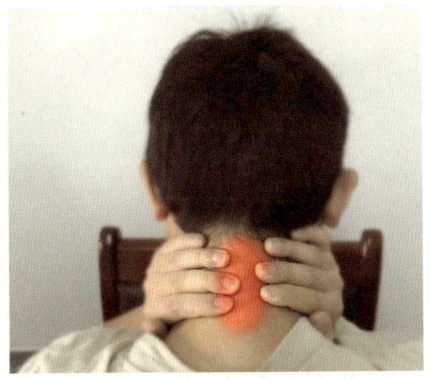

颈部疼痛

临床体征

急性发病者颈部向各个方向活动明显受限，颈部、肩部局部肌肉有压痛。如果发生局部肌肉痉挛，可触及肌肉紧缩、硬结，用力按压时可能出现颈肩部、上肢、手掌部"过电样"疼痛。

影像学表现

颈椎 X 线片检查、颈椎 CT 检查可见生理曲度变直、反弓或轻度椎间隙变窄，少数可能伴随椎体"骨刺"形成；颈椎 MRI 可见早期变形，少数可见髓核轻微向后膨出表现。

鉴别诊断

▶ 落枕：与睡眠时头颈部姿势不当有关，晨起后出现颈肩疼痛，严重者出现转颈受限、上肢抬举困难，有明确颈部肌肉压痛，局部封闭注射后症状可缓解。

▶ 肩周炎：近期有肩部受凉或外伤史，上肢抬举、外展或某些穿衣动作受限明显，肩关节周围疼痛明显，可伴同侧上肢痛，局部封闭注射后症状可缓解。

神经根型颈椎病

神经根型颈椎病主要源于退变的椎间盘后突、椎间盘膨出、椎体失稳、"骨刺"形成等因素，局部退行性病变刺激、压迫颈段神经根而出现"麻"等症状。其发病率在各种类型颈椎病中遥遥领先。神经根型颈椎病多为单侧肢体受累，少数表现为双侧，一般呈现为慢性起病过程，占总发病率的50%~60%，男性发病率多于女性。

症状以麻痛为主

神经根型颈椎病常有上肢、手掌或指尖放射性疼痛、麻木，呈间断性或持续存在；个别患者的疼痛、麻木症状有可能与颈部位置或姿势相关，咳嗽、打喷嚏、深呼吸时可能导致症状加重；上肢感觉沉重，病程长，可以出现局部肌肉萎缩等。

临床体征

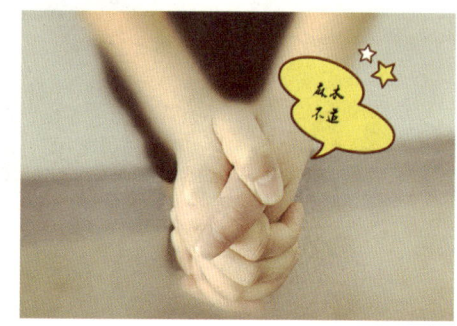

麻木不适

神经根型颈椎病临床表现为颈部僵直、活动受限，颈肩部压痛明显。其特征性体征是椎间孔挤压试验阳性或臂丛神经牵拉试验阳性，可伴有相应神经支配区域的感觉减退、缺失或感觉过敏。患侧肢体肌围度可小于健侧。

影像学表现

X线片检查提示颈椎生理曲度改变、椎体失稳及骨刺形成等征象。颈椎CT检查或MRI检查提示椎体退行性病变，双侧或单侧椎间孔及侧隐窝变窄，椎间盘膨出或突出，局部神经根受压。

鉴别诊断

- 尺神经损伤：患侧手感觉障碍区主要包括手掌尺侧、小指全部、环指尺侧。临床表现常呈经典的"爪形手"，具体表现为掌指关节过伸及指间关节屈曲，环指、小指更为明显。

- 正中神经损伤：感觉障碍区主要包括桡侧3个手指背侧指端及掌侧。

临床主要表现为肌肉萎缩，有时呈经典的"猿形手"。神经功能异常后出现潮红、多汗，并有烧灼样疼痛。

🔸 桡神经损伤：感觉障碍区主要为手背桡侧半、桡侧两个半指、上臂及前臂后部。肘关节以上损伤者，"垂腕畸形"是其特有的表现；肘关节以下损伤者，不能伸展、外展拇指，其余四指不能伸展。

🔸 胸廓出口综合征：以疼痛和麻木感觉障碍为主，还会有肌肉萎缩、乏力。爱德生（Adson）试验呈阳性，表现为患肢过度外展，肩抬平，桡动脉出现搏动减弱，严重者可消失。患者取端坐位，颈后伸，偏向患侧，检查者以左手托下颌，右手从头顶逐渐下压，或检查者双手掌放于头顶部，依纵轴方向施加压力时，患肢出现放射性疼痛加重者为压颈试验阳性，反之为压颈试验阴性。

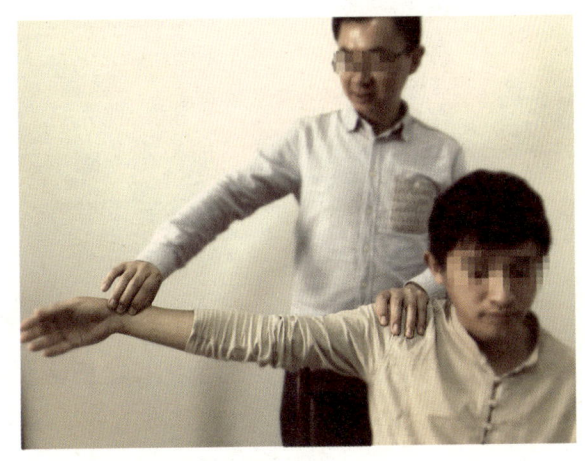

Adson 试验

🔸 腕管综合征：由正中神经受压引起。腕中部受压试验阳性，即拇指、食指、中指麻木和疼痛。腕掌屈试验阳性，即手腕保持最大屈曲位 30~60 秒出现桡侧 3 个手指麻木不适感。

🔸 冠心病、心绞痛：常伴有高血压、糖尿病病史，胸前区有胸闷、胸痛感，伴有心慌、气短等表现。部分患者出现肩胛区疼痛或上肢疼痛，易与颈椎压迫神经所致疼痛相混淆。心电图检查提示心肌缺血表现，须及时到医院心内科就诊。

脊髓型颈椎病

脊髓型颈椎病是由于椎体增生、椎间盘突出、韧带肥厚、钙化，导致椎管继发性狭窄，或由于颈椎管先天发育异常，逐渐引起脊髓受压，发生病理性改变。该型颈椎病的发病率占比为 12%~20%，严重者可导致肢体

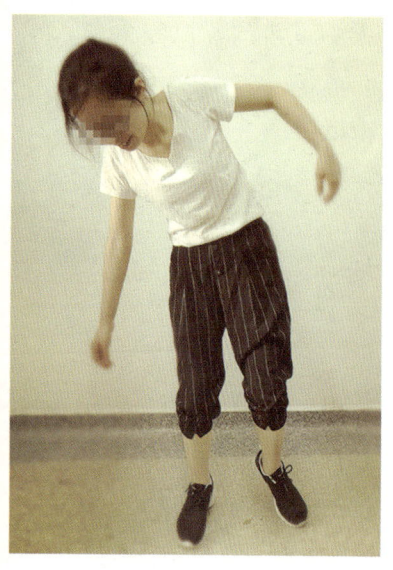
步态不稳如踩棉花感

瘫痪。起病相对缓慢，中年人较为常见，发育性椎管狭窄患者发病年龄较小。多数患者无颈部外伤史。

症状以"飘"为典型

脊髓型颈椎病临床症状为肢体无力，步行时抬步慢、快走困难，远距离行走、爬坡时感双腿沉重；总觉得脚下不稳，行走时如踩棉花感；出现一侧或双侧上肢无力，主要表现为持物不能，拧毛巾和手提重物较为费力，写字、系纽扣、进食等日常生活不能顺利完成，总觉得"手不听使唤"；严重者出现大小便障碍、性功能障碍等；少数患者可能出现胸腹部束带感。

临床体征

脊髓型颈椎病多无颈肩部压痛。常表现为肢体肌力下降，双手抓握力量不足，肱二头肌腱反射、肱三头肌腱反射、桡骨膜反射、膝腱反射、跟腱反射等生理反射活跃或亢进；霍夫曼（Hoffmann）征、罗索利莫（Rossolimo）征、巴宾斯基（Babinski）征等病理征阳性。

影像学表现

X线片检查或CT检查提示椎体增生、椎间盘突出、椎管狭窄、韧带钙化或骨化，颈椎MRI检查可见脊髓受压变性。

鉴别诊断

▶ 进行性肌萎缩性脊髓侧索硬化症：又称运动神经元病，主要表现为进行性发展的四肢肌肉无力、萎缩，直至呼吸衰竭。MRI检查、肌电图等辅助检查可明确诊断。患者病情进展较快，治疗效果差，疾病预后不佳。

▶ 脊髓肿瘤：可同时表现为运动和感觉障碍，呈进行性发展，保守治疗无效。MRI检查可明确诊断。

▶ 脊髓损伤：患者一般有明确外伤史，表现为损伤平面以下运动、感觉障碍，可有上下或左右肢体严重程度不对称，可伴有大、小便障碍。MRI检查可明确诊断。

椎动脉型颈椎病

正常人在颈部左右扭曲活动时，同侧椎动脉因受到不同程度的受压导致血流减少，对侧椎动脉可以代偿，从而保证大脑血供不受明显影响。但若椎体失稳、椎间孔变窄，颈椎活动时椎动脉血流下降明显或代偿功能受损，脑供血一过性缺失而表现为各种脑供血不足的症状。该类型颈椎病占20%~35%。女性多于男性。

症状以"倒"为主

椎动脉型颈椎病多无颈痛，颈部突然旋转时感到头晕，少数患者会出现天旋地转的感觉，出现短暂眼前发黑，又称"一过性黑蒙"；严重时伴有恶心、呕吐，不敢坐站。有时出现猝倒，倒地后往往可立即站起，意识清楚。病程长的患者可伴有记忆减退和神经衰弱等症状，常伴有出汗、流涎、血压异常等自主神经功能紊乱的症状。该疾病呈现慢性起病、阵发性发作、进行性加重的特点。

临床体征

旋颈试验阳性，又称椎动脉扭曲试验阳性，即患者取坐位，头略后仰，并自动向左、右做旋颈动作，若患者出现头昏、头痛、视力模糊症状，则提示为阳性。少数患者可伴有一侧肢体潮热、多汗为主要表现的霍纳（Horner）综合征。

鉴别诊断

- 耳源性眩晕：由于内耳出现前庭功能障碍，导致眩晕。如梅尼埃病等，其主要表现为发作性眩晕，伴有耳鸣，可有进行性听力下降。
- 眼源性眩晕：源于屈光不正、青光眼等眼科疾病。完善眼科相关检查可明确诊断。
- 脑源性眩晕：源于脑供血不全、脑

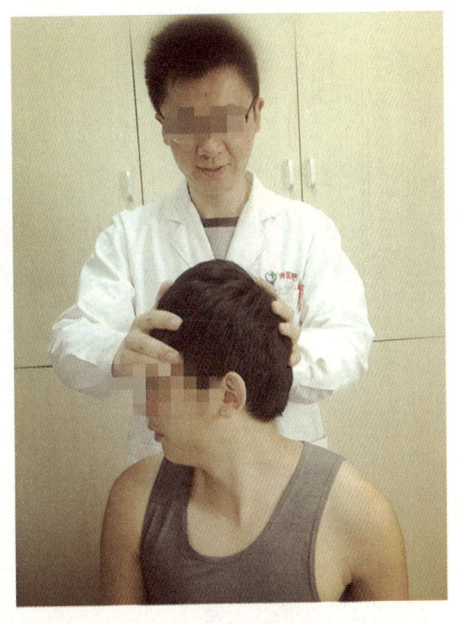

旋颈试验

梗死、脑部肿瘤等。完善头部 MRI 检查可明确诊断。

● 血管源性眩晕：患者往往有高血压、冠心病等基础疾病，常伴随胸闷、心慌等症状。

交感神经型颈椎病

交感神经型颈椎病是因为椎间盘突出、椎体不稳导致周围交感神经不断受到刺激而产生不同形式的交感神经功能紊乱。该疾病的发病率较低，女性人群较多。临床表现多无颈痛，常与椎动脉型颈椎病等合并出现。因该疾病患者临床表现多种多样，须排除颈椎病以外的疾病，并结合相关辅助检查明确诊断。

以类似"更年期"症状为主

当颈椎病累及交感神经时，可出现头晕、眼花、口干舌燥、耳鸣、潮热、心慌、胸闷，严重者出现腹胀不适；部分患者可能出现进食困难、吞咽呛咳等症状。长时间劳累后会引起上述症状明显加重，休息后症状减轻。

临床体征

颈部活动多正常，脊柱、椎体旁压痛，可伴有心率、血压等异常。

鉴别诊断

● 应排除其他疾病引起的眩晕，如耳源性眩晕、眼源性眩晕、脑源性眩晕、血管源性眩晕等。

● 其他：神经官能症，常见于女性及求学期间的学生，主要表现为头痛、头晕、记忆力下降，症状与情绪密切相关。另外，交感神经型颈椎病还需与糖尿病、睡眠障碍等疾病相鉴别。

总而言之，最终确诊颈椎病，必须依靠临床表现和影像学表现综合判断。其中，临床症状和体征是诊断颈椎病的根本，影像学检查可作为辅助手段。有典型的颈椎病临床表现，合并明显的影像学表现异常，就可以确诊为颈椎病；临床表现典型，影像学表现无异常，在排除其他疾病的前提下，也可诊断为颈椎病；缺少临床表现，单纯的影像资料提示椎体增生、椎间隙狭窄等，不能诊断为颈椎病。

Part 4 颈椎病的诊断与自我处置

有些患者仅通过临床症状,自我诊断颈椎病,而缺乏相应的辅助检查,容易导致误诊、漏诊。

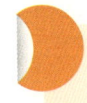

相关案例

刘某,男性,58岁,司机。颈部间歇性疼痛2个月,发作时左上肢内侧放射性麻木、疼痛,伴有轻微胸闷、心慌。既往有高血压、糖尿病史,未予以重视。颈部疼痛难忍时自行口服"止痛片"或外用"止痛贴"可缓解。故认为自己患有"颈椎病",不是什么大问题,未予以重视。几天前加班后突然出现胸前部疼痛,全身出汗,被家人急送至医院。检查后临床诊断为"急性心肌梗死",急诊行手术治疗,术后恢复尚可。该患者出现颈部疼痛时,伴有上肢内侧疼痛,自以为是颈椎病发作,实则是冠心病的表现。

初步怀疑颈椎病时,完成影像学检查很有必要。其中包括颈椎X线片、颈椎CT、颈椎MRI、神经电生理(神经传导、肌电图)等检查。不同的影像学检查对颈椎的结构与病变有各自的敏感性和独特性,因而检查方法也格外重要。医生根据患者的相关病史与查体结果,选择更优化的检查方法,从而更有效地发现颈椎问题。

颈椎病要做哪些辅助检查

为什么颈椎病患者要做X线片检查

X线片检查作为一种相对经济的检查方法,常应用于颈椎病的临床诊断。它可以体现脊柱的生理曲度、椎间孔的形态及大小、椎间隙的生理结构、椎体的具体形态、颈椎的活动度等，因而成为颈部最基本、最常用的检查方法。按其拍摄方式主要分为全颈椎正侧位片、颈椎屈伸动态侧位片、双侧斜位片。

● 颈椎病患者的X线片检查结果常提示脊柱生理曲度改变，以变直或反弓畸形最常见；椎间隙轻度变窄或者前窄后宽；钩椎关节或椎体前后缘有骨刺形成；椎体间失稳，小关节突增生硬化。有时X线片还可以发现椎体后缘有骨化影——颈椎后纵韧带骨化。

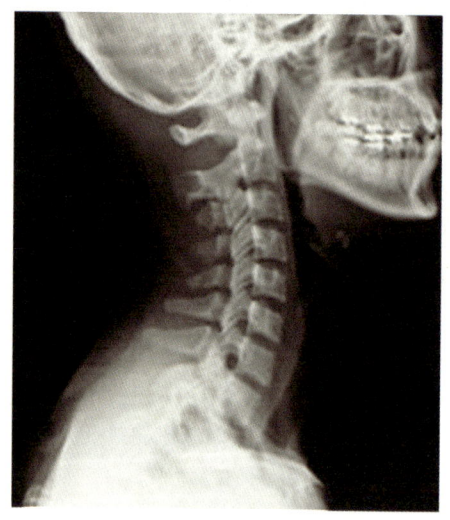 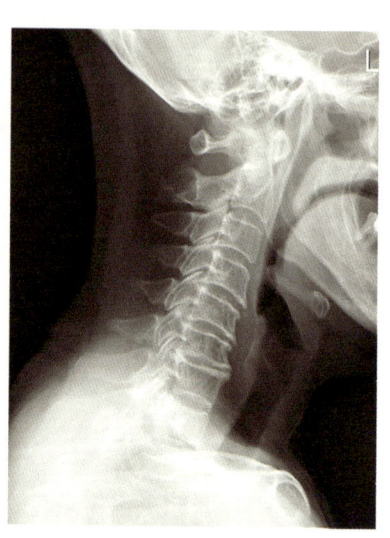

正常颈椎侧位X线片　　　颈椎侧位X线片生理曲度变直

● 颈椎过屈、过伸侧位片可见椎体节段性不稳表现。

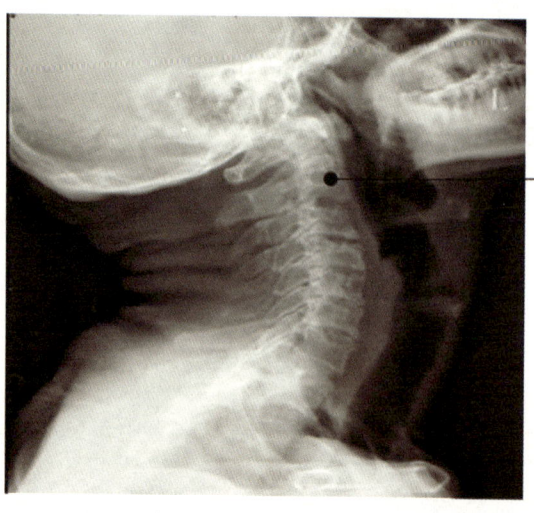

颈椎过屈、过伸位X线片可见第3颈椎椎体不稳

● 颈椎双侧斜位片可见椎间孔变窄、项韧带钙化等表现。

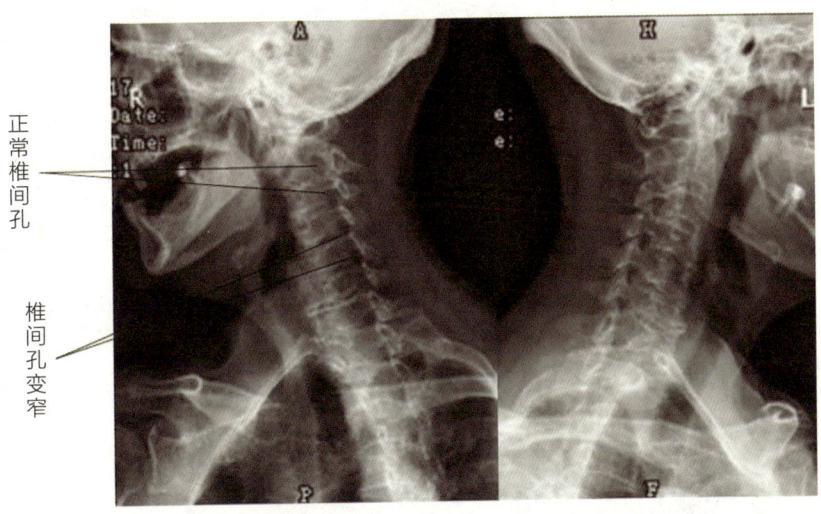

颈椎双侧斜位 X 线片提示双侧第 4~5 颈椎间孔及第 6~7 颈椎间孔变窄

为什么颈椎病患者要做 CT 检查

颈部 CT 检查具有方便、快捷的特点。该检查方法可以更清楚地显示脊柱的结构，以及椎管横截面的变化。CT 检查可以更加客观地展现椎体增生的部位及程度、椎间隙变窄的程度、椎管狭窄的情况及神经根受压程度。同时，CT 检查可以采用三维重建技术，立体反映椎体的结构。正是因为它更容易发现微小的局部骨质结构变化，可以了解椎间盘及软组织结构变化，如韧带等，临床上常用于检查有无椎管狭窄、椎体滑脱、韧带钙化和骨化、微小骨折等。

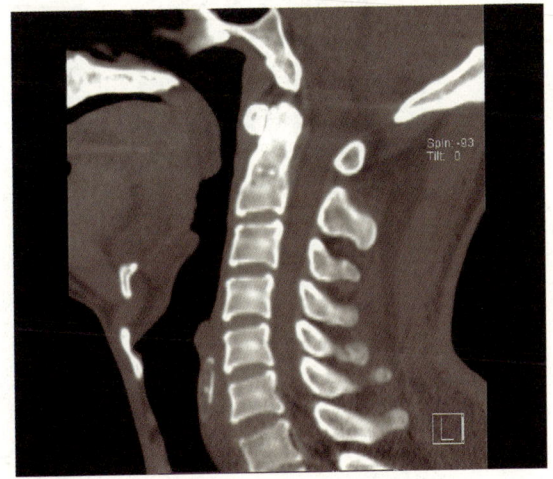

正常颈部 CT 矢状位

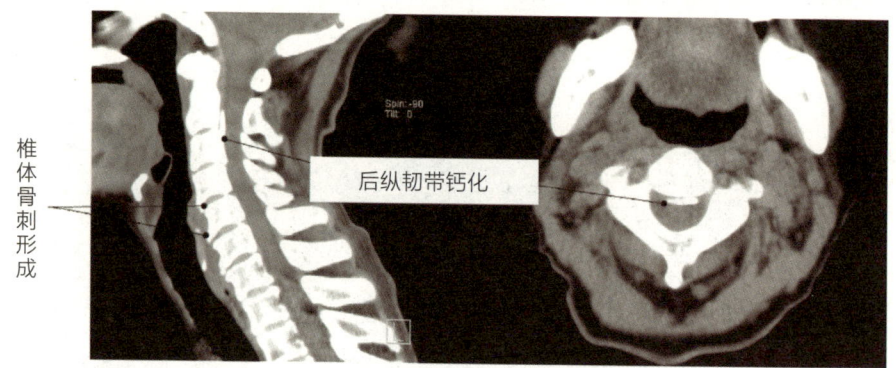

颈椎 CT 提示第 2~3 颈椎椎间盘及第 3 颈椎椎体后纵韧带骨化，第 4~7 颈椎椎体后缘"骨刺"形成

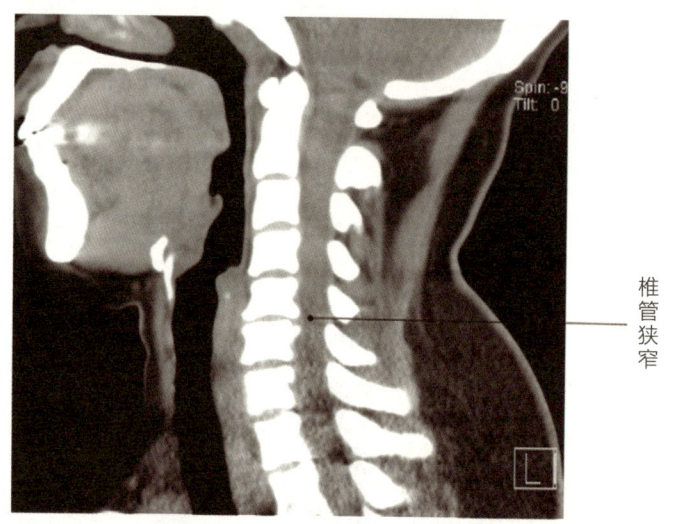

颈椎 CT 提示椎体增生，椎管狭窄

为什么颈椎病患者要做 MRI 检查

　　颈部 MRI 检查是一种三维成像技术，骨结构显示不如 X 线片检查和 CT 检查。其主要显示脊椎周围软组织、肌肉、神经、脊髓和血管的情况。无论在矢状面或冠状面，都可以全面观察椎间盘的结构情况。当需要与颈部其他疾病如椎管内占位、椎体感染性病变等相鉴别时，MRI 检查是首

选方法。MRI 不仅能显示椎体骨质增生、椎间盘退行性病变、神经根受压，还可以显示椎间盘突出压迫硬脊膜囊的情况及脊髓受压后的变化。该检查无电离辐射，安全可靠。但扫描时间较长，检查过程中需要患者配合良好，对钙化病灶的检出率不如 X 线、CT 敏感，检查费用相对较高；另外，体内安装心脏起搏器、体内有金属异物等患者不能选择该检查。

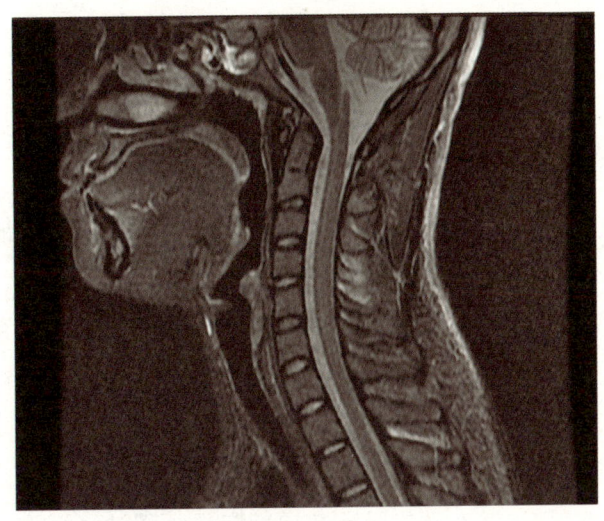

颈椎正常 MRI 矢状位

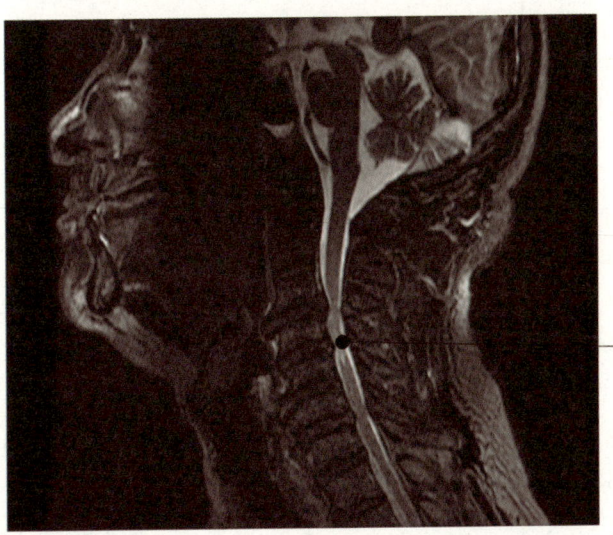

椎间盘膨出压迫脊髓

颈椎 MRI 提示：颈椎退行性病变并第 3~4 颈椎、第 4~5 颈椎、第 6~7 颈椎椎间盘变性、突出，继发性椎管狭窄；第 4~6 颈椎脊髓变性，局部中央管轻度扩张

什么样的颈椎病患者要做肌电图检查

肌肉是受神经支配的，当神经发出指令时，靶肌肉接受兴奋，从而产

生特定动作。肌电图检查就是利用测定设备采集肌肉表面的生物电信号，以观察肌肉安静或主动活动过程中的电活动，还可以检测神经传导速度，综合观察肌肉、神经的功能状态，以了解神经肌肉的功能是否正常。肌电图检查时，采用同心针状电极插入肌肉，引出肌肉不同状态下的电位，结合临床分析，能够精确地分析出下运动神经元疾病的部位和性质。

肌电图检查对颈椎病的诊断和鉴别诊断有十分重要的临床意义。当颈椎椎体移位、骨赘形成或椎间盘突出对颈椎神经根形成压迫时，即出现神经根性损害，肌电图检查可对受累的神经肌肉做出明确的定位诊断。对于颈椎间盘突出症患者，肌电图检查具有重要的价值。根据肌电图的波形形态，既可以鉴别疾病是神经源性损害或肌源性损害，还可以根据主动收缩状态下的肌电波幅判定是周围神经损伤还是中枢神经损伤。另外，肌电图检查还可以根据损伤范围推断是单纯性损害，还是多发性神经根的阶段性损伤。

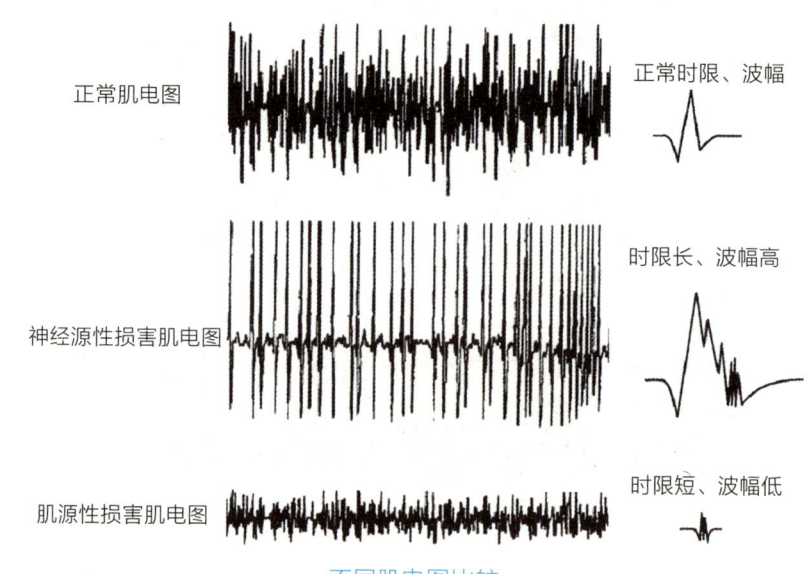

不同肌电图比较

随着电生理技术的不断提高，肌电图检查既可以辅助疾病鉴别诊断，也可以针对患者的疗效做出实时评估。在疾病急性期，肌肉松弛时出现震颤电位等异常自发电位，肌肉收缩过程中运动电位数量减少，波幅降低；在疾病慢性期，肌肉动作电位时相增多，时限延长，波幅增高。以上规律符合疾病的发病机制，神经根受到刺激后，其病理改变主要出现炎性反应，神经纤维化最后出现沃勒变性，肌肉出现失神经电位，恢复过程中出现再生电位，肌肉在一定程度上受神经支配，该种肌电图提示疾病预后良好。

颈椎病的自我处置

颈型颈椎病

颈型颈椎病常有颈部疼痛、头颈活动受限等临床表现。影像学检查可正常或仅有生理曲度改变或轻度椎间隙狭窄，少有骨赘形成。

病例

肖某，女性，34岁，公司职员。因长时间加班后出现颈部酸痛感，伴随肩部不适，颈部活动稍受限。上述表现曾反复发生，自己放松或按摩后可明显减轻。临床诊断为颈型颈椎病。

1. 好发人群：颈型颈椎病好发于长时间从事办公室伏案工作的青壮年患者，以及缺乏运动锻炼者。
2. 典型症状：颈肩部酸痛，颈部活动受到影响。
3. 鉴别诊断：应注意与落枕、肩周炎等相鉴别。
4. 自我处置建议：颈型颈椎病患者应注意健康的作息时间，伏案工作40分钟左右进行一次颈肩保健操，使局部骨骼肌肉得到充分放松。平时应注意保持正确的工作、生活姿势。颈肩部可适量外用止痛药膏，也可选择到正规医疗单位进行局部按摩、康复理疗。

神经根型颈椎病

神经根型颈椎病具有根性分布的症状（麻木、疼痛）和体征。颈部X线片可见椎间隙、椎间孔狭窄，颈椎生理曲度改变。

病 例

段某，男性，48岁，公务员。近半年来反复出现颈部及右上臂疼痛，右手乏力，伴有指尖麻木不适，口服止痛药后疼痛可缓解。近来因工作繁忙上述症状加重，且难以缓解，寝食难安，严重影响睡眠质量及日常生活。临床诊断为神经根型颈椎病。

1. 好发人群：神经根型颈椎病好发于中年，尤其长期从事伏案工作者。症状反复出现，劳累时加重。

2. 典型表现：神经根型颈椎病的典型表现是单侧肢体或者肢体局部疼痛、乏力，受损神经支配区麻木，感觉障碍；腱反射可有异常，臂丛神经牵拉试验阳性，压顶试验阳性。

3. 鉴别诊断：对于周围神经损伤，如尺神经损伤、正中神经损伤、桡神经损伤、腕管综合征、胸廓出口综合征、冠心病心绞痛等，应通过正规医院专科医生逐项进行鉴别排除。

4. 自我处置建议：神经根型颈椎病患者应注意保持正确的工作生活姿势，切勿长时间维持同一动作不变；建议尽早到医院就诊，完善相关检查，明确诊断；及时接受综合康复治疗，如进行颈椎牵引治疗和必要的药物治疗。

脊髓型颈椎病

脊髓型颈椎病出现颈脊髓损害的临床表现。影像学显示颈椎退行性病变、颈椎管狭窄，并证实存在与临床表现相符合的颈脊髓压迫。除外进行性肌萎缩性脊髓侧索硬化症、脊髓肿瘤、脊髓损伤等。

病例

李某，男性，45岁，长期从事重体力活动。近半年来患者感觉四肢乏力，颈部时有疼痛不适，未予以重视，逐渐出现走路过程中高低不平感及"踩棉花感"，难以胜任以往的体力劳动。曾多次局部按摩治疗，效果不明显或按摩后出现肢体乏力、疼痛加重。临床诊断为脊髓型颈椎病。

1. 好发人群：脊髓型颈椎病好发于中年，尤其是长期从事体力劳动者，可能有颈部外伤史。

2. 典型表现：脊髓型颈椎病的典型表现是颈肩不适、四肢乏力、走路不稳；四肢张力高，肢体肌力下降，生理反射减弱或消失。

3. 鉴别诊断：对于进行性肌萎缩性脊髓侧索硬化症、脊髓肿瘤、脊髓损伤等，应通过正规医院专科医生逐项进行鉴别排除。

4. 自我处置建议：脊髓型颈椎病患者应注意休息，避免颈椎大幅度活动，必要时用颈托固定。尽早去正规医疗机构就诊，在医生指导下完成颈椎MRI检查等，确诊后接受系统康复治疗和药物治疗。保守治疗无效或病情加重时，在符合手术指征的情况下，尽早行手术治疗。

交感神经型颈椎病

交感神经型颈椎病诊断较难，目前尚缺乏客观的诊断指标。患者可出现交感神经功能紊乱的临床表现，影像学显示颈椎节段性不稳定。对部分症状不典型的患者，如果行星状神经节封闭或颈椎高位硬膜外封闭后，症状有所减轻，则有助于诊断。

病例

某中年女性患者，近年来经常出现胸闷、心慌、气短，与头部转动相关。多次到医院检查，完善心电图等检查后医生告诉该患者心脏没有问题，按医嘱服药治疗没有明显减轻。之后经过朋

> **病 例**
>
> 友介绍就诊于骨科，被确诊为交感神经型颈椎病。
>
> 1. 好发人群：交感神经型颈椎病好发于中老年女性。
> 2. 典型表现：交感神经型颈椎病的典型表现是阵发性眩晕、眼花、耳鸣、心慌、胸闷，突然转颈时症状加重，伴有心率、心律、血压等变化。
> 3. 鉴别诊断：患者应到正规医院就诊，排除与各类眩晕相关的疾病；还需与糖尿病、神经官能症、睡眠障碍等疾病鉴别。
> 4. 自我处置建议：交感神经型颈椎病患者应注意自我心理放松，保持正确的工作生活姿势，局部有颈椎失稳时可考虑使用颈托局部制动。患者应在医生指导下进行治疗。

椎动脉型颈椎病

椎动脉型颈椎病一般有猝倒发作，并伴有颈源性眩晕；旋颈试验阳性。影像学显示颈椎节段性失稳、椎间孔狭窄或钩椎关节增生。

> **病 例**
>
> 赵某，女性，45岁。反复头晕数月，伴有恶心、心慌、一过性黑蒙。转头时上述症状明显加重。曾就诊于医院检查提示颈椎生理曲度改变、增生，药物、康复治疗后症状好转。近来因劳累上述症状明显加重。
>
> 1. 好发人群：椎动脉型颈椎病好发于中年女性，尤其是长期伏案工作者。
> 2. 典型表现：椎动脉型颈椎病的典型表现是突然转头时出现眩晕，伴有恶心；屈颈试验阳性，椎动脉扭曲试验阳性。
> 3. 鉴别诊断：患者应到正规医院就诊，排除与各类眩晕相关的疾病。

4.自我处置建议:椎动脉型颈椎病患者应加强休息及自我调整,在正规医疗机构进行综合康复治疗和药物治疗。

4 颈椎病的就医指导

确诊颈椎病后,治疗措施的选择是解决患者痛苦的关键。治疗不当不仅会徒劳无功,还可能加重病情。在解决问题的多种方法中,最奏效也容易被忽视的是休息。注意放松休息,掌握正确的工作生活姿势,这是接诊医生首先应告知患者的。

注意休息

症状明显或者处于急性发作期的颈椎病患者需要让自己的颈椎好好放松一下,卧床休息就是行之有效的方法。同时,还可以选择一些简单易行的家庭理疗方法,如用热水袋、热浴巾、暖手宝局部热敷疼痛部位等方法,在一定程度上可缓解局部症状。

佩戴颈托或颈围

颈椎病发生后,除了注意休息,对脊髓型颈椎病还需要局部制动,这时就需要佩戴颈托或颈围。其主要作用是固定和保护颈椎,改善颈椎生理曲度,减轻局部疼痛,防止颈椎过度活动,减少脊髓、神经根压迫损伤。平时佩戴颈托或颈围时,最大的障碍是影响工作和个人形象,因此,建议尽量在白天休息时佩戴,外

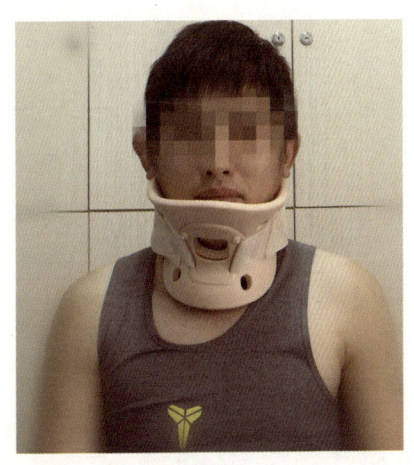

颈托固定

出工作或者交际时将其摘下,看电视、阅报看书时尽可能佩戴,卧床休息时取下。长时间的佩戴颈托或颈围可以引起颈部肌肉萎缩,佩戴时间长短就成为关键,一般建议颈托佩戴时间不宜超过3个月,症状明显缓解后要尽早将其摘除。从佩戴期颈托或颈围开始,便应进行颈部肌肉收缩锻炼,以免肌肉萎缩。

选择合适的康复治疗方法

牵引治疗

● 当患者自觉症状不能自行处理而就医后,康复医生可根据患者的情况制订治疗方案,其中牵引治疗就是一种不可或缺的治疗项目。许多患者认为牵引治疗的危险性极高,甚至觉得恐怖而难以接受,往往产生抗拒的心理。其实,在排除禁忌证后,牵引治疗是治疗颈椎病的首选方法。正确的牵引治疗可以放松肌肉,缓解疼痛症状,还可以松解粘连,牵伸关节韧带,改善脊柱生理曲度,增大椎间孔,解除神经刺激压迫,增大椎间隙,减轻椎间盘压力。牵引治疗常用于颈型颈椎病和神经根型颈椎病,但脊髓型颈椎病往往不推荐使用,有些时候甚至被列为牵引治疗的禁忌证。选择正确的治疗方案十分重要,坚持按疗程治疗也至关重要。只有在恰当的牵引重量、正确的体位、足够的疗程下,才能获得最佳的治疗效果。

● 禁忌证:牵引治疗需要严格遵循专业康复医生的指导,通过详细检查、诊断,排除牵引的禁忌,制订个性化的"药方",在治疗过程中不断调整方案。不恰当的牵引治疗有时也会引发严重的后果。例如,对于类风湿关节炎侵犯颈椎的患者,执意进行牵引治疗可能引发颈椎椎体不稳、关节脱位,严重者可能损伤脊髓,引起难以弥补的后果。对牵引治疗后出现明显不适或者症状加重且调整过治疗后仍未取得理想效果的患者,脊髓受压、椎体严重失稳的患者,严重椎体退行性病变、椎管明显狭窄、韧带钙化的患者,颈椎类风湿关节炎等患者,均禁止使用牵引治疗。

牵引治疗对于颈椎病是一种难以替代的治疗方案,但并非有颈部不适就选择该项治疗。日常生活中还可以选择颈椎保健操、纠正不良姿势、避免局部受凉等方法保护颈椎。

运动治疗

运动治疗包括颈部肌力训练、颈部牵伸训练、颈椎关节松动训练等方法，它需要在明确诊断的情况下，根据患者的具体情况，由专业的康复医生制订个体化的治疗方案。

传统的按摩治疗

传统的按摩治疗可以调整脊柱、松解粘连，从而改善关节功能、缓解疼痛。但切记需要选择有资质的医疗机构，盲目的、不当的手法可能引起骨折、颈髓损伤、脑血管意外等后果。按摩治疗的禁忌证包括各种急性传染病、颈椎肿瘤、脊柱结核、脊髓明显受压、椎体骨折或骨质破坏、颈部皮肤感染、怀孕等。我们需要摒弃"越痛越有效"的推拿观念，选择安全有效的治疗方法，为颈椎保驾护航，从而真正享受健康的生活。

病 例

> 孙某，男，41 岁。因颈部酸胀自行在一家非正规医疗机构进行颈部按摩后，出现双上肢酸痛无力，自认为是颈肩部受凉导致"落枕"，再次非正规医疗机构行"手法治疗"，治疗后患者出现四肢麻木无力，双上肢上抬乏力，双下肢不能活动，亦不能自主排尿。就诊于当地医院，完善检查后诊断为无骨折脱位型颈脊髓损伤、颈椎病（神经根型 + 脊髓型）、发育性椎管狭窄。经过积极保守治疗后症状有所缓解，自主排尿逐渐恢复，下肢运动功能有所恢复，但步行时仍感双下肢沉重，走路时不稳。鉴于患者有脊髓受压表现，近期有不正规手法治疗史，医生建议患者尽早行手术治疗。术后床旁早期即开始康复治疗，由于处理及时，患者后期整体恢复较为满意。

这位患者在盲目选择不正规按摩治疗后造成了永久性创伤。因此，我们提醒广大患者，切勿随意对颈椎进行暴力按压、冲击，一定要选择正规医疗机构就诊，以免悲剧的发生。

针对颈椎病高发人群，如办公室白领、长期伏案工作的教师或会计等，预防颈椎病的关键是保持良好的坐姿和站姿，减少伏案工作时间。即使不能完全避免，也要定期给自己的脊柱放松减压。颈部保健操就是一个不错的选择。

理疗器材

随着资讯的日益发达，各种媒体随处可见康复理疗器材广告，它们的功能也被销售人员吹捧得玄妙无穷。对于急于解除症状的患者来说，有时会产生误导作用，不恰当的使用理疗器材甚至可能引发严重后果。行动不便或症状较轻的患者，如需购买家用理疗器材，可以在咨询专业康复医生后再进行选择。治疗方案也需要科学设定，如时间、频次、疗程等。治疗过程中需要根据疗效实时评估，及时调整治疗方案，尽可能实现最佳治疗效果。病情比较严重的颈椎病患者还是需要尽早就诊，完善相关检查，明确诊断后进行系统治疗，避免延误疾病，错过最佳治疗时间。建议大家去正规医疗机构接受治疗，根据患者的临床表现制订个性化的治疗方案。

对于有适应证的患者来说，正确使用某些理疗器材可以发挥一定的保健作用，它可以改善局部血液循环，加快物质代谢，缓解局部疲劳。但是，有些人群并不适合选用这些器材，如严重心脏病、高血压患者，骨质疏松、骨结核、骨折愈合不全、骨肿瘤患者，皮肤溃疡、破损者，体型过度瘦弱者，酒肉饱餐后者。

止痛药物

颈椎病患者出现颈肩部剧烈疼痛时，医生会建议使用局部注射药物以缓解急性期症状，它可以快速缓解局部疼痛，但仍需要配合其他综合治疗方法，以达到远期治疗的效果。

在颈椎病症状明显时，口服或者外用药物可以在一定程度上缓解症状，如解热镇痛类药物。但这些药物均不宜长期口服，否则会有不同程度的胃肠道反应、肝肾功能损害等副作用。颈椎病治疗的治疗关键是寻找颈椎病的发病原因或诱因，并加以纠正或祛除，才能真正"药到病除"。

总之，无论哪一型颈椎病，就医的原则都是先针对症状、体征，做出基本的判断。在纠正不良姿势，积极进行安全有益的锻炼仍然无效的情况下，就应该及时到医院进行全面检查，以明确诊断。治疗上应先采用综合康复治疗，经过正规、系统、足疗程的康复干预后疗效仍不佳时，可选择手术治疗。对于一些病情可能呈进行性发展的患者（如脊髓型颈椎病），只要手术指征明确，宜尽早行手术治疗。临床上，大部分颈椎病通过正确的治疗是能够康复的。

Part 5

颈椎病的具体治疗方法

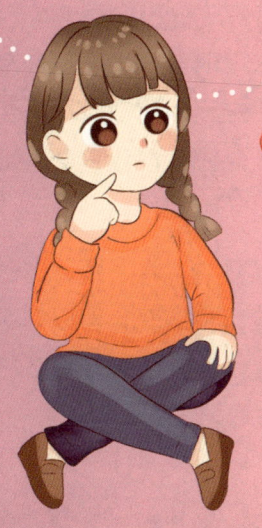

1. 颈椎病的治疗原则
2. 非手术治疗
3. 颈椎病的常用药物
4. 理　疗
5. 颈椎牵引治疗
6. 颈椎病的手法治疗
7. 颈椎病的其他治疗方法
   ——中医针灸、拔罐等
8. 什么情况下需要颈椎制动
9. 什么情况下需要考虑手术治疗

颈椎病的治疗原则

由于现代生活方式及生活节奏的改变，电脑和手机的日常化使用，以及人们对运动锻炼的重视不足，颈椎病已经成为一种常见病和多发病，而且发病年龄逐步年轻化。

根据我国 2010 版《颈椎病诊治与康复指南》的内容，颈椎病的治疗主要有非手术治疗和手术治疗之分，其中非手术治疗即保守治疗。据相关文献调查，90%~95%的颈椎病患者经过非手术治疗可痊愈或者症状得以缓解，仅一小部分患者经非手术治疗无效或病情严重而需要手术治疗。

颈椎病的发病病因比较复杂，不同患者临床表现各异，而目前存在的非手术治疗方式多种多样，如何选择正确的治疗方案，我们应根据颈椎病的分型、病情严重程度等，选择相应的治疗方案。基本的治疗原则如下：

颈型颈椎病

颈型颈椎病我们常称为软组织型颈椎病，具有头、肩、颈、臂的疼痛及相应的压痛点。颈椎 X 线片检查没有明显的退行性病变，可以有颈椎生理曲线变直、椎体间不稳定及轻度骨质增生等变化。颈型颈椎病在临床上最为常见，是最早期的颈椎病，主要以非手术治疗为主。

神经根型颈椎病

神经根型颈椎病是因单侧或双侧颈部脊神经根受刺激或受压所致，表现为与神经根分布区相一致的感觉、运动及反射障碍。此型颈椎病比较多见，各种有针对性的非手术疗法均有明显的疗效，其中颈椎牵引、颈围制动及纠正不良体位效果较好，尤以颈椎牵引的效果最明显。

脊髓型颈椎病

脊髓型颈椎病是由于颈椎椎骨间连接结构退行性病变，如椎间盘突出、椎体后缘增生、钩椎关节增生、后纵韧带骨化、黄韧带肥厚或钙化，导致脊髓受压或脊髓缺血，继而出现脊髓的功能障碍，特别是出现双下肢的肌力减弱是诊断脊髓型颈椎病的重要依据。对该型颈椎病应先试行非手术治疗，如果无明显疗效，应尽早行手术治疗。

椎动脉型颈椎病

椎动脉型颈椎病是由于各种机械性与动力性因素导致椎动脉受到刺激或压迫，以致血管狭窄、折曲而造成以椎-基底动脉供血不足为主要症候群的一类疾病。对该型颈椎病应以非手术治疗为主，90%的患者可获得满意疗效。

交感型颈椎病

交感型颈椎病由于椎间盘退行性病变或外力作用导致颈椎出现节段性不稳定，从而对颈部的交感神经节及颈椎周围的交感神经末梢造成刺激，产生交感神经功能紊乱。对该型颈椎病应以非手术治疗为主。

混合型颈椎病

混合型颈椎病的临床表现最为复杂，但通常以某一种类型为主要表现，治疗过程中应根据具体病情选择合适的治疗方案。

颈椎病属于慢性疾病，在选择正确康复治疗方案的同时，需要帮助患者消除急躁、悲观的情绪，树立与疾病斗争的信心，养成良好的生活习惯，积极预防及配合治疗。

非手术治疗

颈椎病的非手术治疗通常称为保守治疗，方法种类比较多，大致包括以下六个方面。

药物治疗

颈椎病的治疗药物主要包括非甾体抗炎药、脱水药物、糖皮质激素类药物、营养神经药物、血管扩张药、解痉类药物及调节自主神经功能药物及中成药、外用药等。药物治疗同时也行局部注射疗法、局部痛点封闭和颈段硬膜外腔封闭疗法,可在B超引导下进行,以便精准定位。

颈椎牵引治疗

颈椎牵引治疗是治疗颈椎病较为有效且应用广泛的一种方法。主要牵引的方法包括:枕颌布带牵引法(简易型)、颈椎牵引治疗仪、颈椎脊柱减压牵引法。一般居家颈椎牵引可在专业康复医生指导下采用简易枕颌布带牵引法。

理疗

理疗是较为有效且常用的治疗方法。患者可选择简易的居家理疗治疗仪,前提是有专业康复医生的明确诊断及其指导。

手法治疗

手法治疗是治疗颈椎病的重要手段之一,颈椎病的手法治疗包括中医的手法治疗和西方医学的手法治疗。应特别强调的是,颈椎病的手法治疗必须由训练有素的专业康复医生进行。

其他传统治疗方法

在颈椎病传统康复治疗方法中,除传统手法治疗之外,还有中医针灸、拔罐、传统太极拳、八段锦等方法。

颈椎制动

颈椎制动就是使用各种颈部支具,如颈围和颈托等,限制颈部活动,使颈部肌肉得以休息,保护颈椎,是颈椎病辅助治疗的重要部分。

3 颈椎病的常用药物

药物在颈椎病的治疗过程中发挥着重要作用。临床上常用的药物有口服、肌内注射、静脉注射、局部注射、外用等剂型。根据药物的作用效果主要分为以下七类。

非甾体抗炎药

非甾体抗炎药（NSAIDS）作用是解热、镇痛、抗炎，减少局部炎性反应。临床上常用的非甾体抗炎药有布洛芬缓释胶囊（0.3克，每天2次）、依托度酸缓释片（0.8克，每天1次）、塞来昔布胶囊（0.1克，每天2次）等。非甾体抗炎药的主要副作用是胃肠道不适，如消化不良、腹胀、腹泻等，该类药物有比较严格的用药适应证和禁忌证，最好在医生指导下使用。

脱水药物

常用的脱水药物是20%甘露醇，125毫升静脉使用，每天1~2次，疗程3~5天，主要用于神经根型颈椎病的急性期。其作用是减轻局部软组织水肿，在一定程度上缓解疼痛。

糖皮质激素类药物

常用的糖皮质激素类药物是地塞米松注射液，5~10毫克静脉使用，主要用于神经根型颈椎病的急性期。其作用是抗炎。该药物只能小剂量短期使用，一般静脉使用3天，再改口服逐渐递减。地塞米松对血压、血糖影响比较明显，同时还有其他副作用，因此，伴有高血压、糖尿病、感染患者，以及年龄较大者慎用，建议在医生指导下使用。

营养神经药物

常用的营养神经药物包括维生素 B_1 注射液（维生素 B_1 片）和维生素 B_{12} 注射液（甲钴胺片或甲钴胺胶囊）以及肌内注射液或口服片剂，主要用于神经根型颈椎病。其作用是营养周围神经。

血管扩张药

常用的血管扩张药包括有静脉剂型及口服剂型，用于椎动脉型颈椎病。椎动脉型颈椎病需要和其他疾病进行鉴别诊断，建议在医师指导下用药。

解痉类药物

常用解痉类药物是乙哌立松片，50 毫克，每天 3 次。其主要作用是缓解肌肉紧张，改善局部血液循环。该类药物主要用于颈型颈椎病、神经根型颈椎病。

其他

针对颈椎病的治疗，常见的药物还有调节自主神经功能药物；相关中成药，有行气散瘀、舒筋活络或清热解毒等不同作用；颈椎病中药外治的常用方法有敷贴药、喷药等。

4 理疗

理疗，又称为物理因子疗法，以各种物理因子如电、光、声、磁、冷、热等为主要手段，采用非侵入性、非药物性的治疗恢复身体原有的功能。

颈椎病常用的理疗方法有直流电离子导入疗法、中频电疗法、高频电疗法、光疗法、超声波疗法、传导热疗法、磁疗法、水疗法、生物反馈疗法、冲击波疗法等。根据患者颈椎病的类型及症状不同，理疗的选择也不同。

直流电离子导入疗法

直流电离子导入疗法是使用直流电将药物离子通过皮肤、黏膜或伤口导入体内进行治疗的方法。其治疗既有直流电的作用，又有药物的作用，还有神经反射作用。该方法适用于各型颈椎病。需要注意相关禁忌证及注意事项，不建议居家使用。

中频电疗法

中频电疗法是应用频率 1~100 赫兹的脉冲电流治疗疾病的方法。该疗法具有促进局部血液循环、镇痛、消炎、软化瘢痕、松解粘连等作用。电极于颈后并置或颈后、患侧上肢斜对置，根据不同病情选择相应处方，如止痛处方、调节神经功能处方、促进血液循环处方，每次 20 分钟，每天 1 次，7~10 天为一个疗程。该疗法适用于各型颈椎病。患者可以购买居家使用简易类型的低、中频治疗仪，建议在医生明确诊疗和指导下使用，避免相关禁忌证。

高频电疗法

常用的高频电疗法有短波、超短波及微波疗法，通过其深部透热作用，改善脊髓、神经根、椎动脉等组织的血液循环，促进颈部各组织的功能恢复。该疗法不建议居家使用。

光疗法

光疗法主要是红外线疗法。红外线作用于人体组织，使局部组织温度升高，其对机体的作用主要是热作用。热可使血管反射性扩张充血，血流加快，明显改善血液循环，增强物质代谢，改善营养状态，并提高免疫功能，进而缓解肌肉痉挛，达到镇痛、消炎、促进组织再生的效果。居家使用时，可选择不同种类的红外线治疗仪，颈椎局部照射，每次 20~30 分钟。该疗法用于软组织型颈椎病，或配合颈椎牵引治疗神经根型颈椎病（非急性期）。

其他

超声波疗法、传导热疗法、磁疗法、水疗法等治疗方法也是颈椎病经常选用的方法,但不建议居家使用。

5 颈椎牵引治疗

颈椎牵引治疗的作用机制

颈椎牵引治疗对颈椎病是较为有效且应用广泛的一种治疗方法。其作用机制如下:①限制颈椎活动,调整和恢复已被破坏的椎管内外平衡,消除刺激症状,恢复颈椎正常功能;②解除颈部肌肉紧张,从而减少对椎间盘的压力,使肌肉放松,缓解疼痛;③增大椎间隙和椎间孔,减轻神经根所受的刺激和压迫,松解神经根和周围组织的粘连;④缓解椎间盘组织向周缘的外突压力,有利于外突组织的复位,牵引力使得后纵韧带紧张,有利于突出物回纳;⑤使扭曲的椎动脉得以伸张,改善脑部血液供应;⑥调整小关节的微细异常改变,使关节嵌顿的滑膜或关节突关节的错位得到复位,改善或恢复颈椎的正常生理弯曲。

颈椎牵引治疗时,只有掌握牵引力的方向(角度)、重量和牵引时间三大要素,才能取得牵引的最佳治疗效果。此疗法适用于各型颈椎病,对早期患者更为有效。对病程较久的脊髓型颈椎病进行颈椎牵引,有时可使症状加重,故较少应用。

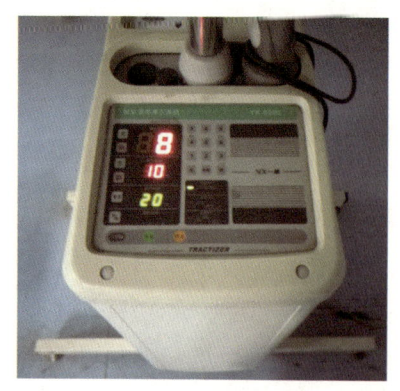
颈椎牵引治疗仪

Part 5 颈椎病的具体治疗方法

颈椎牵引的方法主要有枕颌布带牵引法（简易型）、颈椎牵引治疗仪、颈椎脊柱减压牵引法。基于经济及操作便捷考虑，一般居家颈椎牵引可在专业康复医生指导下采用简易枕颌布带牵引法，但必须掌握好牵引的体位、角度、重量、时间和疗程等要素。

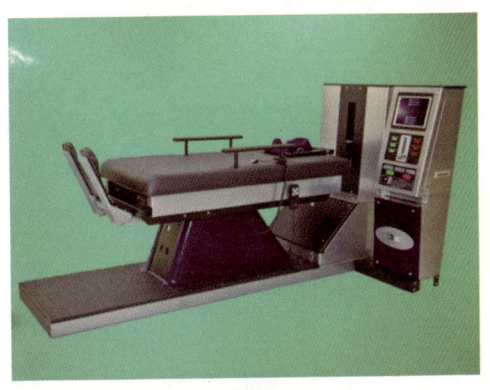

颈椎脊柱减压牵引法

● 牵引体位：通过枕颌牵引带进行牵引，患者取坐位，衣领松开，将牵引带的长带托于下颌，短带托于枕部，调整牵引带的松紧度，用尼龙搭扣固定，通过杠杆、滑轮等装置牵拉。

● 牵引角度：一般按颈椎的病变部位而定。若病变主要在上颈段，牵引角度宜采用0°~10°范围；若病变主要在下颈段（第5~7颈椎），牵引角度应稍前倾，可在15°~30°范围。根据被牵引者的感觉进行调整，以牵引时感觉舒适、牵引后症状没有加重为原则。

● 牵引重量：颈椎牵引的重量一般以患者自身体重的1/10~1/5为宜。初始重量较轻，如6千克开始，根据患者的适应程度逐渐增加。牵引重量与患者的年龄、身体状况、牵引时间、牵引方式等有很大关系。牵引重量为6~15千克。若牵引时间短，患者身体状况好，牵引的重量可适当增加；若牵引时间长，牵引重量要小些。牵引时可根据患者的反应适当调整重量。

● 牵引时间：以连续牵引20分钟为宜，每天1次，10~15天为一个疗程。如果牵引有效，可继续牵引，具体可咨询专业康复医生。

如果患者在自行牵引过程中，出现头晕、心慌、出冷汗，或者症状明显加重，应立即停止牵引，并进行相应的处理。

颈椎牵引适应证和禁忌证

在做颈椎牵引时，应充分考虑个体差异，年老体弱者牵引重量应轻、牵引时间应较短。牵引时应注意观察询问患者的反应，如有不适或症状加重，应立即停止，查找原因并调整治疗方案。颈椎牵引治疗须经专业康复医生明确诊断后方可进行。

颈椎牵引的禁忌证：牵引后有明显不适或症状加重，经调整牵引参数后仍无改善；脊髓受压明显、节段不稳严重；年迈、椎骨关节退行性病变严重、椎管明显狭窄、韧带及关节囊钙化骨化严重。

6 颈椎病的手法治疗

手法治疗包括中医的手法治疗和西方医学的手法治疗。中医的手法治疗分类比较宽松，主要是推拿术；西方的手法治疗包括按摩术、关节松动术和推拿术。中西手法治疗分类名词类似，但各自内涵不同。西医中的按摩术主要用于治疗皮肤、肌肉等软组织损伤，关节松动术主要用于因力学原因引起的关节疼痛和/或活动受限，推拿术主要用于关节脱位或小关节紊乱的复位。

在颈椎病临床治疗过程中，手法治疗是颈椎病治疗的重要手段之一，针对颈椎病的病理改变，对脊椎及脊椎小关节进行推动、牵拉、旋转等进行被动活动治疗，以调整脊椎的解剖及生物力学关系，达到改善关节功能、缓解痉挛、减轻疼痛的目的。

推拿按摩是颈椎病常用的治疗方法之一，由于它具有简单易行、操作直观、不需要专门器械等特点，在颈椎病治疗过程中被广泛采用。应特别强调的是，颈椎病的手法治疗必须由训练有素的专业康复医生进行。专业人员不仅有熟练的推拿手法，还对颈椎病有一定的认识。年龄较大的颈椎病患者往往伴有动脉硬化、骨质增生等，手法治疗时应根据患者的个体情况适当控制力度，尽量柔和，切忌暴力。

难以除外椎管内肿瘤等病变者，椎管发育性狭窄者，有脊髓受压症状者，椎体及附件有骨性破坏者，后纵韧带骨化或颈椎畸形者，咽、喉、颈、枕部有急性炎症者，有明显神经官能症者，以及诊断不明者，一般禁止使用手法治疗。

Part 5 颈椎病的具体治疗方法

7 颈椎病的其他治疗方法
——中医针灸、拔罐等

中医博大精深，在治疗颈椎病方面有其独特的效果。除了传统手法治疗外，还包括针灸治疗、拔罐法、传统太极拳、八段锦等。

针灸治疗包括针法和灸法。针法就是用精制的金属针刺入人体的一定部位，可根据病症辨证选穴和经络触诊检查出阳性反应的穴位，也可以寻找准确的压痛点，用适当的手法进行刺激。灸法是用艾条或艾炷点燃后熏烤穴位进行刺激，调整人体经络脏腑气血，达到防治疾病的目的。针灸疗法对颈椎病的治疗可取得明显疗效，而且设备简单、易行。

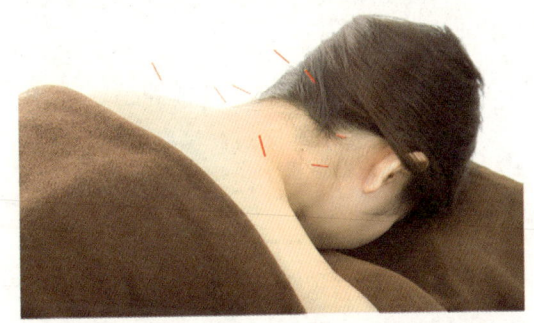

针灸治疗

拔罐法是以罐（玻璃罐、陶罐或竹罐）为工具，用燃火、抽气等方法造成罐内负压，使之吸着于施术部位，通过负压、温热等作用治疗疾病的方法。拔罐具有温经散寒、行气活血、舒经活络、消肿止痛、祛风除湿等功效。虽然拔罐操作简单，使用比较安全，但建议由专业康复医生施行治疗或在其指导下操作，以防出现烫伤等。如果皮肤因烫伤出现小水疱，可不予特殊处理，任其自然吸收；如果水疱较大或皮

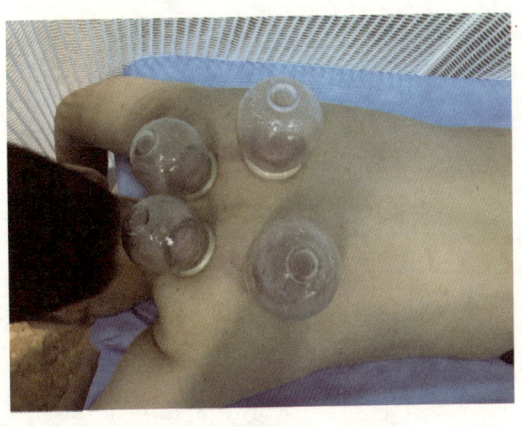

拔罐法

肤有破损，可用注射器抽出积液，再处理创口。

传统太极拳集颐养性情、强身健体、技击对抗等多种功能为一体，符合人体的生理和心理要求，对于颈椎病的治疗及预防有一定作用。八段锦是传统保健功法，整套动作柔和连绵，对于颈椎病的治疗及预防有一定作用。

8 什么情况下需要颈椎制动

颈椎制动，主要是使用各种颈部支具，如颈围和颈托等，限制颈部活动，使颈部肌肉休息，保护颈椎，减少颈椎增生的骨刺、突出的椎间盘等压迫物与神经根、交感神经、椎动脉、颈脊髓之间的相对摩擦，减少椎间关节的创伤性反应，缓解和改善椎间隙的压力状态，增加颈部的支撑作用，避免颈部继续损伤及劳损，有利于组织水肿的消退和巩固疗效，防止复发的作用。

所有颈椎病患者在治疗期间应尽可能坚持颈部制动，特别是颈椎手术后的患者必须使用，颈椎手术后一般需要颈椎制动 3 个月。颈部支具可以白天佩戴，卧床休息时去除。佩戴颈部支具适合于部分不能坚持卧床的患者，可以起到卧床休息时的作用，读书、看报等都不影响。对于颈椎病患者来说，颈椎制动在颈椎病非手术治疗期间，也是重要的治疗措施之一，有的患者单纯的颈椎制动保护即可使症状好转。

现在许多医疗器械厂家，制成了各式颈围及颈托，供不同体型、不同需求的患者选择。这些颈部支具有轻便、结实、佩带与拆卸方便等特点。颈围应用较广，因其制作较简单，用普通硬纸板按颈部的高度和周径剪裁成带状，其外套以针织物品，两端安装接成布带即可制成。颈托制作较复杂，一般颈椎病患者较少应用。长期使用颈围和颈托可以引起颈背部肌肉萎缩，关节僵硬，因此穿戴时间不可过长，且在使用期间须经常进行医疗体育锻炼。在症状减轻时要及时除去颈围和颈托，加强肌肉锻炼。

代表性的颈部支具有：①软性式颈围，适用于保护颈部和颈部软组织损伤患者；②费城颈托，适用于外伤急救、颈椎病、稳定的颈椎骨折和颈椎骨折脱位术后患者。

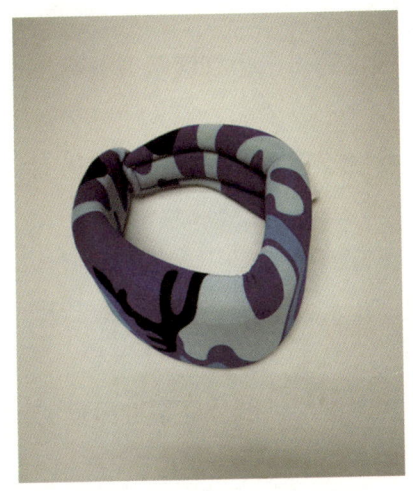

软性式颈围

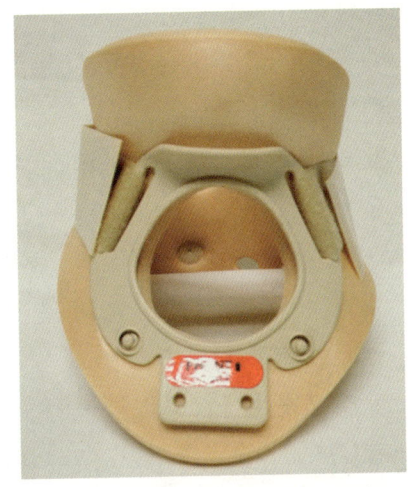

费城颈托

9 什么情况下需要考虑手术治疗

手术治疗主要是解除由于椎间盘突出、骨赘形成或韧带钙化所致的对脊髓或血管的严重压迫，以及重建颈椎的稳定性。无论哪一型颈椎病，其治疗的基本原则都是遵循先非手术治疗，无效后再考虑手术治疗。这不仅是由于手术本身带来的痛苦和易引起损伤及并发症，更重要的是，绝大多数颈椎病可以通过非手术疗法使其缓解和停止发展、好转，甚至临床痊愈。除非具有明确手术适应证的患者，一般均应先从正规的非手术疗法开始，持续3~4周，一般均可显效。临床医生必须严格掌握微创治疗（髓核溶解、经皮切吸、PLDD、射频消融等）的适应证。手术治疗适应证如下：

- 呈进行性发展者，需要及早进行手术。

- 经合理的非手术治疗，半年以上无效，或反复发作，并影响正常生活或工作，而且同意手术治疗者。
- 神经根型颈椎病症状严重、影响患者生活和工作，或出现了肌肉运动障碍者。
- 颈椎间盘突出经非手术治疗后，根性疼痛未得到缓解或继续加重，严重影响生活及工作者。
- 脊髓型颈椎病一旦确诊，经非手术治疗无效且病情日益加重者，应当积极手术治疗。
- 颈椎病有脊髓受累症状，经脊髓碘油造影有部分或完全梗阻者。
- 上肢某些肌肉，尤其是手内在肌无力、萎缩，经非手术治疗4~6周后仍有发展趋势者。
- 突然发生颈部外伤或无明显外伤而发生急性肢体痉挛性瘫痪的颈椎病患者。
- 颈椎病引起多次颈源性眩晕、晕厥或猝倒，经非手术治疗无效者；颈椎病椎体前方骨赘引起食管或喉返神经受压者。

Part 6 颈椎病的家庭康复

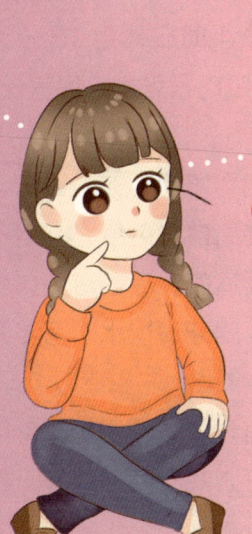

1 颈椎病患者的疗养方法
2 可以预防颈痛的保健操及运动
3 日常生活中如何保护颈椎
4 重型颈椎病患者如何自我保护

颈椎病患者的疗养方法

颈椎病患者日常生活的注意事项

● 长期低头伏案工作者，应注意减少久坐及连续工作的时间和强度。纠正不良姿势，减少劳损，工作 40 分钟或 1 个小时应休息 15 分钟；适当活动颈部，自我按摩以放松下颈部肌肉，减轻肌肉紧张度；到室外走走，呼吸下新鲜空气。

● 坚持体育运动或体力活动，使全身的肌肉骨骼得到充分锻炼，增强肌肉、韧带等软组织的耐受力、抗损伤能力，提高自身免疫力，但不同的人群，选择的运动量不同。总体来说，运动量要适度，尽量避免久坐、久站、久行及久卧。脊髓型颈椎病患者，在洗脸、刷牙、饮水、写字时，要避免颈部过屈、过伸运动。

● 在从事家务劳动时，弯腰低头的时间不宜过长，应避免颈部劳累。切忌长时间使用电脑、看电视、开车、阅读、打游戏和打麻将等，避免卧位看书或看电视。

● 在患病期间，应停止进行某些过度的颈椎活动，如擦高处的玻璃。反复发作的颈源性眩晕者，外出时应避免攀高或做危险动作，劳动或走路时应防止闪挫伤。

● 颈椎病患者平时一定要注意颈部保暖，颈肩部及后背部，甚至全身均应避免受凉、受潮。尽量避免阴暗潮湿的环境中过久逗留。温度较低的情况下，外出时应佩戴围巾。劳动或运动后出汗避免用冷水冲洗，避免用风扇直吹身体，特别是不能对着颈背部直接吹。室内空调的温度不宜过低。冷库工作人员进出冷库时应穿好防寒防冻服装。因为风寒使局部血管收缩，血流降低，不利于组织的代谢和废物清除，潮湿也阻碍皮肤代谢。

▶ 生活要有规律，按时作息，注意营养，劳逸结合，增强体质，从根本上防治颈椎病。饮食宜清淡无刺激，戒烟酒、浓茶及浓咖啡等。

▶ 睡觉时不可俯卧位睡，枕头不可以过高、过硬或过平。

▶ 积极治疗局部感染和其他疾病，及早并彻底治疗颈、肩、背软组织劳损，防止颈椎病加重。

▶ 避免和减少急性损伤，如避免抬重物、不可急刹车等。乘坐长途汽车时，最好佩戴颈围保护颈椎，避免头颈部负重，避免过度疲劳。

▶ 不同类型的颈椎病要选择不同的治疗方法，应找专业康复医生进行指导。切忌病急乱投医、频繁更换治疗方法或多种杂乱方法并用，这样不但不能达到治疗效果，反而容易加重病情。

颈椎病患者对枕头的要求

枕头是睡眠时维持头颈部正常位置的主要工具，正常的颈椎是保持一定的前屈姿势，直立或坐位时能自行调整，卧位时则只能靠枕头来维持。颈椎的"正常位置"是要维持头颈段正常的生理曲线。这种生理曲线既能保证颈椎外在的肌肉平衡，又能保持椎管内的生理解剖状态。每位颈椎病患者都有这样的体验，如果当天夜晚睡眠体位得当，第二天颈椎病的症状可明显减轻；反之，若睡眠体位不当，则会使症状加重，甚至出现新发症状。所以枕头的选择尤为重要。

俗语云"高枕无忧"，高枕睡眠真的好吗？实践证明，"高枕"是有害的。因为在正常状态下，颈椎的前凸是维持椎管内外平衡的基本条件。枕头过高时，会引起颈椎后方的肌群与韧带紧张劳损，此时椎管内硬膜囊后壁被拉紧，并向前方移位，从而对颈髓构成压力。对颈椎骨质增生者，骨刺很容易压迫脊髓或压迫脊髓前中央动脉而使颈椎病加重。若枕头过低，会使头颈部过度后仰，致使前凸曲度加大，不仅使椎体前方的肌肉与前纵韧带易因张力加大而出现疲劳，还可以引起颈部肌肉的慢性损伤。因此，枕头过高或过低均不利于颈椎的应力状态。

正常人在选择枕头时，枕头中央可略凹进，高度为8~15厘米，颈部应枕在枕头上，不能悬空，使头部保持略后仰。习惯侧卧位者，应使枕头与肩同高。枕头的高低因人而异，约与自己拳头等高。颈椎病患者与正常人大致相同，但需自己调整枕头的高低和角度。例如，怀疑椎管前方有髓核脱出或突出，在X线片上证实椎体后缘有骨刺，则可能会造成脊髓前方的直接压迫。临床上以运动障碍为主者，枕头可稍低，这样可以缓解椎管前方骨刺对骨髓的压迫，但不可使头颈部过度后伸，以防椎管容积降低而加重症状。若怀疑有椎管后方黄韧带肥厚、内陷对脊髓后方的压迫，则枕头可稍高，这样既可防止黄韧带内陷，又可增加椎管的有效空间。

枕芯内容物的选择也很重要，不同的枕芯有不同的作用。①蒲绒：质地柔软，透气性好，可随时调节高低。②荞麦枕：价格便宜，透气性好，可随时调节枕头的高低。③绿豆壳：不仅通气性好，而且清凉解暑，若加上适量的茶叶或薄荷则更好，但主要用于夏季。④鸭绒方枕：不仅可以根据个人的具体情况调整枕头的高低，还可以调节两侧的高低，以利于颈椎的稳定。

颈椎病患者对床铺的要求

不同床铺各有其优缺点，与居住地区的气候、温度和湿度、个人生活习惯、经济条件等密切相关。从颈椎病的预防和治疗角度来看，如果床铺过于柔软，由于人体本身重量压迫而形成四边高、中央低的状态，不仅增加了腰背部外侧肌肉的张力，也使头颈部的体位相对升高，导致局部肌肉韧带平衡失调，直接影响颈椎本身的生理曲线，长此以往，会加速颈椎退行性病变，导致症状加重。因此，颈椎病患者应选择透气性好，有利于病情稳定和保持脊柱平衡的床铺。

棕绷床

棕绷床的透气性好、柔软和富有弹性，比较适合颈椎病患者使用。但是，随着时间延长，编织的棕绳逐渐松弛，可因其弹性就逐渐减弱而不适宜颈椎病患者，因此，使用棕绷床3~5年后就应该更换棕绳，以增强弹性。

弹性床垫

将类似沙发结构的弹性床垫放在床板上,可随脊柱的生理曲线而具有相应的调节作用,有很好的透气性,有利于颈椎病的防治,但弹性床垫不能过软,以质量上乘者为宜。

木板床

木板床使用较多,可维持脊柱的平衡状态。若被褥松软合适,也有利于颈椎病患者,并且经济实惠。

铁床

铁床包括钢丝弹簧床与一般铁床。由于铁床缺乏弹性,因而不适宜于颈椎病及其他脊柱疾病患者使用。

火炕

火炕是我国北方寒冷地区农村常用的床铺。炕加温后,不仅可以抗寒冷,而且还有类似热疗的效果,对痉挛与疼痛的肌肉、关节有放松和缓解的作用,并在一定程度上缓解颈椎病症状。

气垫床、沙床、水床

气垫床、沙床、水床是国内外较为新颖的产品,分别在床垫内通过气体、沙、水的流动而不断调整患者躯体的负重点,使人体各部符合正常的生物力学要求,保持颈椎、腰椎等的正常生理曲线。但由于其价格极其昂贵,目前仅有个别医院作为治疗床使用。

颈椎病患者的睡眠体位

好的睡眠体位,可以使整个脊柱的生理曲度保持在一个最佳的位置,这种位置可以使全身肌肉和关节得到松弛和调整,使患者消除疲劳,调整生理状态。颈椎病患者睡觉时宜采用的体位是胸、腰部保持自然弯曲度,双髋及双膝呈屈曲状,全身肌肉放松。最好采取侧卧或仰卧,不可俯卧,还要养成经常变换体位的习惯。头颈部不可长时间处于仰伸或屈曲的状态。此外,在睡觉时还要注意防止颈部受凉。

颈椎病患者工作时的姿势调整

有些工作使人的头颈部长时间处于某一姿势，使颈背部肌肉长期处于紧张状态，这样易形成慢性劳损，破坏颈椎内外平衡，使颈椎病的发病率逐步上升。

对于长期从事低头工作或头颈部固定在某一姿势下工作的人，首先要使工作台面与座椅高度相称，适合自己的身材，尽量避免过度低头屈颈，台面可适当高一些，但一定不能太低。需要较长时间工作的人员，需做工间操，如颈椎保健操等。颈部短暂的前屈、后伸、左右旋转及回环活动，可以改善颈肌疲劳，恢复颈椎的最佳应力状态。在进行适当活动时，不能剧烈，且活动幅度不能太大，以免诱发症状再发加重。颈椎病患者每天早晚坚持必要的颈部锻炼，可起到颈椎病的预防或治疗作用。对于长期从事低头工作或头颈部固定于某一姿势的颈椎病患者，必要时需更换工作，或定期轮换工作，避免病情进一步加重。

颈椎病患者的饮食调养

颈椎病多发生于中老年人，是随着年龄增长发生的退行性病变，短期的治疗不能完全治愈，缓解病症需要一个过程。在饮食方面，应根据患者的具体情况，制订长期适宜的食谱。颈椎病患者饮食调理应遵循的原则包括合理搭配、对症饮食、饮食有度等。主要包括以下四点：

🟠 平时要在饮食中搭配清淡而富含蛋白质、维生素和微量元素的食物，特别要补充维生素 D，以及微量元素锌、碘、磷等，以促进人体骨组织的正常新陈代谢，增加牛奶、鱼、黄豆、黑豆等含钙较多的食物。

🟠 老年人在饮食调理中，要注意维护胃肠功能，餐饮要规律，切实做到定时、适量。饮食过度、过寒或过热，都会使阴阳失调而导致脏腑受伤，尽量避免进食辛辣、生冷、坚硬、肥腻食物。烟、酒都属于刺激品，吸烟可直接刺激神经系统，过量饮酒则体内会产生湿热，湿热阻滞经络也会直接或间接影响颈椎的康复。因此，应尽量戒烟和少饮酒。

▶ 老年颈椎病在临床上女性多于男性，常合并更年期综合征，在食疗中应全面考虑，兼顾女性养护的特点，配制合理的药膳菜肴。

▶ 颈椎病的饮食疗法应立足于治本，即补肾益肝，兼顾理气养血，祛风抗邪。可供选用的食物与药食兼用的食物很多，如猪肾、羊肉、狗肉、猪脑、麻雀、鸽蛋、鸡蛋、鹌鹑蛋、芹菜、荠菜、黑大豆、猪脑、蚌肉、桑葚、枸杞、五味子、覆盆子、茶叶、罗布麻、大枣、龙眼肉、荔枝、黑木耳、银耳等。

可以预防颈痛的保健操及运动

长期从事办公室工作，如使用电脑、写作等，或长时间低头劳作者，如缝纫工等，都会因为姿势不当造成颈椎劳损。颈椎保健操对防治颈痛有非常重要的作用，它能改善颈椎椎间关节的功能，增加肌肉、韧带、关节囊等组织的紧张力，加强颈椎的稳定性，改善颈椎的血液循环，矫正不良的身体姿势。

颈椎病患者自我运动操

前后点头

患者取站势，两足分开与肩同宽，上身不动，向前点头1次，再后仰头1次。动作要慢，每次尽可能达到最大限度，要循序渐进。前后各20次。

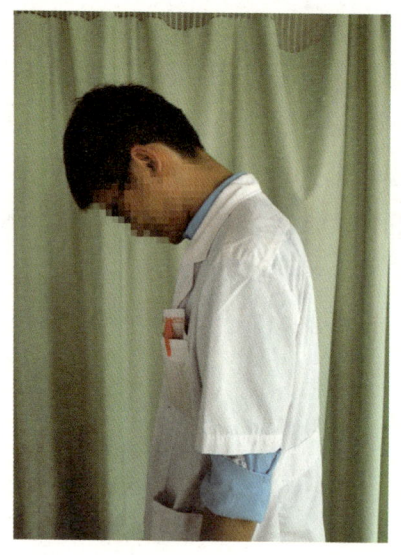

前点头

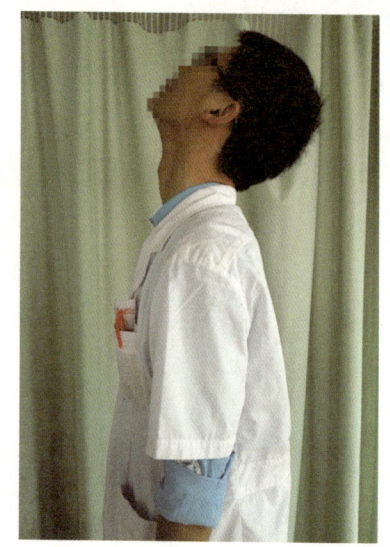

后仰头

左右转头上身不动，头正

头向左转1次，归原位后，再向右转1次。动作要慢，尽可能达到最大限度，要循序渐进。左右各20次。

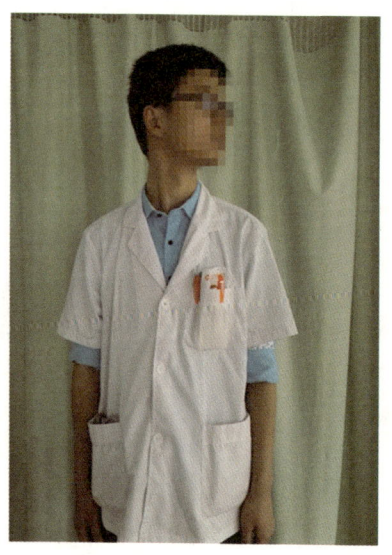

向左转头

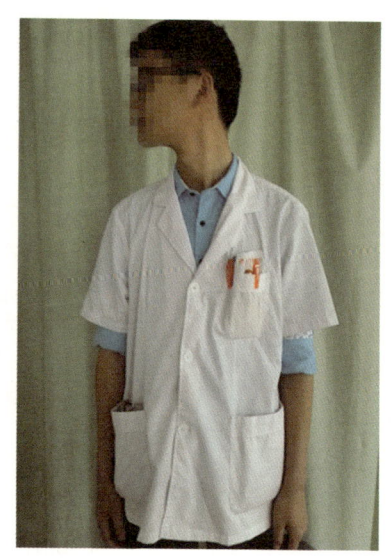

向右转头

仰头观天

将头尽量后仰，眼睛观天，坚持5分钟。

旋转脖颈

用头带动脖子颈旋转,要转大圈,头距双肩越近越好。向左旋转2圈,再向右旋转2圈,不要向一侧连续旋转。动作要慢。不要闭眼,以免眩晕,眼睛要随之转动。左右旋转各20次。

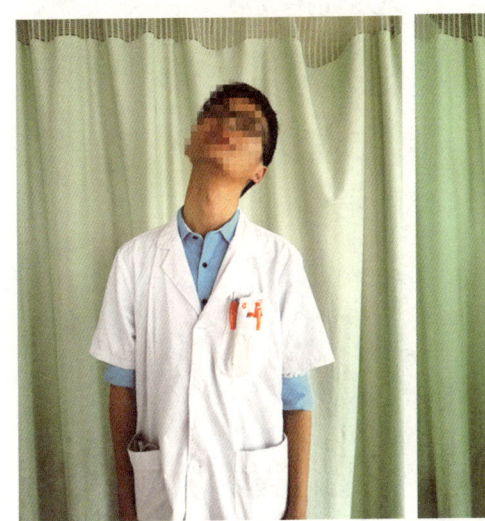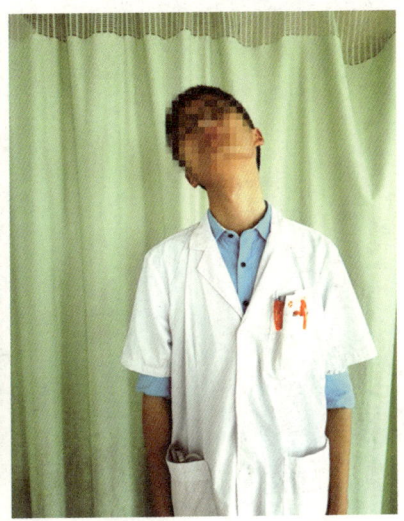

旋转脖颈

双手托天

半屈前臂,虚握半圈,拳与肩平。虚拳变掌,掌心朝上,双手缓慢用力向上擎起,如托重物。头随之仰起,眼睛观天,双手高擎20次。

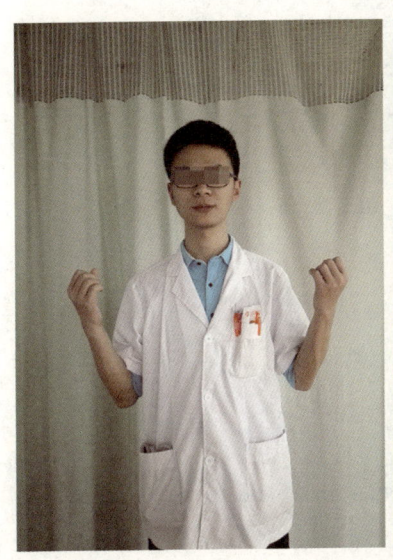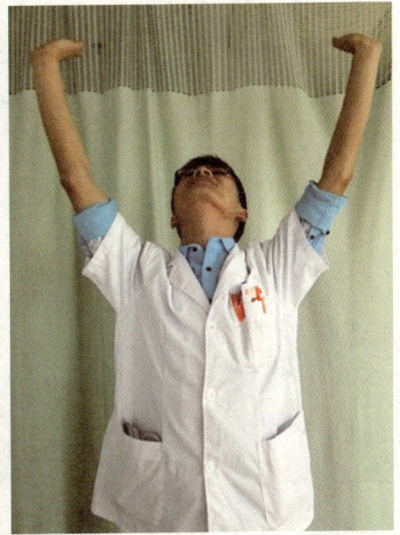

双手托天

单掌擎空

左臂上举,掌心向上;右臂同时曲肘向后背,右中指尽力摸背脊上部。左右臂如此交替,各活动 20 次。

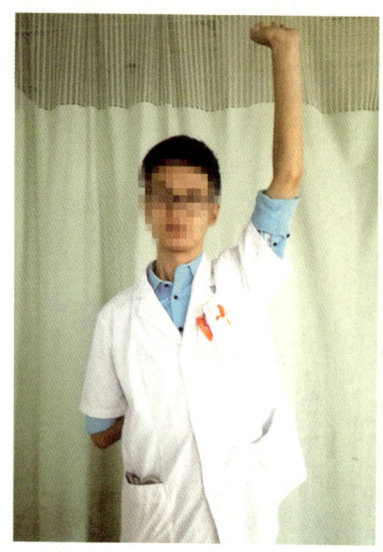
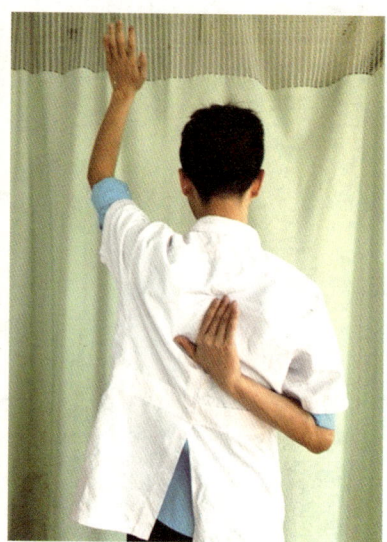

单掌擎空

向前引颈

双手十指交叉,手心向前,双臂伸直;同时头也尽量向前伸。双臂收至半屈,头也恢复原位。如此活动 20 次。

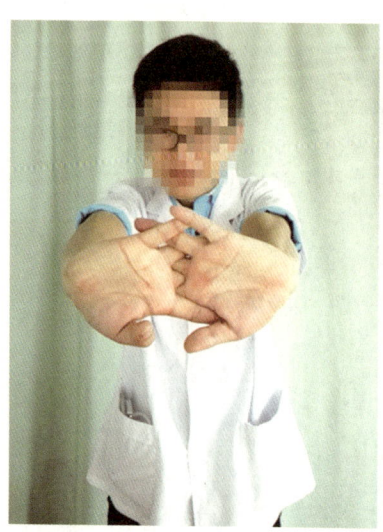
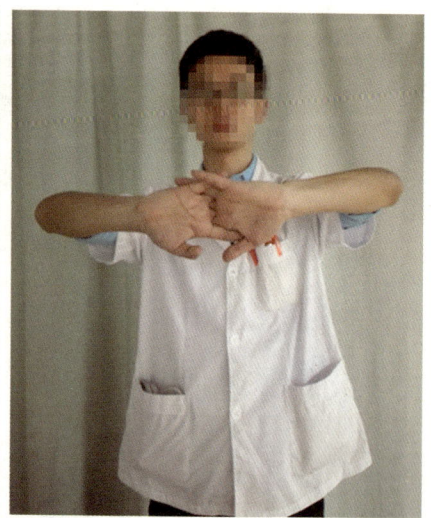

向前引颈

下颌引颈

双手抚按两侧后腰部，拇指向前，四指朝后，下颌仰起，向上、向前、向下画圈，最后回归原位。要用柔力延伸到极限，尽量画大圈。上身也随之前后呈小波浪式运动。引颈画圈20次。

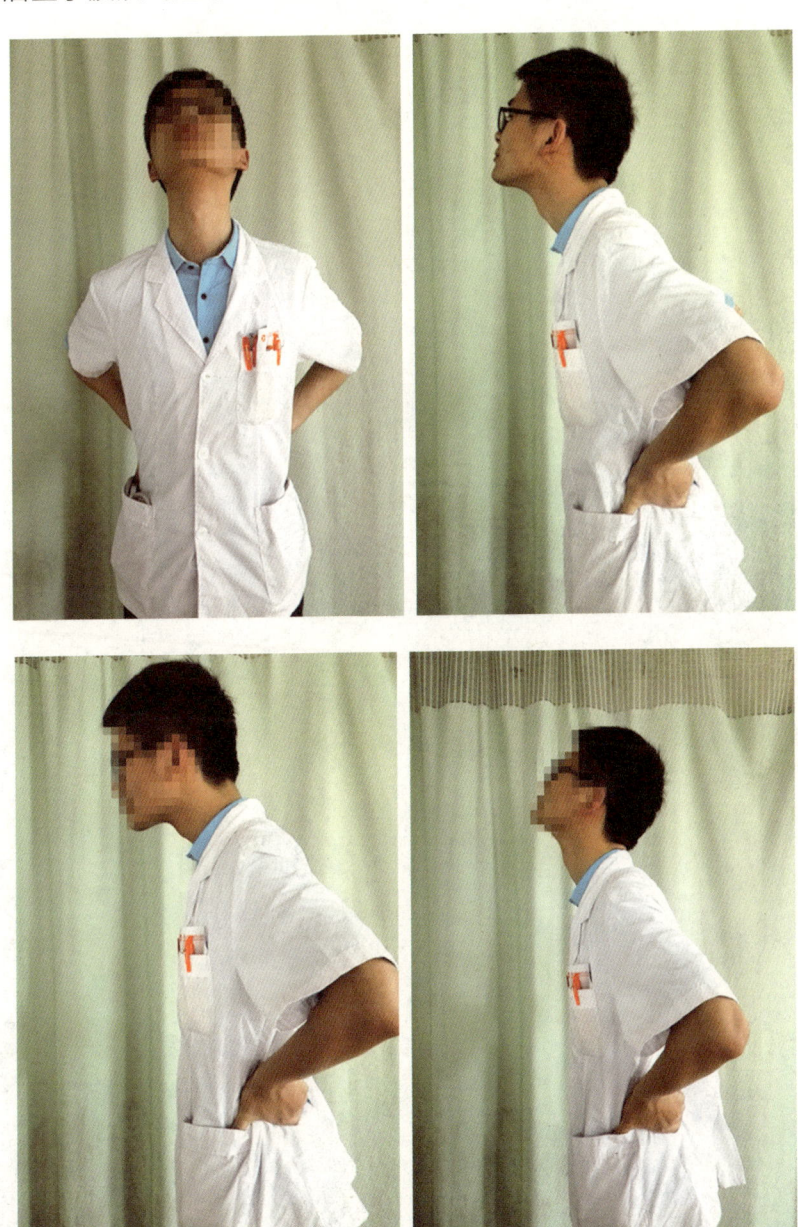

下颌引颈

旋腰转胯

双手按在腰部，拇指向前，其余四指朝后。腰胯向左、向前、向后、再向左旋转一周，要最大限度地画圈。头和肩部不动，膝部不要弯曲。左右交替各旋转20次。

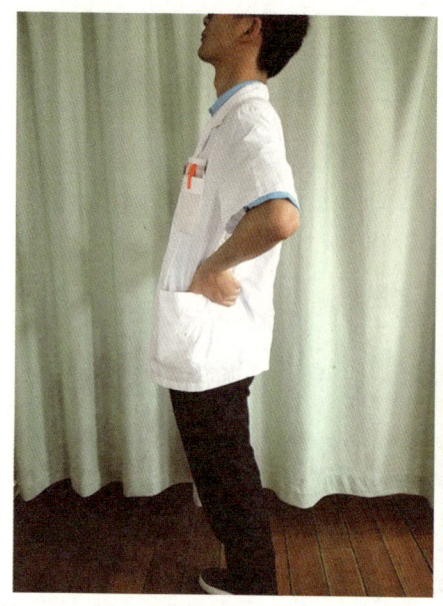
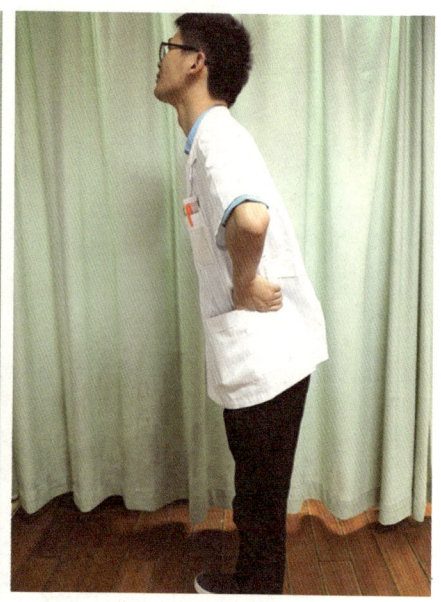
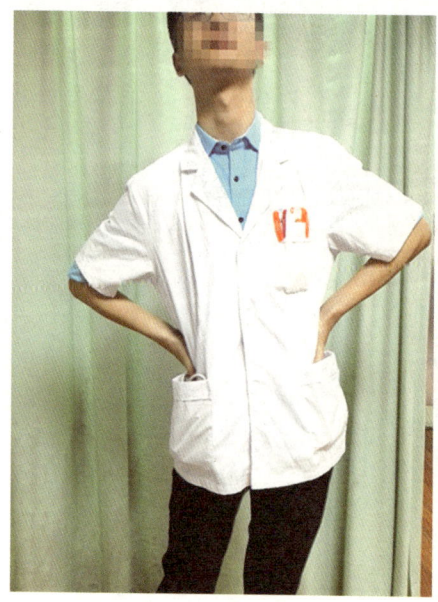
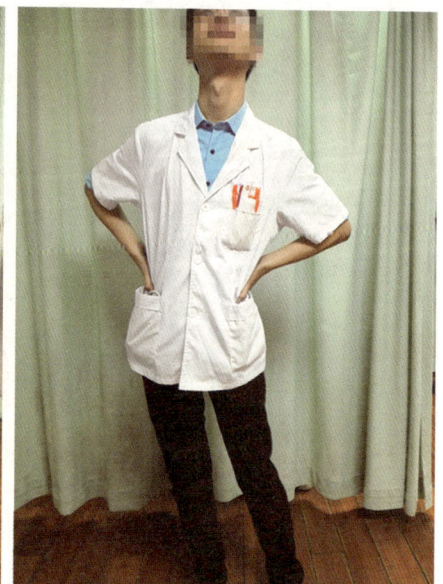

旋腰转胯

看后足跟

双足并拢,头正身直,然后扭头向左下后方看左足跟;头回原位后,再扭头向右后下方看右足跟。左右各看20次。

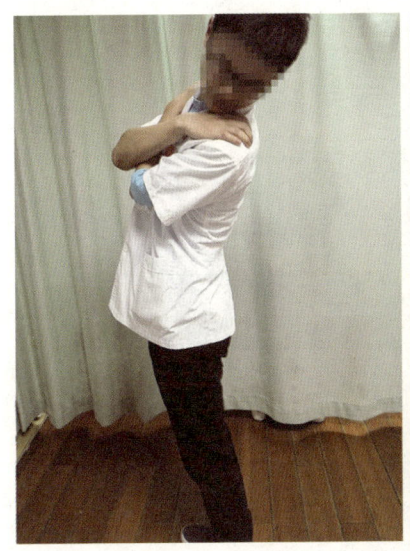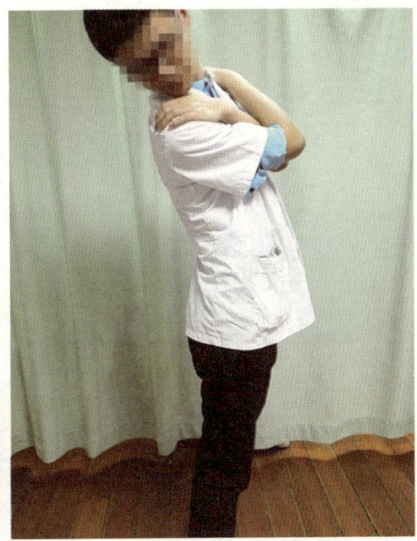

看后足跟

颈椎病患者颈椎放松操

第一套

左顾右盼

患者取坐位或站立位,双臂自然下垂。上身保持端正不动,头颈尽量向一侧旋转,直到能看到肩部,要求做到颈部有酸胀感;3~5秒后,再恢复到预备姿势;头颈向另一侧旋转,要求同上,仅方向相反。重复5~10次。

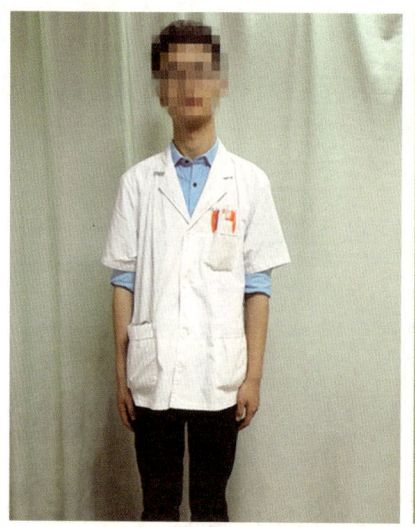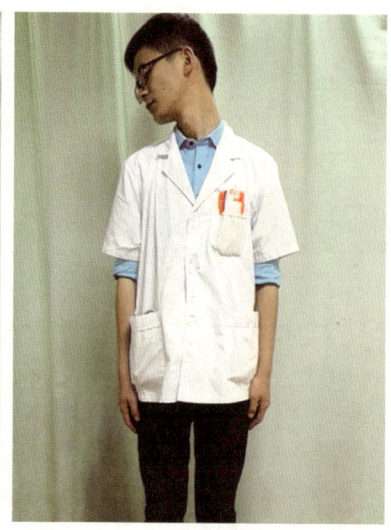

左顾右盼

健侧前伸

头颈向健侧缓慢侧屈,保持片刻;由此姿势在稍加用力进一步侧屈,此时患侧可能突然感到舒松,或者手臂部有瞬时发麻感。重复做 8~10 次。

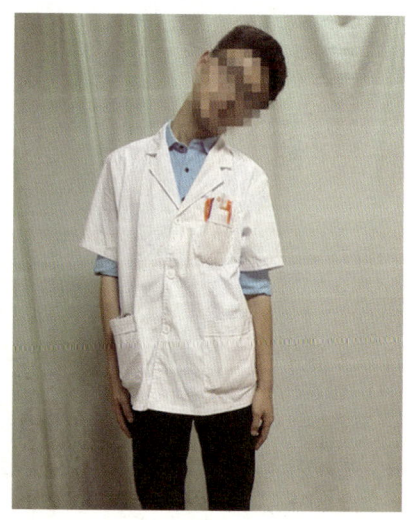

健侧前伸

夹背牵颈

双手叉腰,双臂用力向后,尽量使两肩胛骨靠拢,同时挺胸,头稍低,后颈项上拔;静止用力保持 10 秒左右;然后还原至预备姿势,要求做到肩胛部出现酸胀，颈部感到舒适。重复 8~10 次。

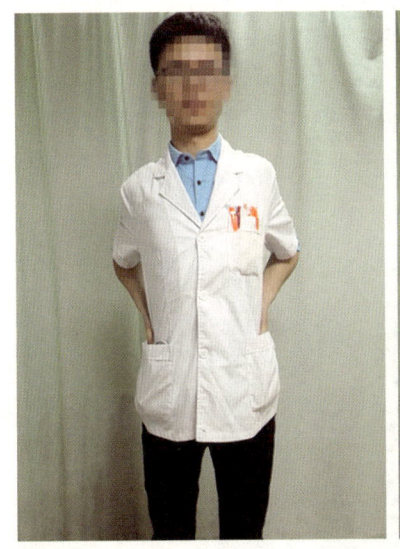
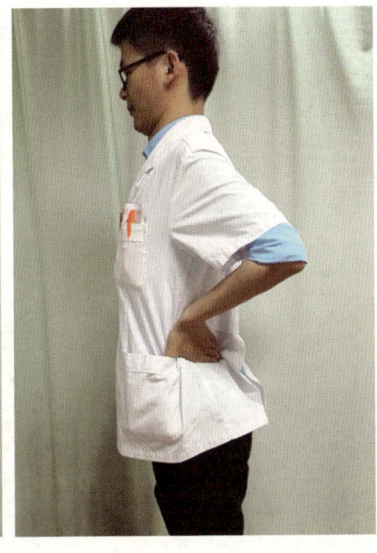

夹背牵颈

抗阻后伸

双手托枕颈部，头颈用力对抗着双手阻力向后靠；静止对抗用力保持 10 秒；要求做到颈项部感到发热、发胀，然后还原至预备姿势。重复 8~10 次。

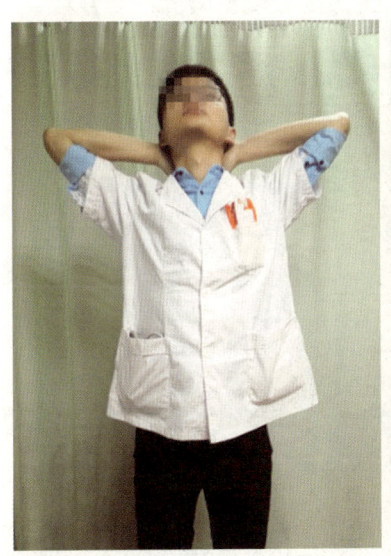
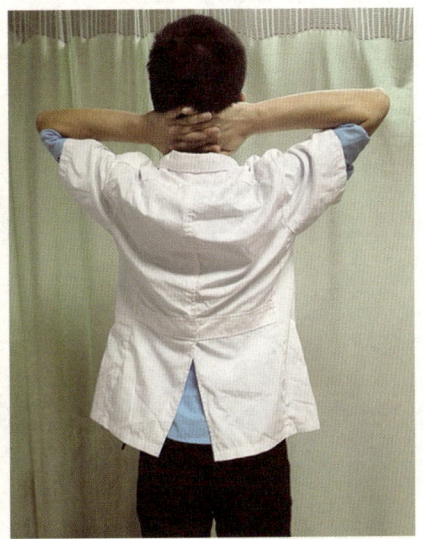

抗阻后伸

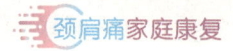

第二套

与颈争力

双足开立，与肩同宽，双手叉腰。①抬头看天；②还原；③低头看地；④还原。上身不动，抬头时吸气，低头时呼气，呼吸自然缓慢，并逐渐加深。上述动作的作用在于增强颈部的肌肉力量，可辅助治疗颈部扭伤、劳损、颈椎肥大或颈臂综合征、头颈项背酸痛等，若配合热敷，效果更好。

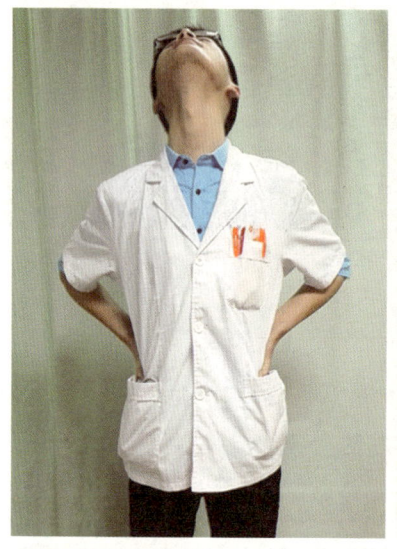
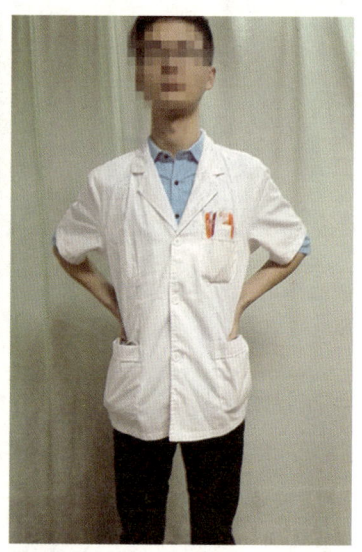
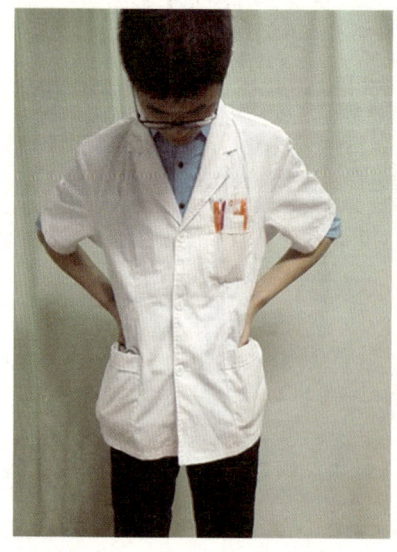
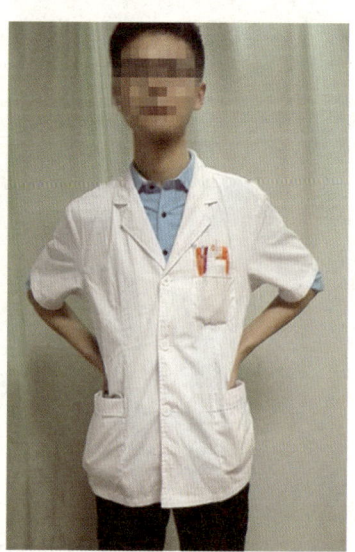

与项争力

往后观瞧

双足开立,与肩同宽,双手叉腰。①头颈向右后转,眼看右方;②还原;③头颈向左后转,眼看左方;④还原。上述动作的作用是增强颈项部肌肉力量,可辅助治疗颈部扭伤、劳损、颈椎肥大或头臂综合征、头颈背部酸痛等。

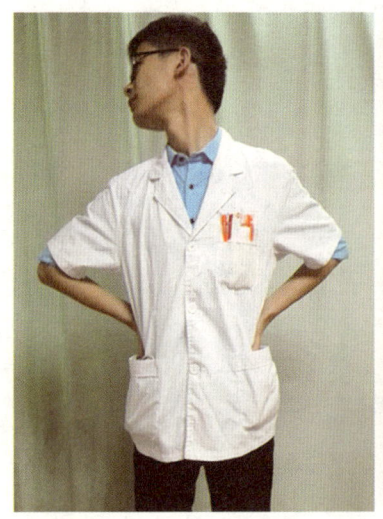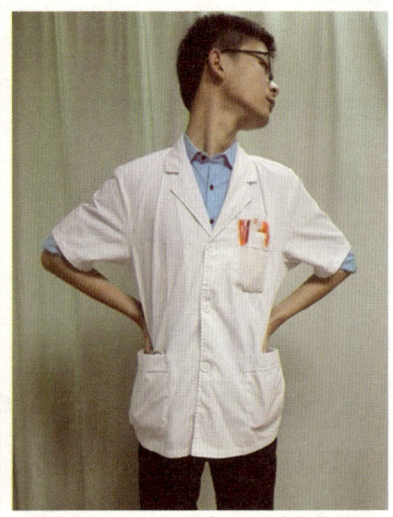

往后观瞧

前伸探海

双足开立,与肩同宽,双手叉腰(同"与颈争力")。①头颈前伸并侧转向右下方,双眼看前下方似向海底窥视一样;②还原;③头颈前伸并转向左前下方,双眼看前下方;④还原。转动时吸气,还原时呼气。

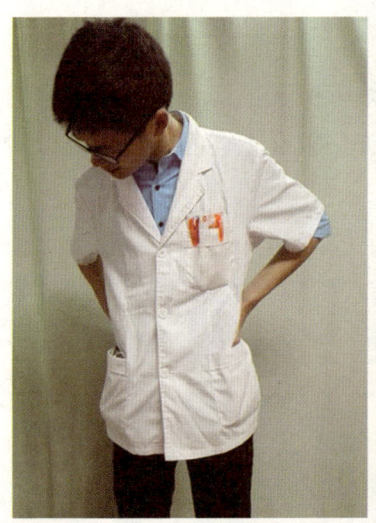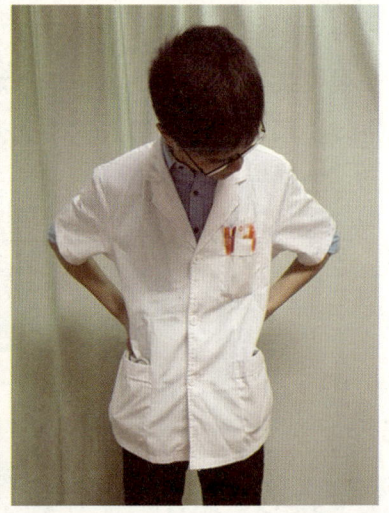

前伸探海

回头望月

双足开立,与肩同宽,双手叉腰。①头颈向右后上方尽力转,双眼看右后上方,似向天空观望月亮一样;②还原;③头颈转向左后上方;④还原。转动时吸气,还原时呼气。头颈转动时不必向前伸出。上述动作可以增强颈部的肌肉力量,辅助治疗颈部扭伤、劳损、颈椎肥大或颈臂综合征、头颈项背酸痛等。动作速度要慢,特别是年龄较大且有头晕感觉者,更应注意对动作速度的控制。

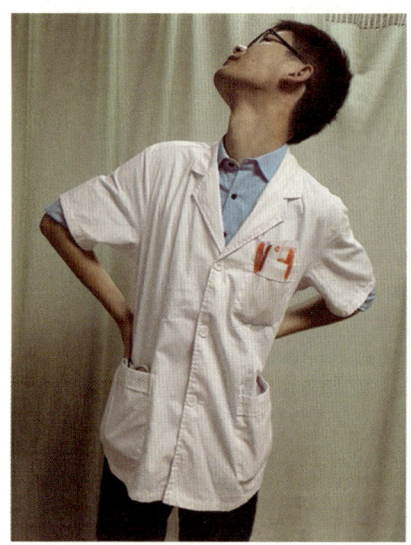
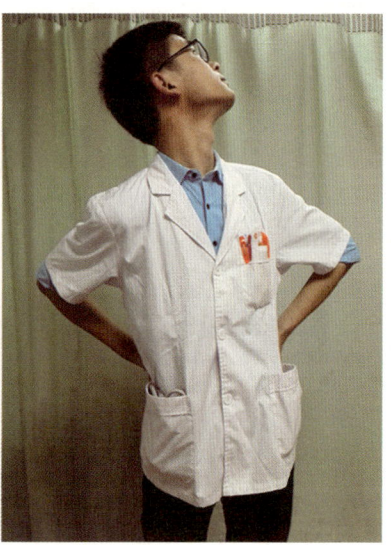

回头望月

颈椎转环

双足开立,与肩同宽,双手叉腰。头颈向左、右各转环一周。上述动作可以于增强颈项部肌肉力量,辅助治疗颈部扭伤、劳损、颈椎肥大或颈臂综合征、头颈项背酸痛等。这个动作必须在上述四个动作轻松完成的基础上进行。急性损伤者慎用。

上述动作每项进行10~20次,每天早晚各一遍。

颈椎病患者颈部肌力训练操

中老年人颈部肌肉力量较为薄弱，常伴有颈项肌劳损，可致颈部肌肉力量不平衡，不利于维持颈椎的稳定性。因此，加强颈部肌肉力量的锻炼，有利于缓解颈椎病症状，防止颈椎病复发。临床常可采用肌肉的等张、等长抗阻收缩的方法来增强颈部的肌力，同时也可以改善颈部的关节活动度。

屈伸运动训练

分别将手放在额部或枕部阻挡头部向前或向后的力量，感到酸胀感时维持 5 秒后缓慢放松。

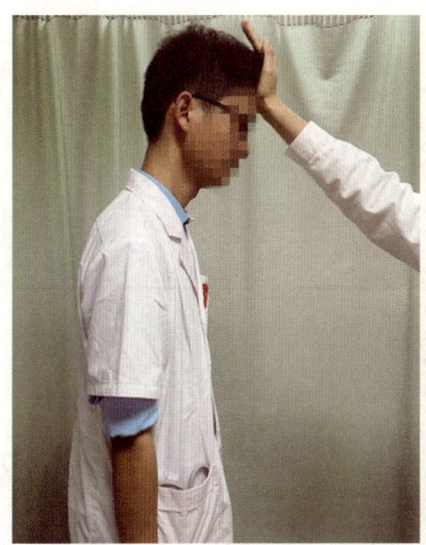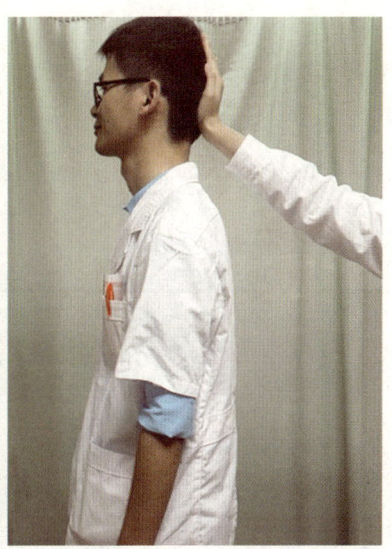

屈伸运动训练

左右运动训练

分别将手放在头部左侧或右侧阻挡头部向左或向右压来的力量，有酸胀感时维持 5 秒后缓慢放松。

旋转运动训练

分别将手放于头部左侧或右侧阻挡头部向左或向右旋转来的力量，有酸胀感时维持 5 秒后缓慢放松。

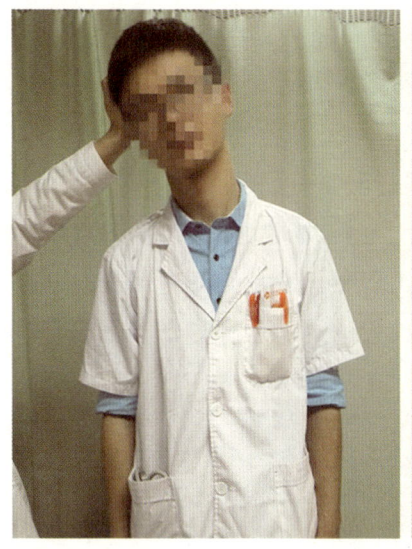 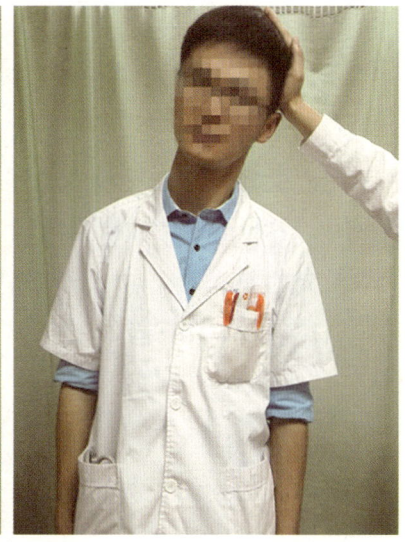

左右运动训练

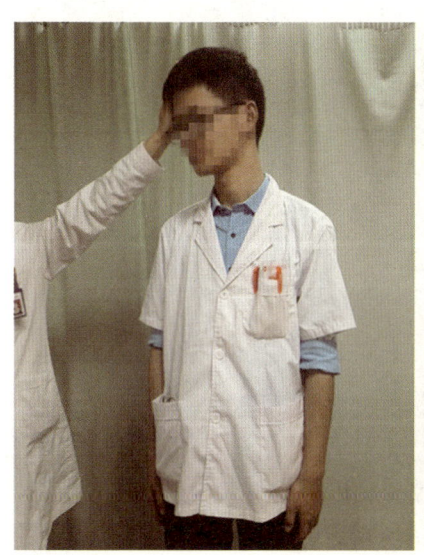 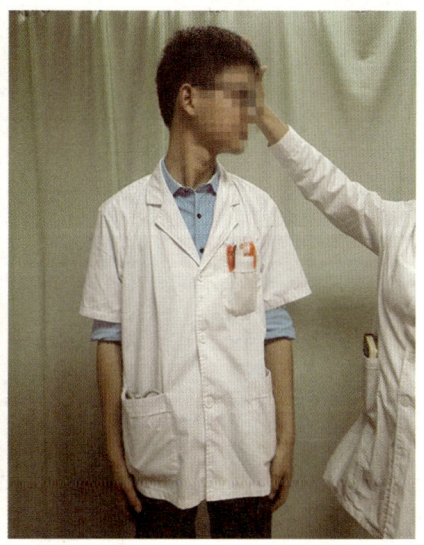

旋转运动训练

以上动作重复做 10 次，每天做 2~3 遍。

注意：做颈部肌肉训练时，要循序渐进，运动量由小到大，不宜用力过猛，不宜突然放手减压，一定要缓慢，否则会造成肌肉韧带的损伤。

哪些运动对颈椎病患者比较有利

经常参加运动锻炼对颈椎病患者是非常有益的，不仅能扩大颈部活动范围，增强关节生理功能和颈部肌肉力量，缓解颈部肌肉痉挛，改善局部血液循环，消肿止痛，还可以使颈椎的椎间孔和椎间隙扩大。因此，在各种医疗体育中，凡是颈部运动的动作，均可以选用。

颈椎病患者常可进行的运动项目如下：

游泳

游泳时需注意水的温度，特别是适宜温度的海水浴，对颈椎病的理疗作用很好。有条件的患者可以在天气适宜时多进行海水浴。

慢跑和徒步走

慢跑和徒步走对大多数患者都适合。重要的是坚持下去，不能半途而废。

打太极拳、做体操或练气功

在条件允许的情况下，患者可以每天多做几次太极拳、体操或气功，室内室外都可以做。

其他

以颈背部肌肉劳损为主要症状的患者需要多进行颈背部肌肉的锻炼，应多进行脊柱和颈椎的运动。四肢肌肉萎缩者可使用扩胸器、哑铃等体育器具，以及练习行走和蹲立等动作。失去主动活动能力的患者，家属可帮助做被动活动，手部锻炼可选用握力器、橡皮圈、铅球等。注意不能做超负荷的运动。

运动对颈椎病患者的作用

颈椎操可改善颈椎间关节的功能，增强颈部肌肉、韧带、关节囊等组织的紧张力，加强颈椎的稳定性，改善颈椎的血液循环，矫正不良的身体姿势，长期坚持颈椎操有助于改善颈椎病的症状，巩固疗效，减少复发。

全身运动和颈部舒缓的局部运动不仅可以改善颈部肌肉韧带的血供，增加肌纤维数目，使肌肉韧带更加坚韧，对颈椎有很好的固定作用，而且还可以保护颈椎免受各种损伤。运动可使骨密度增加，防止骨质疏松，减缓退行性病变，减少颈椎病的发生。运动过程中，血液循环加快，脑及脊髓血液供应增加，从而减轻椎动脉型及脊髓型颈椎病的症状。运动还可以预防肌肉萎缩、关节挛缩，延缓残疾的发生。

颈椎病患者做颈椎操或运动的注意事项

▶ 由于颈椎病属于退行性病变，超负荷的活动不仅可以加速或加重颈椎的病理改变，还会引起外伤或发生意外等。脊髓型颈椎病患者更需引起注意，一旦摔倒，会导致颈髓损伤，出现四肢活动障碍。椎动脉型颈椎病患者进行侧转或旋转运动易压迫椎动脉而加重原有的眩晕症状，因此，椎动脉型颈椎病患者侧转和旋转的动作要少做、慢做，急性期时甚至不做。

▶ 中老年人活动颈部的各项体操必须注意一定的强度和运动量，动作不宜选择过多，活动时间也不宜过长，以免意外情况的发生。

▶ 颈椎病术后3个月内禁做颈项部操，尤其是做过颈椎植骨融合或人工关节置入术后的患者；脊髓型颈椎病或椎动脉型颈椎病患者的运动疗法应循序渐进，不可勉强做颈部大范围活动锻炼，否则易加重脊髓损害或压迫椎动脉，进而加重颈椎病病情。

▶ 运动疗法对一般疾病无特别禁忌，但下列特殊情况，不宜采用运动疗法：①任何原因的发热患者；②收缩压高于140毫米汞柱、低于90毫米汞柱，舒张压低于60毫米汞柱、高于90毫米汞柱，且自觉有症状者；③心功能不全，伴有心源性哮喘、心源性水肿者；④有冠心病和心绞痛者、近期内有心肌梗死者、严重心律不齐者；⑤高龄、体弱者。

3 日常生活中如何保护颈椎

避风寒

在天气变冷时,因颈椎病来医院就诊的人数逐渐增加。大量的研究资料显示,颈椎病的发生除了与日常的工作和生活习惯有关外,与寒冷、潮湿等气候变化也密切相关。

中医理论认为,外感风寒太阳经首先受邪,从而出现项背部疼痛,甚至寒热等不适症状。从现代医学角度来说,颈部肌肉大都暴露在外,容易受到寒冷、潮湿等致病因子的刺激,使局部肌肉保护性收缩,从而导致颈部肌肉张力增高,容易出现颈部力量失衡和颈部肌肉紧张痉挛,进而压迫到神经、血管,发生颈部疼痛或不适。已有的颈椎病患者更容易症状复发。因此,寒冷气候时应当注意颈部保暖。具体措施:尽量穿高领衣服,外出佩戴围巾,避免颈部受寒,消除颈椎病的诱发因素。颈部保暖不仅可以避免颈部疲劳,还可以避免头颈部血管因受寒而收缩,使脑部的血液循环减慢,对高血压、心血管疾病、失眠等都有一定的益处。

纠正生活中的不良姿势,防止慢性损伤

颈肩部软组织慢性劳损,是发生颈椎病的病理基础;生活中的不良姿势是形成慢性劳损的主要原因之一,如长期伏案工作、长时间用电脑等,

均是引起颈椎病的主要原因。因此，连续工作一段时间后，就应起身活动一下颈部，使紧张的颈部肌肉得到放松。

4 重型颈椎病患者如何自我保护

重型颈椎病患者是指那些症状、体征表现严重，或者治疗失败，肢体失去正常功能者。这部分患者做到日常生活自理是一个循序渐进的过程。

● 重型颈椎病患者应该做一些力所能及的家务劳动，这对改善患者的身体功能、调整生活心态等很有益处。起初要在家属的协助下做一些简单的劳动，如擦桌子、摆放一些生活用品等。身体稍微康复后，可进行如扫地等家务劳动。不要做强体力家务，如搬运重物、搓洗大件衣服等。不要做动作性突然的劳动，如跑去接听电话、炒菜等。

● 进行适当的肌力训练，目的是使其全身各组肌群尽快恢复相应肌力。必要时可采用一些器具和工具辅助进行。

● 运动训练要从轻量级开始，循序渐进，也需要根据患者具体情况进行。以颈背部肌肉劳损为主者要锻炼颈背部肌肉；上肢肌肉萎缩无力者以锻炼上肢动作为主；下肢跛行无力、步行困难者，要练习走路和蹲立动作。瘫痪患者，除加强护理防止各种并发症外，还要对肌肉进行按摩，关节要进行被动活动，以防肌肉萎缩、关节僵直和畸形发生。

● 坚持做一些对身体恢复有利的事情，进行日常生活活动训练，不能事事依赖他人。需要注意的是，在患者做一些活动时，家属要在旁边看护，防止摔倒导致意外发生。

● 可选择一些简单的支撑工具，如手杖、拐杖、护膝、护踝、护肘、护腕、下肢功能支架、假肢等来支撑肢体的重量，增强肌力，保持肌力平衡，维持关节位置。必要时也可使用轮椅。

Part 7 颈椎病如何预防

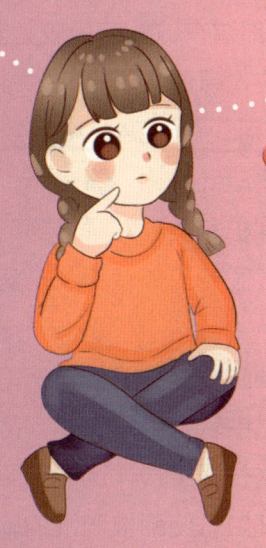

1. 早发现早干预
2. 什么样的生活方式可以预防颈痛
3. 选择正确的睡姿、适当的枕头可以预防颈痛
4. 长期伏案工作的人群如何保护颈椎

早发现早干预

颈椎病是临床常见的退行性骨关节病，是颈椎骨关节炎、增生性颈椎炎、颈神经根综合征、颈椎间盘突出症的总称，是一种以退行性病变为基础的疾病。主要由于颈椎长期劳损、骨质增生，或椎间盘脱出、韧带增厚，致使颈椎脊髓、神经根或椎动脉受压，出现一系列功能障碍的临床综合征。大约30岁之后，颈椎间盘开始逐渐退化，含水量减少，伴随年龄增长逐渐明显，且诱发或促使颈椎其他组织退变。从生物力学角度来看，第5~6、第6~7颈椎受力最大，因此，颈椎病的发生部位在这些节段较为多见。有统计表明，50岁左右的人群中大约有25%的人患过或正患有颈椎病，60岁左右达50%，70岁左右几乎为100%，可见颈椎病是中老年人的常见病和多发病。近年来，颈椎病的发病年龄逐渐低龄化。青少年颈椎病患者占发病人群的10%~20%。所以，早期的保护和发现对颈椎病的预防尤为重要。如何有效地预防和治疗颈椎病是广大医务工作者和颈椎病患者十分关心的问题。

颈椎病的预防应从病因和诱因等方面加以预防，达到降低发病率和复发率的目的。除先天畸形和外伤外，颈椎病均是由软组织损伤如姿势不良引起颈部各组织病理改变而逐渐引发的，而且是长期缓慢作用的结果。所以，颈椎病的预防要从日常生活工作的姿势上开始，使颈椎周围的软组织强壮有力，有利于颈椎及整个脊柱的稳定，防止软组织外伤，降低颈椎病的发病率。

颈椎病患者常因头晕、头胀、耳鸣、肢体麻木、肢体疼痛而影响工作和生活，因此在心理上也常出现恐惧、忧愁等心理障碍。由于心理状态不佳，常不能主动积极配合治疗，往往影响疗效，必要时应针对患者不同的心理状态进行有针对性的心理疏导和健康教育，取得患者积极主动的配合，进而得到良好的治疗效果。

要确保颈椎病的防控效果，首先要加大相关健康知识的教育宣传力度。社区教育通过宣传栏、分发健康知识小册、举行健康讲座、开展相关知识的问卷调查等方式调动社区全体人员的积极性，使人们充分认识到颈椎病的发生是一个长期、缓慢的过程。帮助患者用积极平和的心态面对忽发忽止、忽重忽轻的临床症状，做好打持久战的准备，使其在生活、工作中都遵循健康教育中各个细节的预防措施，掌握并采用正确的坐姿和睡姿，并加以适当运动。指导颈椎病患者根据不同分型参加有针对性的系统治疗，鼓励患者坚持做医疗体操并纠正不良姿势，避免治疗半途而废。

什么样的生活方式可以预防颈痛

人体在直立体位的演变过程中，产生了颈、胸、腰的曲度以求躯体的平衡，而它们之间又相互影响，如颈椎前凸的曲度会受到胸椎后凸、腰椎前凸曲度的影响。成年人的姿势受到以下三个主要因素的影响，即遗传、习惯和疾病。疾病和遗传是显而易见的，而生活习惯上的不良姿势如坐、卧、行、立则是不知不觉地，隐蔽地影响脊柱的曲度，也是影响着整个人体动、静的平衡关系，从而形成慢性劳损，这是不为人们日常注意的，但却是造成颈椎病的重要原因，因此，纠正日常生活中的不良姿势，对预防颈椎病有十分重要的意义。

纠正头颈的不良体位

颈、肩、背部软组织急性损伤和慢性劳损，是颈椎病发生的病理基础，因此，预防颈、肩、背部急性扭伤，特别是慢性劳损，是预防颈椎病的重要环节。生活、学习中的不良姿势，以及工作、劳动中长时间的、单一的固定姿势是形成颈、肩、背部慢性劳损的主要原因。颈部不良姿势或单一固定的姿势致使颈椎间盘压力增加、小关节功能紊乱、韧带紧张、肌肉疲劳或松弛、颈椎错位、颈椎失稳等。因此，纠正日常生活中的不良姿势，注意改变工作、劳动中长期单一的固定姿势对预防颈椎病具有重要的现实意义，包括保持良好的睡眠体位、工作体位、生活体位及运动体位。良好的颈部姿势应当是保持颈部平直，即收颌，头上顶、稍后移。长期从事财会、写作、编校、打字、文秘等职业的人员，由于长期低头伏案工作，使颈椎长时间处于屈曲位或某些特定体位，不仅使椎间盘内的压力增高，也使颈部肌肉长期处于非协调受力状态，颈后部肌肉和韧带易受牵拉劳损，椎体前缘相互磨损、增生，再加上扭转、侧屈过度，更进一步导致损伤，易发生颈椎病。确保姿势正确是预防颈椎病的重要措施。不管是伏案工作、学习或其他增加颈部负荷的动作，都应注意调整头部与工作面的距离，肩自然下垂放松，连续低头时间应减少。避免长时间保持同一姿势，要经常起身活动头颈部和肩部，使肌肉、韧带得到放松并改善血液循环。起身时注意动作要轻缓，避免左右、前后猛烈运动头颈部，因为错误运动往往适得其反，容易引发头颈部不适。

良好的体位与正确的坐姿

生活的不良体位与姿势是形成颈部肌肉慢性劳损和颈椎病的主要原因之一，生活中保持良好的体位与姿势，对颈椎病预防显得尤为重要。因此，应避免长时间低头看书、打牌、打麻将，以及长时间坐位或卧位侧头看电视。从早晨起床、穿衣、刷牙、洗脸、整理家务、打扫卫生、摆放东西、取物、接打电话，到炒菜、吃饭及睡觉等，均应保持正确的姿势和体位，以预防和减少颈椎病的发生。

防止外伤

许多颈椎病是在外伤后引发的，因此防止外伤是预防颈椎病的重要方面。伤害包括明显伤害和隐藏伤害。如跌打损伤、撞击伤、挤压伤、扭挫伤等，这是明显外伤，在日常工作中，注意防护就不会出现。但有些外伤是不经意的，如坐车瞌睡时遇到急刹车，头部骤然前冲后退，当时虽无明显损伤，实际上颈部可能已有损伤。有人揪着小孩子的头提起小孩,都会造成颈椎损伤,以及颈部深层肌腱、韧带等损伤,导致异常高应力,形成颈椎各种移位和骨质增生,使颈椎间盘、韧带等发生病变,从而引发颈椎病。

注意颈部保暖

寒冷刺激会使肌肉血管痉挛,加重颈部疼痛。在秋冬季节,最好穿高领衣服;夜间睡眠时应注意防止颈肩部受凉;炎热季节,空调温度不能太低,避免风扇、空调直吹。防止风寒、潮湿,避免午夜、凌晨洗澡。风寒使局部血管收缩,血流降低,妨碍组织代谢和废物清除,阻碍皮肤蒸发。

积极治疗咽喉部炎症及其他疾病

咽喉部炎症是颈椎病的诱发因素之一,故对咽喉部各种急、慢性炎症如咽炎、扁桃体炎、喉炎等均应积极治疗。此外,对全身性疾病如高血压、内分泌紊乱、更年期综合征等积极给予治疗,对颈椎病的预防亦有重要意义。

3 选择正确的睡姿、适当的枕头可以预防颈痛

正确的睡姿

仰卧位和/或侧卧位交替睡眠,多长时间需变换睡姿没有严格要求,应据实际情况确定。仰卧睡眠时头部应摆正,颈部不可扭曲,双下肢自然伸直、放松。侧卧位睡眠时双下肢自然屈曲,即自然屈膝屈胯,左右侧交

替进行。

适当的枕头

每人每天要在枕头上度过 8~9 小时，因此，枕头对人来说非常重要。枕头对维持头颈部脊椎生理曲线、保证颈椎外在肌群平衡、维持椎管内生理解剖状态尤为重要。枕头的高低、充填物的硬度及其多少、枕头的形状、使用方法等均可影响颈椎外在肌群的平衡，又可直接影响椎管内容积的大小和颈部解剖状态。

什么样的枕头更舒适合理，更符合每个人的生理曲度呢？选择枕头的舒适性，也就是枕在枕头上觉得舒适，枕头高矮、软硬程度不合适均会造成慢性积累性损伤。

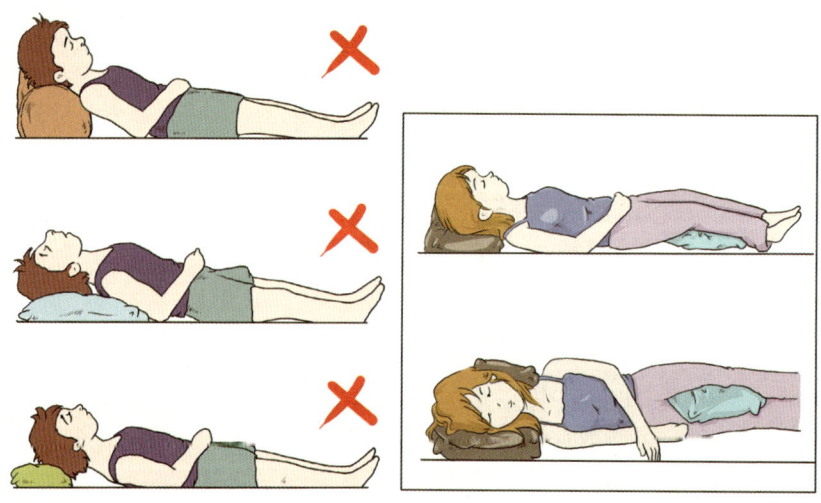

睡眠姿势

枕头的选择

枕头的高度以 6~10 厘米较为合适，具体尺寸还要因每个人的生理特征，尤其是颈部生理弧度而定。适宜的高度可确保仰卧位和侧卧位时颈椎的正常生理曲度，即从正面观察颈椎为一直线，从侧面观察颈椎有向前的生理弯曲。对于颈椎病的不同情况，可适当调整枕头的高度。对于颈椎间盘髓核脱出或突出，或椎体后缘骨赘等直接压迫脊髓有运动功能障碍者，枕头可低些，以减少椎管前方致压物的压迫；对黄韧带肥厚、内陷，以及脊髓后方受压者，枕头可适当高一些，以减轻对脊髓的压迫；对先天或后天性颈椎椎管狭窄伴有椎体后缘骨质增生、颈椎结核、颈椎肿瘤、强直性脊柱炎早期的患者，枕头以正常高度为宜。

枕头的放置位置

枕头放置的正确位置应当是颈后（即枕凸之下、大椎之上的颈曲部位），而不是脑后（后脑勺）。枕头不是枕"头"而应是枕"颈"。如果错误地将枕头置于后脑勺而不是颈后，不但不利于颈后部肌肉、韧带的放松，反而会加剧肌肉僵硬，甚至导致其出现慢性损伤（劳损），进而出现颈椎生理曲度变化及椎间盘改变，诱发颈椎病。

枕头软硬适中

颈椎间盘突出症的患者应选择稍微柔软的枕头，但又不失一定硬度的枕头，即枕头只要稍有弹性即可，弹性过大会造成颈部肌肉疲劳和损伤。

枕芯填充物

①荞麦壳：价廉，透气性好，可随时调节枕头的高低。②蒲绒：质地柔软，透气性好，可随时调节枕头的高低。③绿豆壳：不仅透气性好，而且清凉解暑，如果加上适量的茶叶或薄荷则更好。④热压缩海绵枕芯：不易变形，保持睡眠时始终处于零压力状态，能有效促进血液循环，消除颈部疲劳和酸痛，减少睡眠时不必要的翻身次数。理想的枕芯应是充填物柔软，透气好，做成后符合生理曲度要求。对于颈椎病生理屈度变小、变直或反屈者，应选择白砂等质硬的填充物，且在填充时数量宜多一些，装得饱满一些，以枕外隆凸不能触床为好，这样睡后可起到垂吊牵引的作用。

枕头的形状

枕头的形状以中间低、两头高的元宝形最好。其作用是用中低的部分维持颈椎的生理曲度，两头高的部分可固定、制动头颈部。现在生活中常用的枕头多为扁平状，使用时极易使枕部受力而不是颈部受力，不利于颈肩部肌肉、韧带放松，反而容易使其劳损，诱发颈椎病。因此，学会使用枕头是预防颈部肌肉、韧带劳损，防止颈椎病发生发展，防止出现脑供血不足的有力措施之一，既方便又有效。

4 长期伏案工作的人群如何保护颈椎

近年来，颈椎病、腰椎间盘突出症的发病率不断上升。统计资料显示，颈椎病占全国人口的 7%~10%。个别地区发病率为 15%~20%。通常情况下，50 岁人群发病率为 25% 左右，60 岁人群发病率为 50% 左右，70 岁人群发病率几乎占 100%。应该引起我们高度关注。以前，它属于中老年人的特征性疾病，如今，年轻人基本上成了颈椎病发病的"主力军"。不正确的姿势，如电脑族、手机族、长期低头伏案的人群，发病率相对较高。长时间的做手术、高度集中下低头的外科医生，出现腰酸背痛，也都是导致发病率上升的原因。颈椎病的发生加大了社会压力，给家庭带来一定的负担。因此，指导长期伏案工作的人群如何保护颈椎是一项重要课题。

健康成年人每天的工作时间约为 8 小时，在工作过程中其体位与姿势往往按工作的需要而定，这不仅仅影响患者的治疗与康复，还是颈椎病发生发展与复发的主要原因。伏案工作人员、流水作业线的装配人员等斜颈、低头和耸肩工作者，以及重体力劳动者，一旦用力不当，极易损伤颈、肩、背部的软组织。现已证明，有些职业与颈椎病的发生关系密切。改变这种职业与工种虽然是一种好的方法，但实施时确实存在许多困难，因而纠正与改变工作中的不良姿势与体位显得更为重要。现提出颈椎病防治措施如下：

保持正确的姿势

长期的姿势不良是引起颈椎病的主要原因，包括枕头过高、过低、过

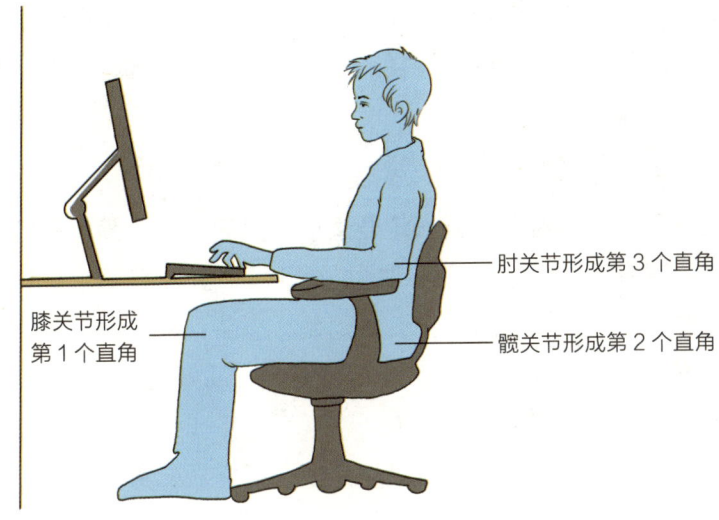

正确的坐姿

硬,以及驼背、伏案书写、侧身歪斜的看书、趴在桌子上睡觉、用脖子夹电话等。这些不良姿势都可能导致颈椎位置发生异常变化或畸形。正确的坐姿是双臀踏实均匀地坐在椅子上,上半身略后倾,腰背挺直,双下肢轻松平展,两足平稳着地。对颈椎来说,受力最大的姿势是向前弯曲,因而应尽量避免用电脑的时候低头看,改为仰头对颈椎较好。

及时活动头颈部

持续长时间伏案工作的人,易引起颈椎间隙内压改变,使张力较大一侧的肌肉疲劳,从而引起颈椎的内外平衡失调,进而发生颈椎病或使其加重。为此,当这类人员或患者在其头部向某一个方向需要长时间固定或不断向一个方向转动时,在其固定或转动的间隙增加其相反方向的转动,例如,伏案工作者在伏案时作业30分钟时,可将头向后多仰数次,或将头左右旋转,再向后仰数次,工作学习和颈部活动的时间间隔长短可酌情而定,但不宜超过30分钟,如此锻炼有利于颈部保健,可消除颈肌疲劳,维持颈肌的平衡。

具体措施:①室内、室外活动均可。②活动形式多样,颈部活动以前屈、后伸、左右侧屈和左右旋转为宜。全身活动可做各种工间操、打太极拳、做哑铃操、散步等。③量力而行,循序渐进。做颈部和全身运动时,应根据自己实际情况,如年龄、体质、全身状态、职业特点、爱好等量力而行,切勿操之过急，以防发生意外。④头颈活动适度为佳。由于颈椎病属于退行性病变，过频、过大、用力过猛的活动必然加剧其病理改变，并诱发各种症状。

配置高低适度的工作、学习台

学习桌面或工作台面高低一定要适度，过高则使头颈部呈仰伸状，过低则颈部呈屈曲状，均不利于颈椎的内外平衡，尤其是后者在日常工作、学习最为多见，必须加以调整。其原则是，以头、颈、胸部保持正常生理曲线为标准，这一点对颈椎病患者尤为重要。凡身高在1.8米以上或1.6米以下者，均应通过椅子的高低来调整学习、工作台面。对需长期伏案工作的人员或颈椎病患者，可配备斜面台板、工作板或斜位阅读板，以减少屈颈程度。

积极治疗颈、肩部各种急性损伤，是防止颈椎病发生的重要环节

在日常工作与生活中，颈、肩部急性损伤在所难免，而损伤肯定伴有水肿、渗出或出血。因此，及时、正确地就医治疗，使这些急性水肿、渗出及出血能尽快、彻底地吸收、消散，避免出现继发粘连，是有效防止颈椎病发生的必要手段。

颈椎运动疗法

运动疗法在颈椎病治疗中的应用，越来越受到医学界以及广大患者的关注。运动疗法是现代康复医学中的重要内容之一，对于促进颈椎病的康复和防止其复发具有不可替代的作用，适合颈椎病患者在家进行自我保健治疗，具备简单、易学、经济、有效等特点。运动疗法的主要原理就是针对颈椎病的病变特点，通过患者自主进行符合生理特点的局部和全身性运动，对脊柱、肩、肘、腕等多关节、多肌群进行复合性运动锻炼，以达到促进颈椎及其周围组织功能康复的目的。患有颈椎疾病的人，颈部活动减少或长期保持同一姿势会使颈部淤血水肿，循环不畅，造成颈部麻木、僵硬、酸痛等。

颈椎运动疗法的主要作用：①通过颈部各方向的放松性运动，促进颈椎区域血液循环，消除淤血水肿，同时牵伸颈部韧带，放松痉挛肌肉，从而减轻症状。②增强颈部肌肉，增强其对疲劳的耐受能力，改善颈椎的稳定性，从而巩固治疗效果，防止病情复发。

颈椎病运动疗法的要点：①运动强度。运动的强度宜小，不要用力过猛，动作也要缓慢完成。在进行颈椎病的自我治疗运动时，每个动作可重复做4~6次，整套动作5~10分钟。每天何时进行锻炼无绝对要求，最好在低头工作以后进行运动。但不要在睡觉或休息时进行，以免影响休息。每天至少做1次。但不要求每天定时做，而要求在看书写字时每小时做1次。②运动幅度。预防颈椎病的动作幅度不宜过大，要求使用用力柔和、动作速度较慢的周期性动作，如广播体操等。要动静结合，循序渐进，长期坚持。③运动规律。要规律地完成运动动作。头、颈部不可无规律地乱转乱晃，以免造成不适，损伤颈椎。④在进行颈椎病的自我治疗中，做颈椎运动时，用力要柔和而缓慢，切不可用力过猛。对于症状较为严重的患者，运动时要十分注意，如果运动后感觉不适，则宜停止，或向医生咨询。

适合颈椎病康复运动的运动有医疗体操、太极拳、八段锦、步行、慢跑、散步、舞蹈、游泳、娱乐性球类、跳绳等。一些耐力训练和有氧运动如快走、跑步、骑自行、游泳、滑雪等，对颈椎病也有防治作用，在进行颈椎病的自我治疗时可以根据自身条件进行选择。

跳绳疗法

跳绳花样较多，可简可繁，随时可做，一学就会，特别适宜在气温较低的季节作为健身运动，而且对女性尤为适宜。从运动量来说，持续跳绳10分钟，与慢跑30分钟或跳健身舞20分钟相差无几，可谓耗时少、耗能大的需氧运动，尤其是对颈椎病的防治有非常好的疗效。

- 绳子选择与跳法：绳子一般应比身高长60~70厘米，最好是实心材料，太轻的反而不好。跳的时候，用双手拇指和食指轻握，其他手指只是顺势轻松地放在摇柄上，不要发力。另外，要挺胸抬头，目视前方5~6米处，能感觉到膝关节和踝关节的运动。

- 跳绳的运动安排：医学专家建议颈椎病患者要建立跳绳渐进计划。初学时，仅在原地跳1分钟；3天后即可连续跳3分钟；3个月后可连续跳上10分钟；半年后每天可实现"系列跳"（如每次连跳3分钟，共3次）。

- 跳绳的注意事项：跳绳者应穿质地软、重量轻的高帮鞋，避免脚踝受伤。绳子要软硬、粗细适中。初学者通常宜用硬绳，熟练后可改为软绳。要选择软硬适中的草坪、木质地板和泥土地的场地，切莫在硬性水泥地上跳绳，以免损伤关节，并易引起头昏。跳绳时须放松肌肉和关节，脚尖和脚跟用力须协调，防止扭伤。胖人和中年妇女宜采用双脚同时起落的方式。同时，上跃也不要太高，以免关节因负重过大而受伤。跳绳前腕部、足部、腿部、踝部应先做些准备活动，跳绳后则可做些放松活动。由于颈椎病病症复杂，跳绳后若有身体不适，应立即停止该项运动。

八段锦

是具有中国特色的健身气功，历史悠久。包括八种术式，连贯成套，要求呼吸均匀、意守丹田，刚柔相合。

- 两手托天理三焦。自然站立，两足平行同肩宽，呼吸均匀，双目平视，舌舐上腭，气沉丹田。双手自小腹前向前伸臂，手心向下，向前外划弧，顺势转手向上，双手十指交叉于腹前；手指交叉翻掌，掌心向上尽力托举，随之抬头，目视片刻，松开交叉的双手，自两侧向下划弧，慢慢落于小腹前，反复多次。

- 左右开弓似射雕：全身放松，自然直立，左足向左横跨一步，成马步，两足做下蹬劲，两臂在胸前做拉弓状，向左拉至极点，同时右手向右伸出为剑手，手指作剑诀，转头向右，通过食指凝视远方。将两腿伸直，顺势两手向下划弧，收回于胸前，再向上划弧，经两侧缓缓下落，还原。左右调换，反复多次。

- 调理脾胃单举手：自然站式，两臂屈肘于胸前，掌心向上，指尖相对。右手翻掌向上，用力伸直，同时左手翻掌向下，用力下按，然后双手交替连续多次。

- 五劳七伤向后瞧：站桩自然站式，两手自然下垂，头缓缓向右转，设想看到右足心，并以意引气至右足心，再缓缓转头，眼看左方，反复多次。

- 摇头摆尾去心火：自然站立，两腿屈膝成马步，双手反按膝上部，以腰为轴，左手臂将躯干转至左前方，头与左膝呈一垂线，右臂绷直，同时臂向右摆，再反方向摆动。
- 两手攀足固肾腰：自然站式，两足分开与肩同宽，两腿绷直，上身缓缓前屈，双手下按，顺膀胱经下至足尖，逐渐以掌触及足背，然后上身直立，双手撑腰，缓缓后仰，反复多次。
- 攒拳怒目增气力：自然站立，双膝微屈，左足跨出变马步，双手提至腰间半握拳。右拳用力紧握，拳心向下，向前击出，凝视远方，瞪目虎视。收拳再出左手，反复多次。
- 背后七颠百病消：自然站立，双臂自然下垂，意守丹田。两足跟提起，足趾尖着力，配合吸气，头用力上顶，稍停后，随呼气足跟着地，全身放松，手掌下垂，如此反复多次。此法有畅通气血、清醒头目之功，适用于颈、项、腰的功能锻炼与保健。

生活建议

随着年龄的增长，颈椎间盘发生退行性病变几乎是不可避免的。但如果在生活和工作中注意避免一些促进颈椎间盘退行性病变的因素，则有助于防止颈椎退行性病变的发生发展。

颈椎病的病程比较长，颈椎间盘的退行性病变、骨刺的生长、韧带钙化等与年龄增长、机体老化有关。病情常有反复，发作时症状可能比较重，影响患者日常生活和休息。因此，一方面要消除恐惧悲观心理，正确认识颈椎病，树立战胜疾病的信心；另一方面，要防止得过且过的心态，避免放弃积极治疗。参照《中国颈椎病诊治与康复指南》，我们提出以下建议：

🔸 关于休息：颈椎病急性发作期或初次发作的患者，要注意休息，病情严重者更要卧床休息2~3周。从颈椎病的预防角度，应该选择有利于病情稳定、有利于保持脊柱平衡的床铺为佳。枕头的位置、形状与填充料要有所选择，也需要一个良好的睡眠体位，做到既要维持整个脊柱的生理曲度，又应使患者感到舒适，达到使全身肌肉松弛，调整关节生理状态的作用。

● 关于保健：①医疗体育保健操的锻炼。无任何颈椎病的症状者，可以每天早、晚各进行数次缓慢屈、伸、左右侧屈及旋转颈部的运动，加强颈背肌肉等长抗阻收缩锻炼。颈椎病患者戒烟或减少吸烟对其缓解症状、逐步康复意义重大。避免过度劳累而致咽喉部的反复感染，避免过度负重和人体震动，进而减少对颈椎间盘的冲击。②避免长期低头姿势。要避免长时间低头工作，对于银行与财会专业人士、办公室伏案工作、电脑操作等人员，这种体位使颈部肌肉、韧带长时间受到牵拉而劳损，促使颈椎间盘发生退行性病变。工作1小时左右后改变一下体位。改变不良的工作和生活习惯，如卧在床上看书、看电视等。③颈部放置在生理状态下休息。一般成年人颈部枕高约10厘米，高枕使颈部处于屈曲状态，其结果与低头姿势相同。侧卧时，枕头要加高至头部不出现侧屈的高度。④避免颈部外伤。乘车外出应系好安全带并避免在车上睡觉，以免急刹车时因颈部肌肉松弛而损伤颈椎。出现颈肩臂痛时，在明确诊断并除外颈椎管狭窄后，可行轻柔按摩，避免过重的旋转手法，以免损伤颈椎间盘。⑤避免风寒、潮湿。夏季注意避免风扇、空调直接吹向颈部，出汗后不要直接吹冷风，或用冷水冲洗头颈部，或在凉枕上睡觉。⑥重视青少年颈椎健康。随着青少年学业竞争压力的逐渐增加，长时间看书学习对其颈椎健康造成了极大危害，从而出现颈椎病发病低龄化的趋势。建议在中小学甚至大学中大力宣传有关颈椎的保健知识，指导学生树立颈椎的保健意识，重视颈椎健康，树立科学学习、健康学习的理念，从源头上"堵截"颈椎病。

Part 8 肩痛的初步认识

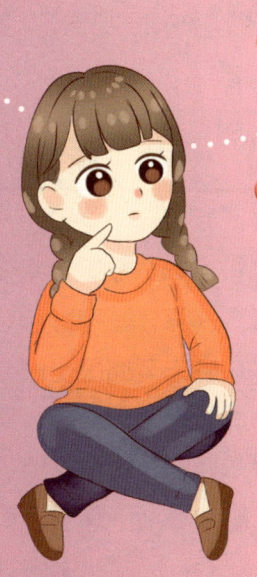

1. 肩痛仅仅是"肩周炎"吗
2. 导致肩痛的常见原因有哪些
3. 哪些人易患肩痛
4. 哪些生活方式易导致肩痛
5. 有哪些内脏疾病可以出现肩痛症状
6. 肿瘤可以引起肩痛吗

肩痛仅仅是"肩周炎"吗

"只要肩痛就是肩周炎",这是一个很大的误区。长期以来,人们习惯把很多和肩部有关的疾病,都归根为肩周炎,殊不知肩周炎只占肩痛就诊患者的20%左右,大部分肩痛都不是肩周炎。

肩周炎的全称是肩关节周围炎,是肩关节周围肌肉、肌腱、滑囊和关节囊等组织的慢性无菌性炎症。由于炎症导致关节内外粘连,从而影响肩关节的活动。肩周炎是一种很常见的中老年疾病。本病好发于50岁左右的人,故又称"五十肩",女性较男性多见。

肩周炎的常见症状:①肩部疼痛。起初时肩部呈阵发性疼痛,多数为慢性发作,以后疼痛逐渐加剧,钝痛或刀割样痛,且呈持续性。气候变化或劳累后,常使疼痛加重,当肩部偶然受到碰撞或牵拉时,常可引起撕裂样剧痛。肩痛"白天轻"夜间重,是肩周炎一大特点,多数患者常诉说后半夜痛醒,不能成寐;若因受寒而致痛者,则对气候变化特别敏感,如气候变冷、阴天、下雨前肩部疼痛加重。多数患者在肩关节周围可触到明显的压痛点。②肩关节活动受限。肩关节向各方向活动均受限,以外展、上举、内外旋较为明显,其中以肩关节外旋受限最为典型。随着病情进展,由于长期失用引起关节囊及肩周软组织的粘连、肌力逐渐下降等,肩关节各方向的主动和被动活动均受限,特别是梳头、穿衣、洗脸、叉腰等动作均难以完成。严重时肘关节功能也可受影响,屈肘时手不能摸到同侧肩部,尤其在手臂后伸时不能完成屈肘动作。③怕冷。肩关节周围怕冷,即使在夏季,患者的肩部也不敢吹风。④肌肉痉挛与萎缩。三角肌、冈上肌等肩关节周围肌肉早期可出现痉挛,晚期可发生失用性肌萎缩,出现肩峰突起、上举不便、后弯不利等典型症状,此时疼痛症状反而减轻。

导致肩痛的常见原因有哪些

在日常生活中,人们的肩关节可以产生各种动作,包括前屈、后伸、外展、内收、外旋、内旋六个方向,再加上肩关节的环转运动,可以说肩关节是人体活动范围最大、转动最灵活的关节。随着日积月累的磨损、关节的老化、肌腱韧带的劳损,加上寒冷刺激或肩部的外伤,非常容易出现肩痛。许多患者将自己的肩痛归根于肩周炎,甚至有些医生会将病因不明确的肩痛都诊断为肩周炎。实际上,在诊断"肩周炎"之前,一定要鉴别诊断,因为除肩周炎外,还有多种疾病可能引起肩痛。下面是一些导致肩痛的常见原因。

肩峰下撞击综合征

肩峰下撞击综合征是以肩关节部位疼痛及功能障碍等一系列临床症状为代表的常见疾病,临床上占肩关节疼痛患者的44%~65%,是肩痛最常见的原因。肩峰下撞击综合征是指肩关节前屈、外展时肱骨大结节与喙肩弓反复发生撞击,导致肱骨大结节骨赘形成、肩袖组织钙化,甚至肩袖撕裂,引起肩关节疼痛和功能障碍;主要指冈上肌出口部由于骨和软组织异常,造成出口部狭窄而发生的撞击征。肩峰下撞击综合征常见于年轻运动员和中年人,过顶运动如游泳、篮球、棒球、排球、网球等运动员是本病的高发人群,尤其是游泳运动员患病率更高。

肩峰下撞击综合征主要表现为肩关节前外侧疼痛,可向前臂放射至三角肌附着处,在肩关节上举、外展活动时疼痛加重,部分患者会出现夜间

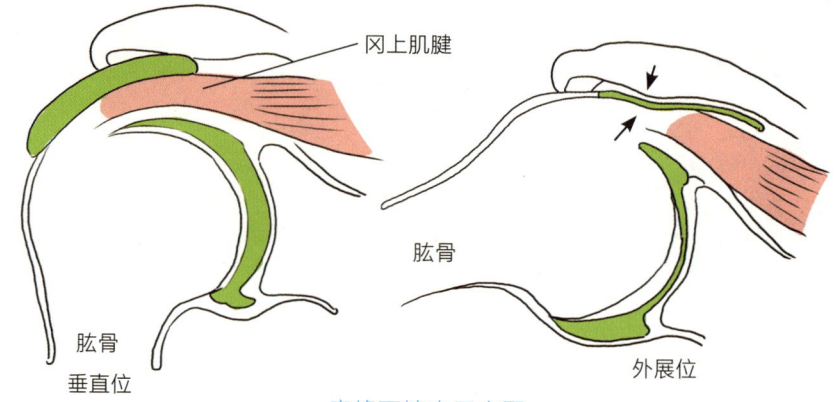

肩峰下撞击示意图

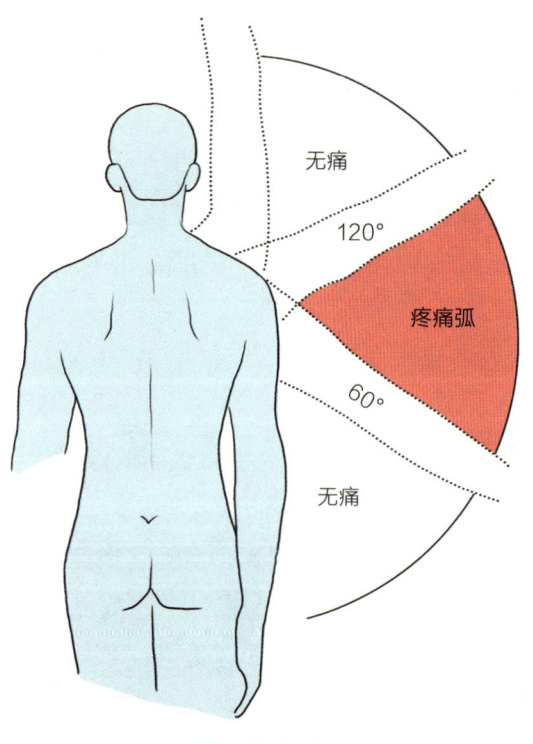

疼痛弧示意图

静息痛。疼痛患侧肩关节主动活动受限，但被动活动正常。主动活动是指在没有辅助下自己完成的一种运动，而被动活动则是关节运动时依靠外力辅助完成的运动。

肩峰下撞击综合征又称疼痛弧综合征，说明肩峰下撞击综合征应该存在疼痛弧。疼痛弧是指患肩在外展至60°前无明显疼痛或仅出现轻度疼痛，当外展至60°~120°，出现肩关节疼痛明显加剧，当肩关节外展角度超过120°后，疼痛又再次减轻，甚至可自行进行上举运动。

肩袖损伤

肩袖损伤也是以肩关节部位疼痛及功能障碍等一系列临床症状为代

表的常见疾病，临床上占肩关节疼痛患者的25%~30%，是肩痛常见的原因之一。肩袖是肩峰与肱骨头之间的一个重要结构，它由冈上肌、冈下肌、小圆肌和肩胛下肌紧密连接而成，这些肌肉、肌腱紧密包裹着肱骨头，类似袖口，故此得名为肩袖。肩袖的作用是支持和稳定肩肱关节，维持肩关节腔的封闭功能，保持滑液营养关节软骨，预防继发性骨关节炎。肩袖随着年龄的增长及肩部的劳损，逐渐发生退行性病变。肩袖损伤多见于40岁以上的中年人，由外伤引起的肩袖损伤则多见于青壮年。

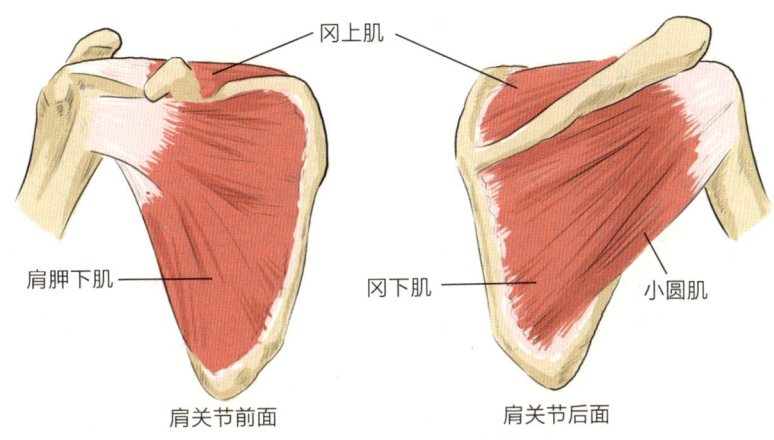

肩袖的肌肉组成

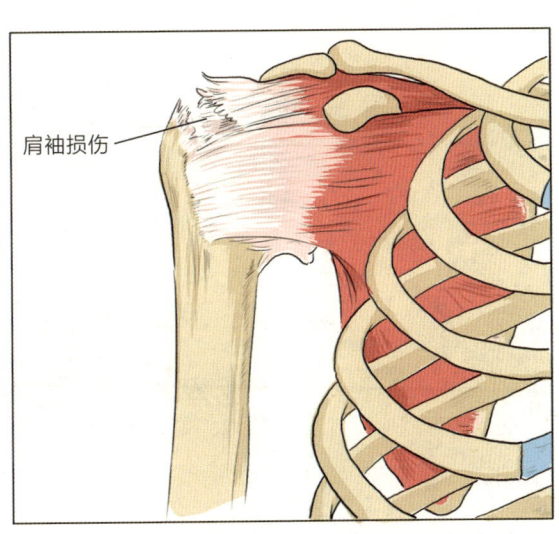

肩袖损伤示意图

肩袖损伤主要表现：①肩关节疼痛是肩袖破裂的早期主要症状，初期呈间歇性，在劳作后及夜间患侧卧位症状加重，休息后减轻。若有慢性肩峰下滑囊炎存在，疼痛呈持续性和顽固性。疼痛分布在肩前方及三角肌区，疼痛发作与撞击发生的频率密切相关。②肩关节功能障碍，患肢不能外展、上举或外展、上举无力，严重者有肩部不稳感。③肌肉萎缩病史长者可出现冈上肌、冈下肌和三角肌萎缩，以冈上肌较明显。肩前方与大结节之间的间隙有压痛感，活动时可闻及或触及磨砂音。④疼痛弧征阳性，患肢外展上举至一定范围时由于肩袖受到的应力最大而出现肩前方疼痛，为疼痛弧综合征阳性。患侧肩大结节与肩峰之间压痛明显。

颈椎病

颈椎病是引起肩部疼痛的常见疾病之一，临床上占肩关节疼痛患者的10%左右。颈椎病多发生于40岁以上的人群，近年来呈现年轻化趋势。神经根型颈椎病，尤其是第4~7颈椎病变的颈椎病患者，可出现一侧或两侧颈、肩部疼痛不适，亦可放射至同侧颈肩、上臂、前臂等处；容易与肩周炎混淆。颈椎病引起的肩痛，上肢上举时疼痛反而减轻，牵拉时疼痛加重，一般不伴有关节的活动障碍；疼痛为神经根性，多伴有放射性的手指麻木或麻痛，而且沿神经支配走行分布。

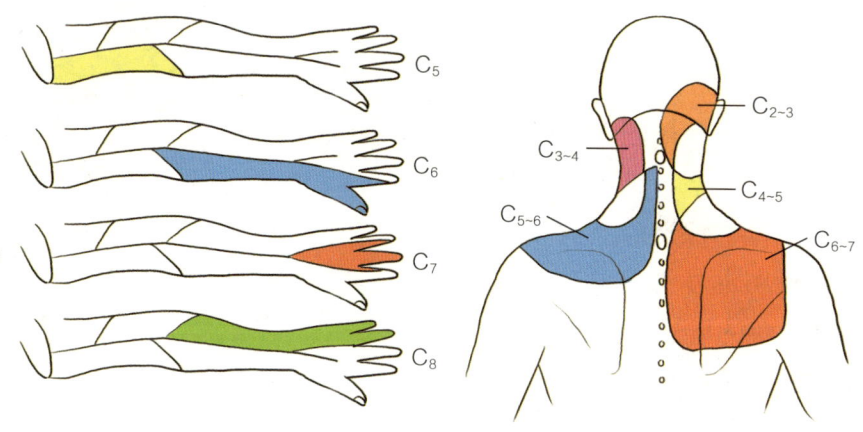

神经根型颈椎病神经定位示意图

肱二头肌长头肌腱炎

肱二头肌长头肌腱炎在临床上占肩关节疼痛的5%左右。肱二头肌长头肌腱起于肩胛骨盂上结节，在肱骨结节间沟与横韧带形成的骨纤维管中通过。肱二头肌肌腱在肩关节后伸、内收和内旋时滑向上方，在前屈、外展和外旋时滑向下方。当上肢处于外展位屈肘时，肱二头肌长头肌腱容易损伤，长期摩擦或过度活动亦可引起腱鞘充血、水肿和增厚，造成慢性炎症，使该肌腱在腱鞘内的滑动受到影响，出现一系列的临床症状，被称为肱二头肌长头肌腱炎，也是肩痛的常见原因之一。此外，因为肱二头肌长头肌腱鞘与盂肱关节腔相连，所以任何肩关节的慢性炎症均可引起肱二头肌长头肌腱炎。肱二头肌长头肌腱炎若不及时治疗，还可累及肩关节周围其他软组织，并引起相应的慢性炎症性疾病。

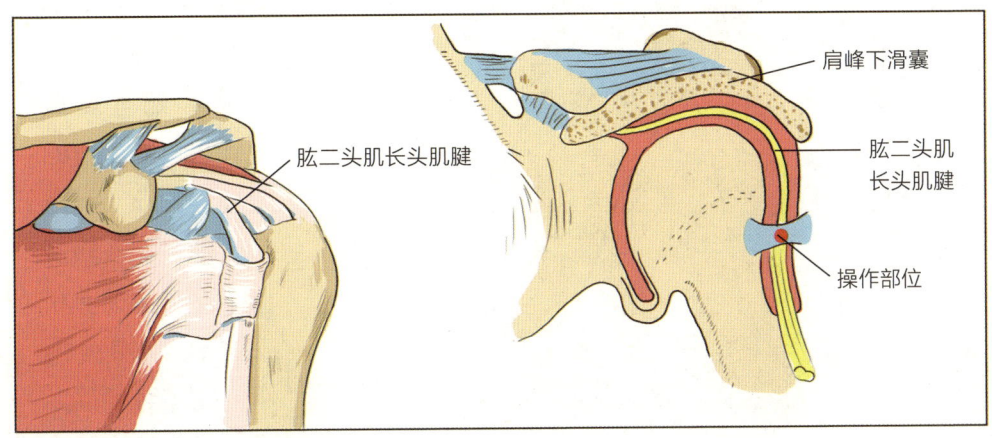

肱二头肌长头肌腱炎损伤示意图

肱二头肌长头肌腱炎患者的肩关节前部疼痛可向上臂前外侧放射，并在肩部活动后加重，休息后好转。在肱二头肌长头肌腱炎早期，患者的肩关节活动尚不会明显受限，但外展、后伸和旋转时疼痛；症状逐渐加重后，患者的肩关节活动受限，肱骨结节间沟处压痛明显，掰手腕时肱骨结节间沟处疼痛可辅助诊断。

肩峰下滑囊炎

肩峰下滑囊炎在临床上占肩关节疼痛患者的 5% 左右。肩峰下滑囊又被称为三角肌下滑囊，是人体全身最大的滑囊之一，位于肩峰、喙肩韧带和三角肌深面筋膜的下方，肩袖和肱骨大结节的上方。肩峰下滑囊炎是因肩部的急、慢性损伤和炎症刺激肩峰下滑囊，从而引起的以肩部疼痛和活动受限为主要症状的一种慢性炎症性疾病。

肩部疼痛、活动受限和局限性压痛是肩峰下滑囊炎患者的主要症状，其中疼痛会逐渐加重，尤其是上肢在外展和外旋时（会挤压滑囊）。疼痛

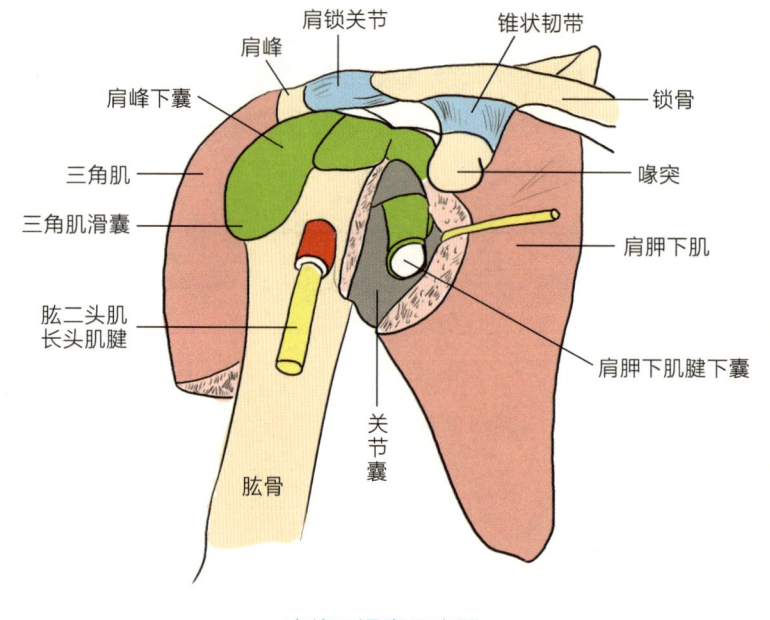

肩峰下滑囊示意图

一般位于肩部深处，涉及三角肌的止点等部位，亦可向肩胛部、颈部和手部等处放射。肩关节、肩峰下和大结节等处有压痛点，且可随肱骨的旋转而移动。当肩峰下滑囊积液较多时，整个肩关节和三角肌部均有压痛。为减轻疼痛，患者常需使肩关节处于内收位和内旋位，以减轻对滑囊的挤压。随着滑囊壁的增厚和粘连，肩关节的可活动范围逐渐缩小，甚至完全消失。

 哪些人易患肩痛

肩痛是临床常见的症状，那么，哪些人易患肩痛呢？

中老年人

中老年人机体功能逐渐衰退，骨质疏松，血液循环、新陈代谢逐渐衰减，肩部肌肉、肌腱、韧带发生老化、钙化，适应能力减退，失去弹性和韧性，肩袖滑膜面的部分纤维发生断裂、磨损、破碎、出血、粘连，关节囊可发生损伤、机化粘连、挛缩，肩峰下滑囊壁增厚，囊内滑液减少，从

而产生粘连性滑囊炎或肌腱炎等肩关节周围软组织的无菌性炎症，导致肩关节的功能障碍和疼痛。

爱好运动的人

爱好运动的人，尤其爱好过顶运动的人，如打羽毛球、打网球、游泳的人等，经常会受到一点外伤，肩部各种拉伤、扭伤、挫伤等使肩部肌肉、韧带产生部分断裂，组织间出血。断裂在修复过程中可产生瘢痕、粘连、出血，引起无菌性炎症，肌肉、肌腱、关节囊挛缩，从而出现肩关节运动障碍及疼痛。尤其是不做热身运动，直接进行运动项目，更容易出现损伤。

重体力劳动的人

重体力劳动的人或长期肩关节固定姿势工作的人，肩关节日积月累的慢性劳损超过肩部肌肉、肌腱等软组织的耐受范围，产生肌肉、肌腱、韧带纤维微量多次的损伤和出血，逐渐形成肩关节周围软组织的无菌性炎症、粘连和挛缩。

内分泌紊乱的人

内分泌紊乱的人尤其是糖尿病患者更容易患肩周炎。肩周炎多发于50岁左右的人群。肩周炎的症状与内分泌紊乱同时出现，部分患者还兼有更年期综合征的表现。该类患者不需治疗，经过2年左右多可自愈。

经常受凉及潮湿环境工作的人

肩部受凉、受潮使肩关节周围血流缓慢，肌肉紧张痉挛，长期的肌肉痉挛导致代谢产物蓄积，营养不能到达而产生无菌性炎症，久而久之，形成肌肉、肌腱、韧带间的炎症粘连、挛缩，导致肩部疼痛、活动受限等。

哪些生活方式易导致肩痛

随着科技的发展与智能手机的普及，颈肩痛的患者日益增多，不良的生活方式将成为肩痛发生的重要原因。那么，哪些生活方式易导致肩痛？

长时间伏案工作

长时间伏案工作，颈肩部、腰部的肌肉一直处于紧张状态，从而造成颈肩部肌肉、肌腱、韧带僵硬，产生无菌性炎症，继而导致肩部疼痛。

长时间上网或玩手机

随着智能手机的出现，低头玩手机的人越来越多，而且时间越来越长，不是微信聊天、玩游戏，就是微商买卖东西，使颈肩部前部肌肉始终处于屈曲状态，后部肌肉处于伸展状态，从而造成颈肩部的伸肌及屈肌生物力学不平衡，使肌肉一直处于劳损状态，产生无菌性炎症，出现颈肩疼痛。

以车代步

随着经济的发展，私家车成为人类出行的工具，但经常开车，尤其经常开长途车的人容易出现肩痛。双手握着方向盘，始终保持前臂悬空位置，肩关节一直处于紧张状态，气血流通受到阻滞，造成上肢的肌肉疲劳，久而久之，肌肉、肌腱、韧带的劳损形成无菌性炎症，从而引起颈肩痛。

打牌时间过长

打扑克和打麻将作为一种娱乐活动，在百姓中间流传，然而，有些人一玩就是几个小时，多则通宵达旦，从而会造成上肢的肌肉疲劳，进而引起疼痛。

湿发睡眠

很多人有睡前洗澡的习惯，没等头发干透就睡着了，导致颈肩部湿邪侵入。甚至有人洗澡后开着空调睡觉，加上凉风刺激，颈肩部肌肉就会变僵硬，血流缓慢。久而久之，形成肌肉、肌腱、韧带间的炎症粘连、挛缩、肩部疼痛、活动受限等。

高枕睡眠

俗话说"高枕无忧"，这句话真的很害人。高枕睡眠就相当于低头低了一夜，这样大家就好理解了。颈部屈肌群一直处于收缩状态，而伸肌群处于拉伸状态，导致颈肩部伸肌、屈肌的生物力学平衡被破坏，从而产生无菌性炎症，导致肩部疼痛。

有哪些内脏疾病可以出现肩痛症状

肩痛不都是肩关节的毛病。若一味当作肩周炎来治，有可能会发生误诊、漏诊。一些内科疾病也可以出现肩痛的症状。下面介绍一些出现肩痛的常见内科疾病。

心脏疾病

说到心脏疾病大家都会想到冠心病。冠心病，特别是心绞痛和心肌梗死可引起左肩部疼痛；由于肩部疼痛和心脏疼痛的感觉神经很接近，都在

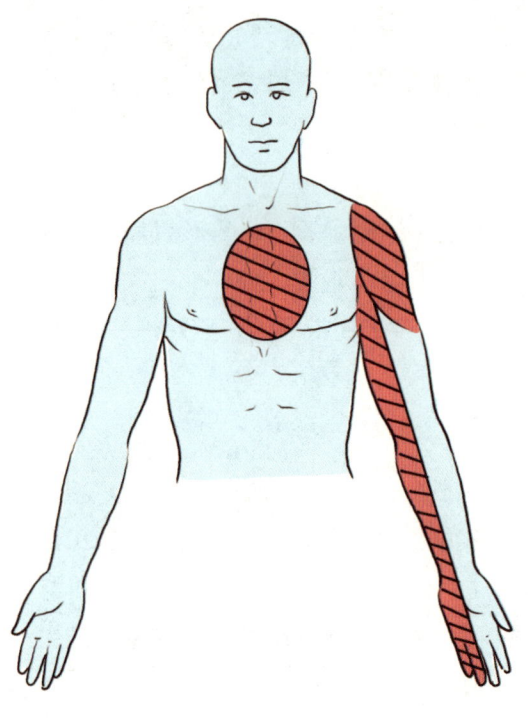

心脏疾病引起肩痛示意图

脊髓后角的地方，因此心脏出现问题时，也会反射性地引起左肩部疼痛。疼痛部位主要在胸骨体之后，可波及心前区，有手掌大小范围，甚至横贯前胸，界限不清；常放射至左肩、左臂内侧，甚至达无名指或小指。二者的区别：肩周炎是以肩关节为中心的肩部疼痛，肩部活动受限，肩周炎引起的疼痛多在劳累后出现，休息或含化硝酸甘油不能缓解，肩关节周围有多处压痛点等。心脏疾病引起的左肩疼痛多与活动有关，在活动时出现，情绪变化时加重，呈阵发性，有规律，休息或含化硝酸甘油可缓解，心电图检查可见异常改变；肩部无明显压痛及活动障碍，同时存在胸痛、胸闷、心悸等症状。

胆囊疾病

说起胆囊疾病，大家都会想到胆囊炎、胆结石等，胆囊炎、胆结石可引起右肩部疼痛。急性胆囊炎可刺激右膈神经末梢，出现右肩部皮肤的反射性疼痛。膈神经由 $C_{3\sim5}$ 神经组成，主要是 C_4 神经，其分支分布于肩部皮肤上。当右膈神经末梢受到刺激，经过膈神经传到 C_4 神经节时，就会使大脑皮质产生错觉，误认为是右肩部传入的疼痛；疼痛位于右上腹部或上腹部，呈阵发性，或者持续疼痛阵发性加剧，可向右肩胛部和背部放射。胆囊疾病引起的右肩部疼痛一般非常剧烈，多为绞痛，进食油腻食物可诱发，同时伴有恶心、呕吐等胃肠道反应，在右肩部没有压痛点，也不会引起右肩活动障碍。因此，右肩疼痛难缓解时，可先做彩超检查排除胆囊炎，

Part 8 肩痛的初步认识

若确诊为胆囊炎，经抗感染、解痉止痛治疗可缓解肩痛。

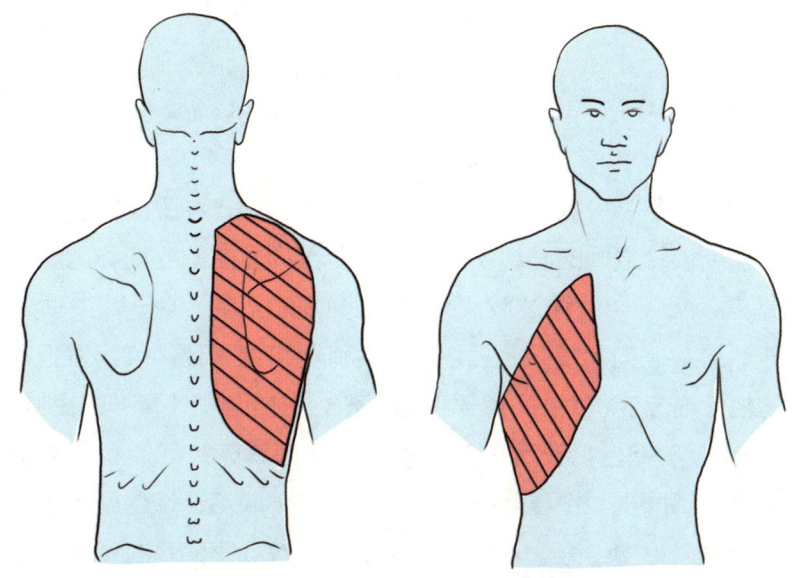

胆囊疾病引起肩背痛示意图

6 肿瘤可以引起肩痛吗

由于有些肩痛以夜间疼痛为主，甚至难以入睡，很多患者就诊时经常问医生："我是不是得了癌症，怎么那么疼呢？"说到这里，大家要问肿瘤可以引起肩痛吗？

 病 例

> 患者男性，65岁，因右侧颈肩部疼痛伴上肢放射痛1月余就诊。行颈部 MRI 检查提示颈椎病。给予针灸、理疗等多种方法治疗1周后疼痛有所缓解，但夜间仍有明显疼痛。后做胸部 CT 检查提示右侧肺尖部占位性病变，手术后诊断为肺上沟癌。

上述病例表明，肿瘤可以引起肩痛。那么哪些肿瘤可以引起肩痛呢？

肺上沟癌

肺上沟癌亦称肺尖癌，占肺癌的3%~5%，是一种少见疾病。肺尖是指从胸膜顶到锁骨之间的肺组织，在肺尖范围内发生的癌变称为肺尖癌。肺上沟是指锁骨下动脉通过胸膜对肺尖形成的压迹，位于肺尖顶部下方2~3厘米，肺尖癌向上侵犯肺上沟时称为肺上沟癌，癌肿常因侵犯臂丛下干引起的相应临床症状为：肩背部疼痛，第8颈神经、第1胸神经受侵症状，霍纳（Horner）综合征及手部肌肉萎缩等。因其无肺部症状，故常易误诊为颈椎病、肩周炎。主要临床表现为肺尖部肿块不断增殖所产生的压迫症状以及癌肿侵犯的结果。患者出现症状后多数到疼痛科或骨科就诊，但疼痛科/骨科医生对肺上沟癌的临床症状不熟悉，又因肺上沟癌临床比较少见，故常易被误诊。这里提示若颈肩疼、上肢疼痛、麻木、无力经过正规治疗病情不能缓解，且进展较快，应及时去医院行胸部CT或MRI检查，排除肺上沟癌，以防误诊，延误患者的治疗时间。

骨肿瘤

骨骼是原发肿瘤和转移癌的好发部位，骨肿瘤在症状上也主要表现为疼痛，活动受限，而且夜间加重，肩部骨肿瘤有时容易和肩周炎相互混淆。但骨肿瘤在X线、CT或MRI上有骨破坏等特殊表现。因此，对于肩部出现较长时间疼痛的老年人不可掉以轻心，尤其对那些恶性肿瘤患者，如果经过一段时间治疗后，症状缓解不明显，应该考虑有无骨肿瘤的可能，要行肩部X线检查，以便确诊。

Part 9 进一步认识肩痛

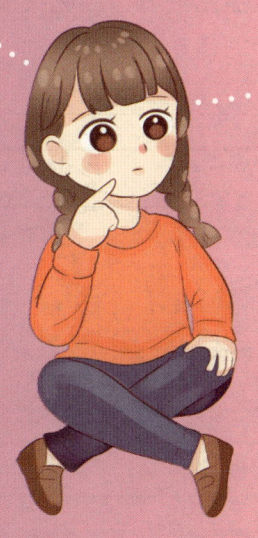

1. 肩关节组成及特点
2. 肩周炎
3. 肱二头肌长头肌腱炎
4. 肩峰下撞击综合征
5. 肩袖损伤
6. 引起肩痛的常见不良习惯

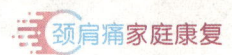

说到肩痛，大家一定不会陌生，很多人都曾经历过或者正在长期反复承受着肩痛。肩痛困扰着很多人的生活，让他们无法正常工作，有时甚至连拥有一场好的睡眠都成为奢望。要想避免肩痛的发生，我们就必须做好预防，防患于未然。能否正确有效地预防肩痛，则取决于我们是否了解肩关节以及它常见的疼痛原因。

 肩关节组成及特点

人体的肩关节有广义和狭义之分。广义的肩关节由六个关节组成，分为肩肱关节、盂肱关节、肩锁关节、胸锁关节、喙锁关节、肩胛胸壁间关节。通常所说的肩关节是狭义的肩关节，指的是盂肱关节。盂肱关节是人体运动范围最大且最灵活的关节，由肩胛骨的关节盂和肱骨头构成，属于球窝关节。关节盂周缘有纤维软骨环构成的盂缘附着，加深了关节窝。肱骨头的关节面较大，关节盂的面积仅为关节头的 1/3 或 1/4，因此，肱骨头的运动幅度较大。关节囊薄而松弛，下壁

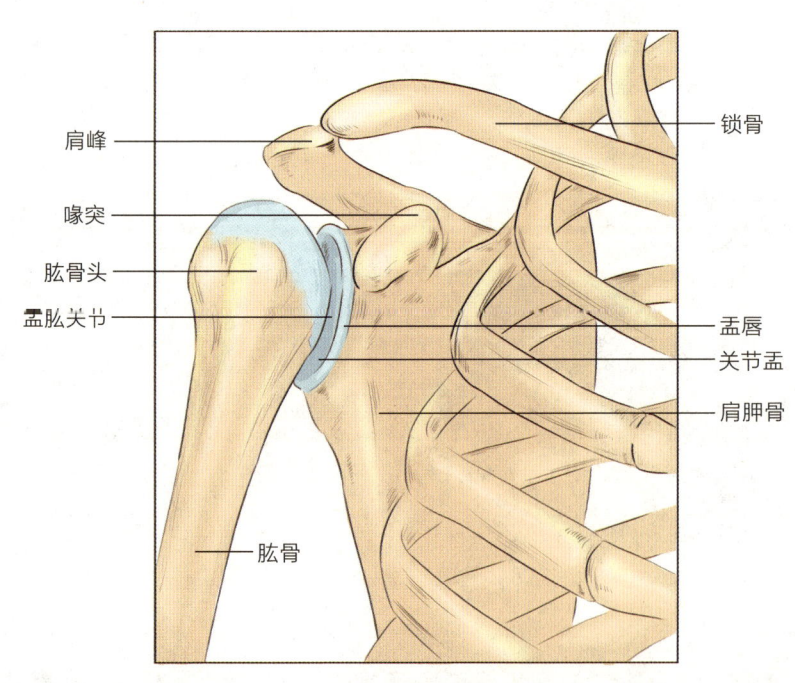

盂肱关节

Part 9 进一步认识肩痛

尤甚，附着于关节盂的周缘，上方将盂上结节包于囊内，下方附着于肱骨的解剖颈。关节囊的滑膜层包被肱二头肌长头肌腱，并随同该肌腱一起突出于纤维层外，位于结间沟内，形成肱二头肌长头肌腱腱鞘。反复的摩擦与过度活动会导致肱二头肌长头肌腱腱鞘产生炎症，从而引起疼痛。在肩关节周围也有韧带分布，但韧带少且弱。在肩关节的上方，有喙肱韧带连结于喙突与肱骨头大结节之间。盂肱韧带自关节盂周缘连结于肱骨小结节及解剖颈的下方。

肩关节肱骨头的面积远大于肩关节盂的面积，因此，需要外在的稳定结构才能保持它们之间正常的对应关系。肩关节依靠其韧带组织、关节囊以及周围的肌肉保持其稳定性。肩关节主要的稳定结构除了纤维关节囊、肩肱韧带、喙肱韧带以及加深关节盂的盂唇等关节内稳定装置以外，还有肩袖肌群（冈上肌、冈下肌、肩胛下肌及小圆肌）、三角肌、肱二头肌、肱三头肌以及连接躯干和肩胛带的肌群（胸大肌、胸小肌、菱形肌、肩胛提肌、背阔肌、斜方肌、前锯肌等）。肩关节内稳定装置、肩袖肌群、三角肌、肱二头肌及肱三头肌对肩关节的稳定性最重要。这些肌肉既是肩关节的稳定结构，又是肩关节运动的动力装置。

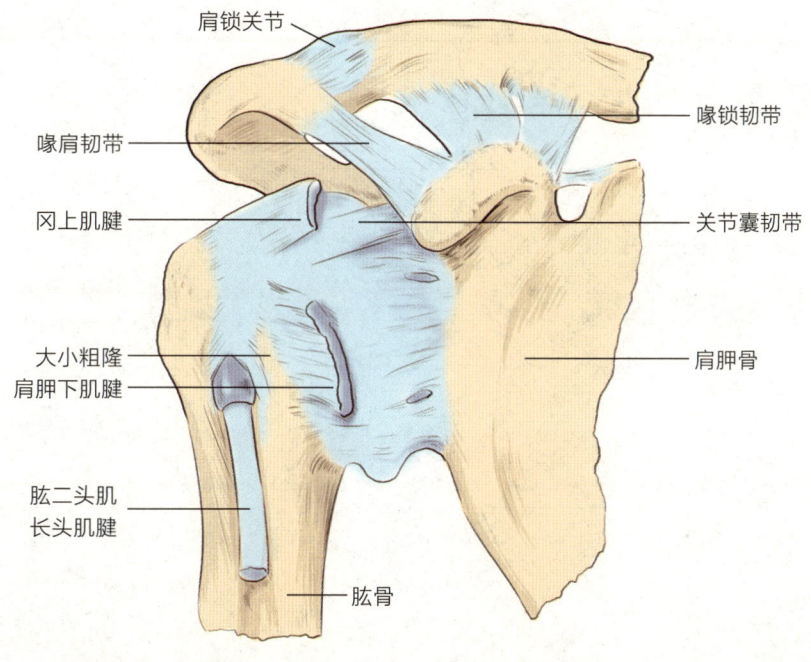

肩关节前面观

肩袖又称旋转袖，是包绕在肱骨头周围的一组肌腱复合体，由冈上肌、冈下肌、小圆肌、肩胛下肌的肌腱组成，附着于肱骨大结节和肱骨解剖颈的边缘，其内面与关节囊紧密相连，外面为三角肌下滑囊。肩袖环绕肱骨头的上端，可将肱骨头纳入关节盂内，使关节稳定，协助肩关节外展，且有旋转功能。冈上肌附着于肱骨大结节最上部，经常受肩峰和喙肩韧带的磨损，从解剖结构和承受的机械应力来看，该部位是肩袖的薄弱点，当肩关节在外展位做急骤的内收活动时，易发生破裂，因肢体的重力和肩袖牵拉使裂口愈拉愈大，而且不易愈合。

当我们在观看羽毛球、网球、乒乓球等比赛时，可以看到运动员们很潇洒自如地挥动着球拍，这与肩关节的灵活性是分不开的。肩关节是全身最灵活的球窝关节，可做屈、伸、收、展、旋转及环转运动。加之关节头与关节窝的面积差度大、关节囊薄而松弛等结构特征，反映了它具有灵活性运动的功能。但肩关节的前下方肌肉较少，关节囊又最为松弛，所以是关节稳固性最差的薄弱点。当上肢处于外展、外旋位向后跌倒时，手掌或肘部着地，易发生肩关节的前脱位。这时患肩塌陷，失去圆形隆起的轮廓，形成所谓的"方肩"。在生活中也会经常碰到肩关节脱位的情况。

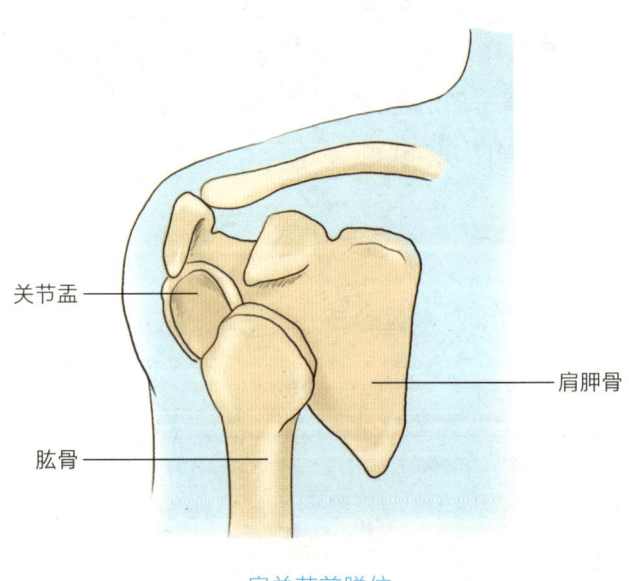

肩关节前脱位

肩周炎

什么叫肩周炎

大家对"肩周炎"这个词可以说是非常熟悉了,它是肩部的常见病之一。肩周炎,即肩关节周围炎,又称粘连性肩关节囊炎,是肩关节周围肌肉、韧带、肌腱、滑囊、关节囊等软组织损伤、退行性病变而引起的关节囊和关节周围软组织的一种慢性无菌性炎症,俗称五十肩、冻结肩、凝肩或漏肩风。肩周炎是以肩关节疼痛和活动不便为主要症状的常见病,其病变特点是广泛性,即疼痛范围广泛、功能受限广泛、压痛范围广泛。

肩周炎是一种临床常见疾病,发病率高。据国外文献报道,肩关节疼痛的发病率为2.4%~26%。其中原发性肩周炎占2%~5.3%,继发于糖尿病和甲状腺疾病的肩周炎的发病率占4.3%~38%。肩周炎女性发病多于男性,多为中、老年人患病。在刚开始时出现肩部某一处疼痛时,疼痛与动作、姿势有明显关系,随着病程延长,疼痛范围扩大,并牵涉上臂中段,同时伴有肩关节活动受限。如想增大活动范围,则有剧烈锐痛发生。严重时患肢不能梳头、洗面和扣腰带,夜间因翻身移动肩部而痛醒,甚至彻夜难眠。患者初期尚能指出具体疼痛点,后期范围逐渐扩大,不易描述具体的疼痛部位。

肩周炎的主要症状和表现

肩部疼痛

疼痛是肩周炎的主要症状之一。刚开始发病时肩部呈阵发性疼痛，多数为慢性起病，以后疼痛逐渐加剧，或是钝痛，或是刀割样痛，且呈持续性。气候变化或劳累常会使疼痛加重，疼痛可向颈项部及上肢（特别是肘关节周围）扩散，当肩部偶然受到碰撞或牵拉等刺激时，常可引起撕裂样剧痛，疼痛于夜间明显，疼痛昼轻夜重是本病一大特点，多数患者常诉说会在后半夜痛醒，不能成寐，尤其不能向患侧侧卧。如果是因受寒而引起疼痛的肩周炎患者，则对气候变化特别敏感。

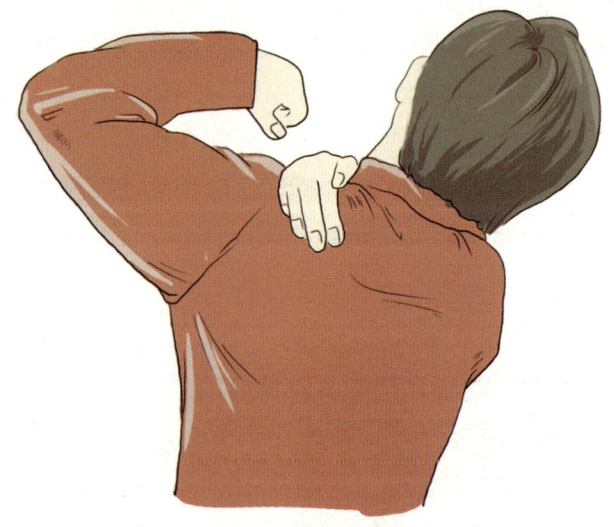

肩部疼痛

肩关节活动受限

活动受限是肩周炎另一个主要的症状。肩关节向各个方向活动均可受限，肩关节以外展、外旋、后伸受限最为明显，少数人内收、内旋动作也会受限，前屈受限者相对较少。在病程早期，很多患者往往因为疼痛而不敢活动肩关节，随着病情逐渐进展，由于长期失用引起关节囊及肩周软组织的粘连，上肢肌力逐渐下降，加上喙肱韧带固定于缩短的内旋位等因素，使肩关节各方向的主动和被动活动均受限。当肩关节外展时，出现典型的"耸肩"姿势，特别是梳头、穿衣、洗脸、叉腰等动作均难以完成；严重时肘关节功能也可受影响，屈肘时手不能摸到同侧肩部，尤其在手臂后伸时不能完成屈肘的动作。

畏寒

患侧的肩关节特别畏寒，不少患者终年用棉垫包裹肩部，即使在炎热的夏季，都需身着长袖衣服，肩部也不敢吹风。有的患者主诉因夜间没有盖好铺盖而导致第2天症状明显加重，也有的患者主诉在吹了空调冷风后出现肩周疼痛加重。

局部压痛

当给患者做体格检查时，多数患者在肩关节周围可触及明显的压痛点。压痛点多位于肩峰下滑囊、喙突、冈上肌腱、肱二头肌长头肌腱、肱二头肌短头肌腱以及三角肌前、后缘等处。压痛范围较为广泛。

肌肉痉挛与萎缩

在疾病早期，三角肌、冈上肌等肩周围肌肉可出现痉挛。随着肩关节长期的活动受限，晚期可发生失用性肌萎缩，出现肩峰突起，上肢上举艰难、后弯不利等典型症状；当肩周炎发展到这个阶段时疼痛症状反而会减轻，三角肌有轻度萎缩，斜方肌出现痉挛、僵硬。

X线检查

肩周炎患者常规摄X线片检查大多结果正常，后期部分患者可见骨质疏松，但没有骨质破坏出现。年龄较大或病程较长的患者，X线检查常可见肩部骨质疏松，或出现冈上肌腱、肩峰下滑囊钙化征。

肩周炎的常见发病原因

在前面的内容中已经讲到，肩关节是人体全身各关节中活动范围最大的关节。其关节囊较为松弛，肩关节的稳定性大部分是通过关节周围的肌肉、肌腱和韧带的力量来维持。由于肌腱本身的血液供应较差，而且随着年龄的增长，肌腱等软组织本身也会发生退行性病变，加之肩关节在生活中活动比较频繁，周围软组织经常受到来自各方面的摩擦挤压，故而易发生慢性劳损并逐渐形成肩周炎。引起肩周炎发病的原因有多种，为了方便大家理解和记忆，我们将其划分为肩部和肩外两大部分因素。

肩部因素

年龄

随着年龄的增长，人体的各项功能逐渐减退，肩关节同样如此。肩周炎大多发生在 40 岁以上中老年人，此时软组织逐渐出现退行性病变，对各种外力的承受能力减弱，容易出现损伤而逐渐发展成肩周炎。

过度活动

肩关节的健康离不开活动，但过度的活动会导致肩周软组织受到超负荷的摩擦挤压，使其受到损伤，产生疼痛肿胀。长期过度活动是肩周炎常见的发病原因之一。

不良姿势

相当多的肩周炎患者发生于手工作业、伏案久坐等具有不良姿势的职业人员。同时，那些过度胸椎后凸（驼背）的患者明显更容易患肩周炎。这可能是由于长期的不良姿势或者姿势失调造成肩胛骨的倾斜，肩峰和肱骨也因不正常的应力而发生位置改变，这种不正常的应力同样会导致软组织的损伤，是导致肩周炎发生的潜在原因。

急性损伤

急性损伤的形式多样，如肩部挫伤、肱骨外科颈骨折、上肢牵拉伤及肩关节脱位等。由于局部出现炎性渗出、疼痛和肌肉痉挛，可导致肩关节囊和周围软组织出现粘连，肩关节的活动受限，进而出现肩周炎。

肩部活动过少或固定过久

过度活动会造成肩关节的损伤，但反过来活动过少或固定过久，对于肩关节的健康同样也是极其不利的，它会造成局部血液循环不良、淋巴回流受阻、炎性渗出淤积、纤维素沉着，从而导致肩关节囊萎缩和周围软组织的粘连，发生肩周炎。很多肩关节脱位、上肢骨折和手术后的患者，外固定的时间较长，他们因为恐惧疼痛，或者是担心内固定器械的断裂，在固定期间内往往不注意肩关节适当的功能锻炼，从而导致后期肩周严重的粘连，出现严重的功能活动障碍。在接受骨外科医生处理之后的肩周炎患者，一定要到专业的康复科进行康复咨询，接受专业的康复指导或康复治疗，避免关节粘连的发生。

肩外因素

颈椎病

颈椎病尤其是神经根型颈椎病，会引起肩部的放射痛，长期的疼痛会使肩部肌肉持续性痉挛、缺血，形成炎性病灶，逐渐转变为真正的肩周炎。

内在疾病

心、肺、胆道疾病发生的肩部牵涉痛，因原发病长期不愈同样也会使肩部肌肉持续性痉挛、缺血，形成炎性病灶，逐渐转变为肩周炎。

心理因素

相当一部分肩周炎的患者可有情绪不稳史及精神创伤史，或因长期患病产生社会经济压力而心情郁闷的情况。他们对痛觉比较敏感，即痛阈较低，这部分人容易患肩周炎。

 **肱二头肌长头肌腱炎**

什么叫肱二头肌长头肌腱炎？

对于读者朋友来说，"肱二头肌长头肌腱炎"这个疾病相对"肩周炎"就要陌生一些了。对它的了解要从解剖结构开始。肱二头肌长头肌腱是人体内唯一起自关节腔内的肌腱，起于肩胛骨盂上结节，在肱骨结节间沟与

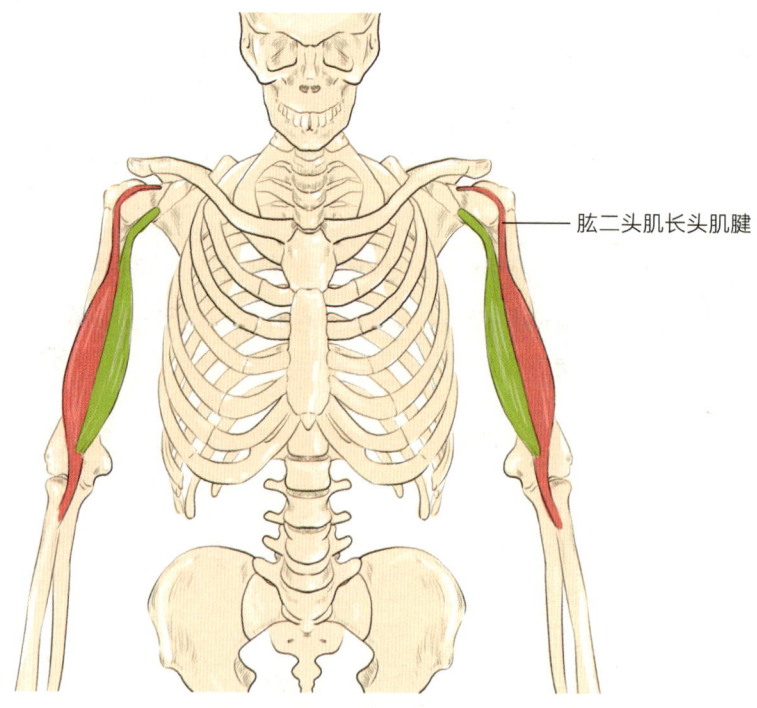

肱二头肌长头肌腱

横韧带形成的骨纤维管道中通过。当肩关节后伸、内收、内旋时，该肌腱滑向上方；当肩关节前屈、外展、外旋时，则滑向下方。当上肢在外展位屈曲肘关节时，肱二头肌长头肌腱容易磨损，长期的摩擦或过度活动可引起腱鞘充血、水肿、增厚，造成腱鞘滑膜层急性水肿或慢性损伤性炎症，从而导致肱二头肌长头肌腱在腱鞘内的滑动功能发生障碍，出现相应的临床症状，称为肱二头肌长头肌腱炎或腱鞘炎。本病好发于40岁以上的中年人，多因外伤或劳损后急性发病，是肩痛的常见原因之一。

肱二头肌长头肌腱炎的主要表现

一般症状

肱二头肌长头肌腱炎是肩部疼痛的常见原因之一。主要表现为肩痛，夜间更明显，肩部活动后加重，休息后减轻。疼痛主要局限在肱二头肌腱附近，亦可牵涉至上臂前侧。凡是能使此肌腱紧张、滑动或受到牵拉的动作，均能使疼痛加重。急性期患者不能取患侧卧位，穿、脱衣服困难。疾病早期肩活动尚无明显受限，但外展、后伸及旋转时会出现疼痛。随着症状逐渐加重，肩关节活动受限，患侧手不能触及对侧肩胛下角。若不及时治疗，可发展为肩周炎。

局部症状与特征

肱二头肌长头肌腱炎患者检查时肱骨结节间沟或肌腱上有压痛。肱二头肌抗阻力试验（Yergason试验）阳性，在前臂旋后位抗阻力屈肘时，在结节间沟处出现疼痛，是诊断肱二头肌长头肌腱炎的主要依据。在急性期，可致肩关节主动和被动活动受限，三角肌可出现保护性痉挛。病程较久者，以及合并肩周炎或其他疾病者，可见肩关节僵硬和肌肉萎缩。肩部前后位X线片常无明显异常。疑为本病时可到医院就诊，常规摄肱骨结节间沟切线位X线片检查，部分患者可见结节间沟变窄、变浅，沟底或沟边有骨刺形成。

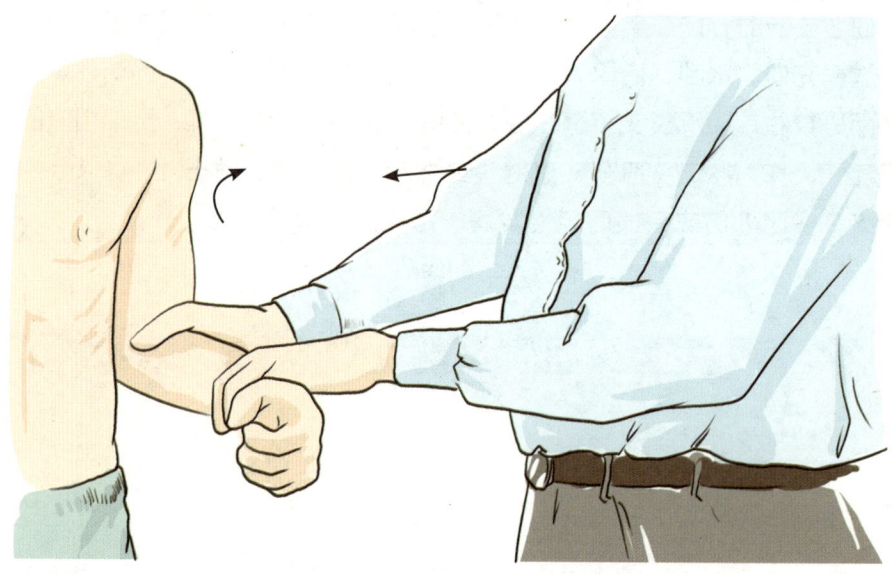

Yergason 征

哪些人群容易患肱二头肌长头肌腱炎

经常用力做肩关节的外展、外旋活动者，长期从事举重、投掷等动作的运动员，或者长期从事提重物的体力劳动者，容易使肱二头肌长头肌腱在结间沟内反复受到摩擦、牵拉、挤压等损伤刺激，使腱膜和腱鞘发生充血、渗出、水肿、增厚、粘连等损伤性反应。若病程迁延日久，肌腱发生变性，失去光泽，变得粗糙发黄，腱鞘也会变厚，腱内积液不能迅速吸收，从而产生纤维性渗出，使肌腱和腱鞘发生粘连，形成狭窄性腱鞘炎。因此，我们在生活中需要避免一些容易诱发损伤的不良姿势，同时也要注意避免过度活动造成的损伤。另外，如果在早期已经出现疼痛等不适症状，需要适当休息，暂时避免去做引起疼痛的动作。急性期可给予冰敷，症状重者及时到医院就诊，以免延误病情。

肩峰下撞击综合征

什么是肩峰下撞击综合征

肩峰下撞击综合征是1972年由国外学者Neer首先提出来的，是指肩部前屈、外展时，肱骨大结节与喙肩弓反复撞击，导致肩峰下滑囊炎症、肩袖组织退行性病变，甚至撕裂，引起肩部疼痛、活动障碍，是对单独的或混合多样因素引起的肩前方或前外上方疼痛的总称。

肩峰下撞击综合征是怎样产生的

肩峰下间隙又称冈上肌出口或肱骨上间隙，其上缘是喙肩弓，由肩峰的下缘、喙肩韧带和喙突组成，其下缘包括肱骨大结节和肱骨头上部，位于肩峰下间隙中的是肩袖肌肌腱、肱二头肌长头肌腱、肩峰下及三角肌下滑囊和盂肱关节囊的上部。在上肢上举过程中，大结节移动并靠近肩峰，使间隙变窄，其间任何组织发生病理改变均可导致肩峰下撞击综合征的发生。肩峰前外侧端形态异常、骨赘形成，肱骨大结节的骨赘形成，肩锁关节增生肥大，以及其他可能导致肩峰－肱骨头间距缩小的原因，均可造成肩峰下结构的挤压与撞击。这种撞击大多发生在肩峰前1/3部位和肩锁关节下面。反复的撞击促使滑囊、肌腱发生损伤、退行性病变，甚至发生肌腱断裂。经常反复从事过肩活动的项目均容易导致肩峰撞击综合征，如游

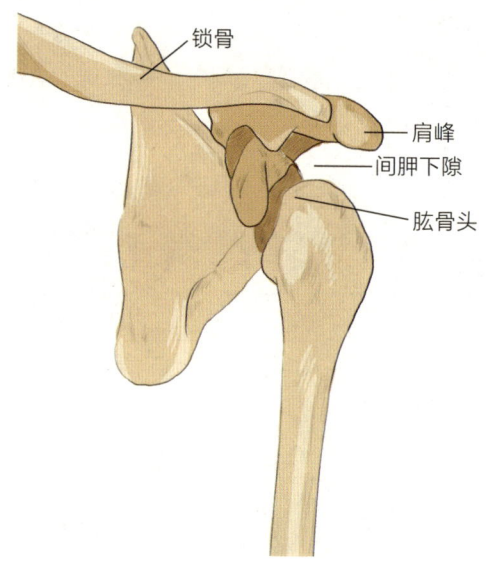

肩峰下间隙

泳、羽毛球、排球及投掷类项目（扔标枪、铁饼）等。

肩峰下撞击综合征是一种慢性损伤过程，其病理变化可分为三期：

充血水肿期

充血水肿期是肩峰下撞击综合征的最早损伤期。由于肩关节频繁从事外展、上举活动，使肩峰下组织遭受连续的撞击和碾磨，肩峰下滑囊、肩袖或肱二头肌长头肌腱等组织表面血管增生、水肿、充血、渗出。此阶段一般不发生肩袖等组织的明显撕裂。保守治疗效果较好，可以完全恢复肩关节功能。

纤维变性及肌腱滑膜炎期

由于撞击、碾磨损伤的累积，在充血水肿期使肩峰下滑囊及肩袖等组织呈纤维变性并增厚。此时临床症状越来越明显，若保守治疗无效，应考虑手术治疗。

肌腱断裂和骨性改变期

随着继续渐进性撞击、碾磨损伤，肩袖和肱二头肌长头肌腱退行性病变的加剧，肌腱变脆，且失去弹性和伸展性，以致在轻微外力作用下即可导致肩袖部分或大部分撕裂，严重者可发生肩袖完全性破裂或肱二头肌长头肌腱病理性断裂。通常冈上肌腱断裂发生在肱二头肌长头肌腱断裂之前，其比例为 7∶1。由于肩袖组织遭受损伤，肩袖对肱骨头的稳定作用减弱，当肩关节外展时，肱骨头可上移使肩峰下间隙变小，肱骨头与肩峰间撞击更趋剧烈，久而久之，使骨结构发生改变。肩峰前下部、肱骨大结节等处可发生硬化、增生或囊性变，肱骨颈上可出现切迹。此期保守治疗效果欠佳，应积极采取手术治疗。

肩峰下撞击综合征的主要症状和表现

肩前方慢性钝痛

患者大多有以肩峰周围为主的慢性疼痛，夜间较重，在上举或外展活动时症状明显加重。

疼痛弧征

肩关节开始外展时无疼痛，到达 60°开始疼痛，超过 120°疼痛又消失，也就是说，患臂上举 60°~120° 范围出现疼痛或症状加重。部分患者有疼痛弧征的存在。

异响

检查者用手握持患者患臂肩峰前、后缘，使上臂做内、外旋运动及前屈、后伸运动时可扪及异响声，称之为砾轧声，用听诊器听诊更易闻及。明显的砾轧声多见于撞击征 2 期的患者，尤其是伴有完全性肩袖断裂者。

肌力减弱

在肩峰下撞击综合征的后期，很多患者会出现肌力明显减弱，这往往与广泛性肩袖撕裂密切相关。但需要注意的是，在早期有的患者

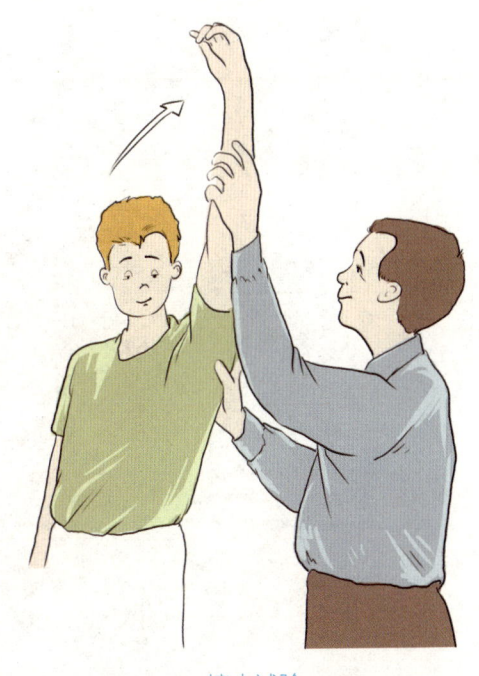

撞击试验

可能不是真正的肌力减弱，可能是因为恐惧疼痛而不敢用力所致。

撞击试验

检查者用手向下压迫患者患侧肩胛骨，并使患臂上举，若因肱骨大结节与肩峰撞击而出现疼痛，即为撞击试验阳性。撞击试验对鉴别撞击征有很大的临床意义，操作起来也很简单方便。

5 肩袖损伤

什么是肩袖损伤

肩袖是肩关节周围四块重要肌肉的统称，由冈上肌、冈下肌、肩胛下肌、小圆肌的肌腱在肱骨头前、上、后方形成的袖套样肌样结构。这四块肌肉主要的作用是支配肩关节进行各个方向的运动。肩袖肌群在近肱骨大结节止点处融合为一。喙肱韧带在冈上肌、冈下肌之间的深浅两面使肩袖的连结得到加强。肩袖损伤是指肩袖肌腱的损伤，即覆盖于肩关节的肌腱帽遭到破坏。

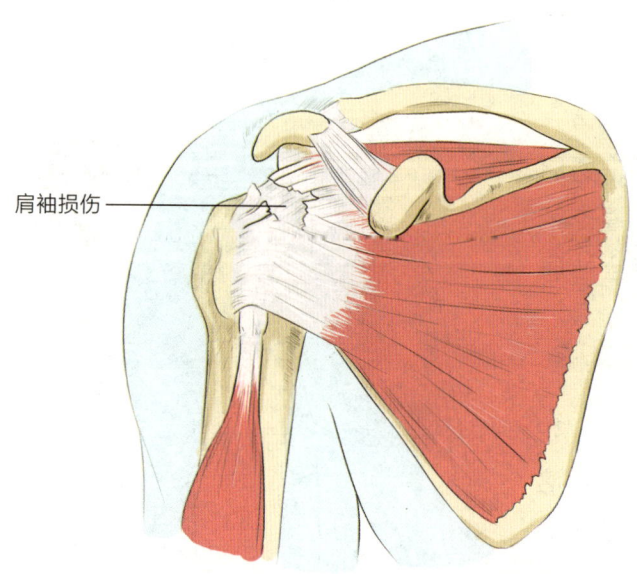

肩袖损伤

肩袖损伤是怎么产生的

肌腱就是肌肉与骨骼相连的部分。人年轻时，肌腱的质量好，韧性足，很难撕裂。但随着年龄逐渐增大，肌腱质量迅速下降，而且由于常年使用而与周围骨骼发生磨损，因此，很容易出现肌腱的撕裂。当然，有些较为年轻的患者也可能因为明显的外伤导致肌腱断裂，从而出现上肢上举无力的表现。在组成肩袖的四条肌腱中，冈上肌肌腱是肩部四周力量集中的交叉点，正因为自身的"负担太重、压力过大"，所以极其容易受损。在肩部外展活动频繁时，由于冈上肌肌腱穿过肩峰下和肱骨头上的狭小间隙，很容易受到挤压、摩擦而损伤，产生无菌性炎症或肌腱断裂。其余的冈下肌、肩胛下肌及小圆肌也可同时受到损伤，只不过以冈上肌肌腱的症状比较突出，其损伤的概率更高。

肩袖损伤的主要症状和表现

疼痛与压痛

肩袖损伤的常见部位是肩前方痛，位于三角肌前方及外侧。急性期疼痛剧烈，呈持续性；慢性期呈自发性钝痛。在肩部活动后或增加负荷后症状加重。被动外旋肩关节也会使疼痛加重。夜间症状加重是常见的临床表现之一。压痛多见于肱骨大结节近侧或肩峰下间隙部位。

活动受限

如果肩袖有大型断裂，患者主动肩上举及外展功能均会受限，外展与前举范围一般小于45°。如果被动活动肩关节，活动范围则无明显受限。

肌肉萎缩

随着病程的延长，病史超过3周以上者，肩周肌肉有不同程度的萎缩，以三角肌、冈上肌及冈下肌较常见。出现这种现象与肩关节活动受限以后导致肌肉失用有关，正所谓"用进废退"。

关节挛缩

很多患者病程较长，有的超过3个月。由于长期失用而引起关节囊及肩周软组织粘连，导致肩关节活动范围出现不同程度的受限，以外展、外旋及上举受限较明显。

6 引起肩痛的常见不良习惯

生活中有很多不良习惯容易导致肩痛。其实很多肩痛都是我们生活中的不良习惯造成的。目前很多医院针对肩痛的治疗方法就是止痛，虽然疼痛容易缓解，但如果自身的不良习惯还存在的话，病根就还在，疼痛早晚还会复发。因此，及时杜绝这些不良习惯是极其重要的。另外，人体是一个有机的整体，颈肩部的很多疾病往往是紧密联系的，很多引起颈椎损害的不良习惯同样也会伤害我们的肩关节。

长期低头

以往的很多书籍和科普资料提到避免长期伏案，"伏案"的字面意思就是趴在桌子上，但引起疼痛的核心动作是低头，而含有"低头"这个内容的姿势就不仅仅是"伏案"了，如站着看书、玩手机。因此，将这种不良姿势概括为"长期低头"。随着社会的飞速发展，"低头族"的队伍也在飞速壮大，早期常见的"低头族"有文职人员、纺织工人等，随着电脑和手机的出现，"低头族"的数量急剧上升。为什么低头会导致肩痛？因为在我们低头的时候，头是在身体的前方，为了不让头往下掉，必须靠颈肩部的某些肌肉（如肩胛提肌）拉住它，而在低头期间这些肌肉不停地发力，时间长了，肌肉就会出现发紧、痉挛，久而久之，这些肌肉就容易出现劳损,从而引起疼痛。可能有人说,人要工作和学习,不可能不低头啊!的确如此,那该怎么办呢?对于需要长期低头工作和学习的人来说,我们需要及时调整姿势,定期做一下仰头的动作,以此来放松一下那些用力的肌肉,使其得以休息。对于久坐低头的人来说,最好每半个小时就站起来活动一下,仰仰头、伸伸懒腰、活动一下肩关节,可以缓解肌肉疲劳。这样一来就可以最大限度地减少低头带来的危害了。

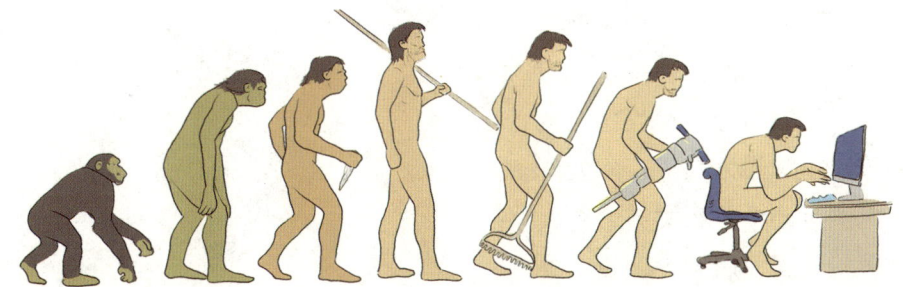

长期低头

不良睡姿

生活中很多人的工作节奏快、压力大,往往没有足够的时间和条件休息。有的人累了就随便找个地方躺下,有的斜靠在沙发上,有的甚至蜷缩在椅子上休息,然而这些睡姿都是很不健康的,容易造成肩关节过度挤压、肩周软组织疲劳,要尽量避免。

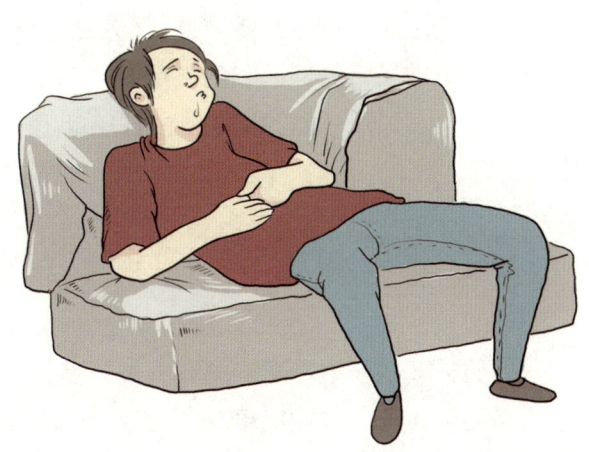

不良睡姿

过度活动

虽然说"生命在于运动",但一定要把握好运动的度。人对肩关节的使用率非常高,同样肩关节损伤的概率也非常高。容易造成肩关节损伤的运动很多,以游泳、乒乓球、羽毛球、篮球最为常见。例如,在球类运动中,肩关节会有大幅度的前屈、后伸、内收、外展、内旋、外旋等动作,同时还伴随肩周肌肉强韧的发力。长期过度活动,容易引起软骨、肌腱、韧带的损害,导致肩关节的慢性损伤。因此,一定要控制好运动量。另外,在开始正式运动前要做好"热身"活动,即缓慢、有控制地做上臂旋转动作,可以帮助拉伸和锻炼肩周肌肉,有效预防肩部损伤。在所有牵涉肩关节的运动中,运动者要有意识地去感受自己的肩部反应,一旦有疼痛和其他不良感觉,应立即停止运动,采取必要的保护措施或早期进行治疗。

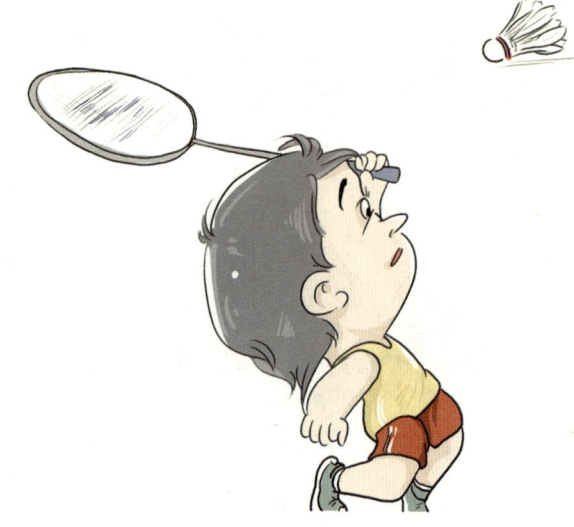

过度活动

肩部受凉

肩关节是非常畏寒的关节,关节受凉后容易导致局部血液循环不畅、肌肉痉挛。无论在任何季节,都要保护肩关节免于受凉。要注意避免露肩睡觉,夏季避免将身体直对着空调冷风。有的人驾车时喜欢长期开着车窗,也要注意外来冷风对肩的侵袭。洗澡时用热水反复冲洗颈肩部,可以很好地放松颈肩部肌肉,这是一个非常简便且有效的保健方法。

Part 9　进一步认识肩痛

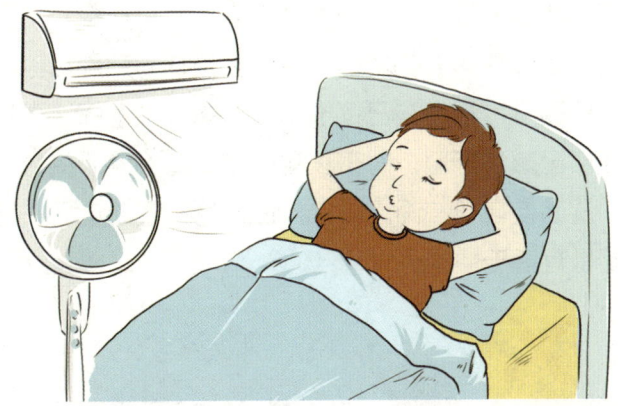

肩部受凉

单肩挎包

单肩挎包在女性中的使用率很高，象征着时尚，也能带来美感，但对肩部却是不利的，尤其是那些总习惯用一侧肩膀挎包的人。单肩挎包让人会不自觉地抬高肩膀以稳住包带，这样就会使肩部肌肉长期处于收缩状态，引起肩部酸痛。所以，要尽量减少单肩挎包的使用时间。如果无法避免使用，就尽可能两侧肩交换着挎包，从而使负重肩得到休息。

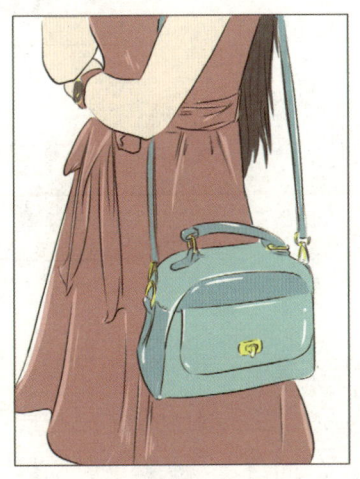

单肩挎包

枕头过高或过低

睡觉是人类非常重要的一种休息方式，但为什么有的人晚上睡了一觉后反而感觉颈肩部非常不舒服？这是因为枕头过高或过低，颈肩部在睡眠时没有得到充分放松，颈肩部的肌肉群处于持续牵拉状态造成的。大脑在休息，它们却还在努力工作，时间长了就容易疲劳痉挛。那到底应该选择什么样的枕头？选择枕头的基本标准是平卧位枕到颈部后面，高度接近于肩部的宽度。软硬度可根据自己颈椎的生理曲度来选择，最重要、最简单的原则就是让自己感到舒服。对于长期患有颈肩部疾病的人来说，建议量身定做枕头，从而使自己在睡眠时保持最佳的生理曲度。千万记住，枕头过高、过低都是有害无益的。

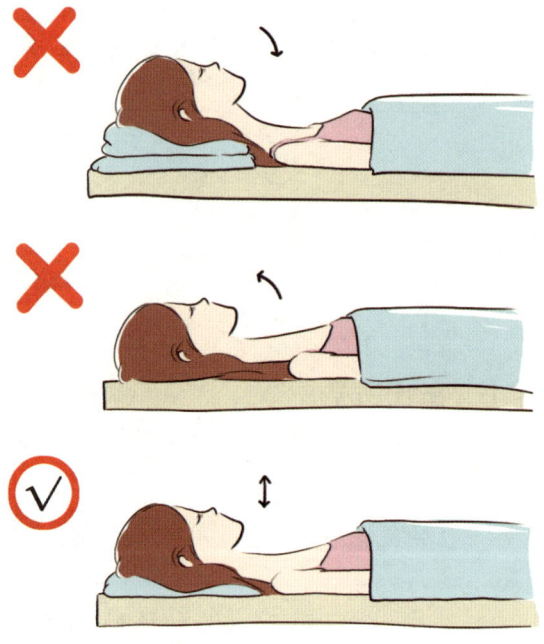

选择合适的枕头

在本章中，我们介绍了肩关节的组成结构、肩关节的几种常见疾病以及引起肩部疼痛的一些常见不良习惯，希望能给广大读者朋友们带来一些帮助。总而言之，疾病的预防远比治疗更重要。在生活中，一定要时常记住摒弃不良习惯。在繁忙的工作中，也不要忘记让自己的颈肩及时得到休息、放松。倘若你的肩部已经开始出现不适症状了，一定要引起重视，先停下来使其休息，必要时到正规医院就诊，查找原因并及时处理。对于疾病的治疗来说，一定是越早越好。

Part 10 肩痛的诊断与自我评估

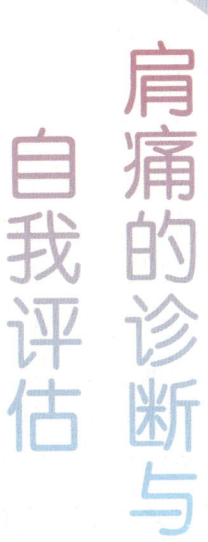
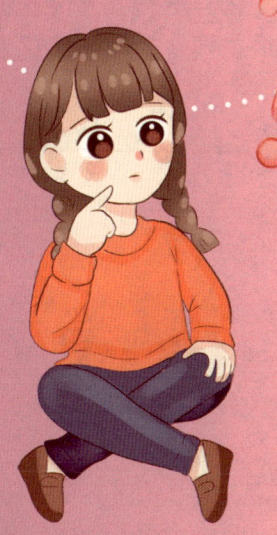

1 肩周炎的诊断标准
2 肱二头肌长头肌腱炎的诊断标准
3 肩峰下撞击综合征的诊断标准
4 肩袖损伤的诊断标准
5 肩痛的自我评估

许多疾病都可以导致肩痛,可以是肩部及肩部附近的解剖结构的病变引起的肩部疼痛,如肩周炎、肩部肌筋膜炎、肩袖损伤、肱二头肌长头肌腱炎、肩峰下撞击综合征、颈椎病、第1~3肋骨损伤等;也可以由远离肩部的结构病变引起,如胆囊炎会引起右肩及右肩胛下方疼痛,心绞痛可放射至左肩引起左肩疼痛等。胆囊炎和心绞痛发作时,可以同时伴发肩痛的症状,由于这两种疾病都属于临床急症,随着健康知识的不断普及,越来越多的人,尤其是中老年人群,对这两种疾病会引起肩痛已愈加熟悉。然而,这也带来一个新的问题,那就是中老年人群,特别是以往有高血压、糖尿病或者高脂血症等疾病者,一旦出现肩痛,立即想到自己是不是得了心绞痛、胆囊炎。

事实上,临床中最常见的引起肩痛的原因还是肩部的软组织病变,即肩周炎、肩袖损伤、肱二头肌长头肌腱炎、肩峰下撞击综合征等。这类疾病都具有肩部疼痛,同时伴随着肩部的活动受限,但是由于发生的病因不同,发生病变的软组织结构不同,引起疼痛的机制不同,导致这些疾病除了以上特点外,还具备各自的特征。不仅如此,这些疾病的治疗原则、康复方法也不同,临床上也常会误诊。因此,本章主要针对最常引起肩痛的几种疾病的诊断和鉴别诊断为读者一一介绍。

肩周炎的诊断标准

肩周炎在医学历史上有过很多的名称,如粘连性关节囊炎、肩关节周围炎、冻结肩、五十肩。最常听到"肩周炎就是五十肩",让很多人有一个误解,即"人到了五十岁,出现了肩痛就是得了肩周炎"。在门诊经常会遇到患者来就诊时,医生问哪里不好,患者说"就是肩膀痛,得了肩周炎",这

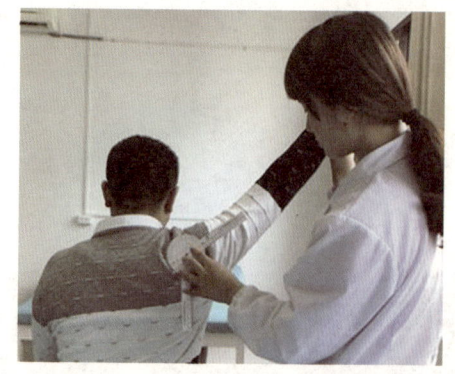

关节活动度

Part 10 肩痛的诊断与自我评估

样也会给医生制造了一个思维定式。

肩周炎，准确的说法是冻结肩，实质上是由于非损伤性原因所导致的盂肱关节僵硬，即关节的主动活动和被动活动均受限，并且往往伴随着疼痛。

人体全身的每个关节如肩、肘、腕、髋、膝、踝等，都有一个正常的活动范围。当某个关节的活动范围比正常值低（临床上最常见）或是超出正常范围（少见），说明这个关节已经出现了问题。

肩关节是全身所有关节中活动范围最广、灵活度最大的一个关节，可以进行前屈、外展、后伸、内旋、外旋、内收等方向的活动。

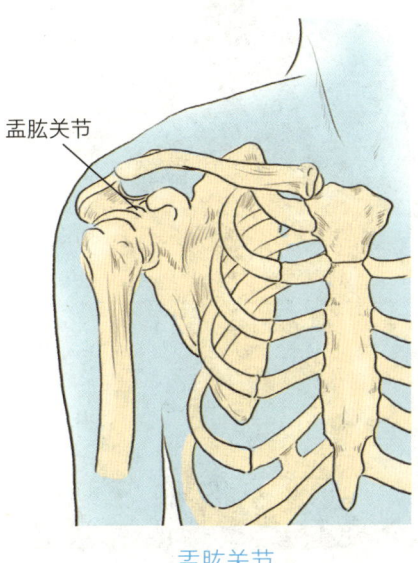

盂肱关节

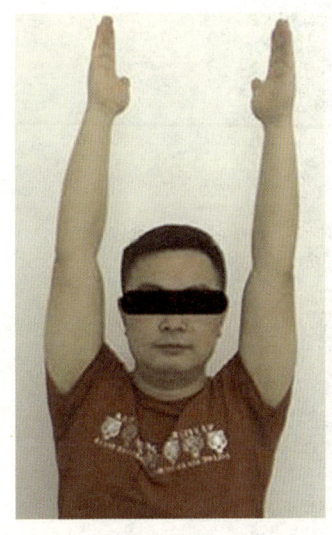

肩关节前屈：手掌在身体正前方相对向上抬高，试图触摸天花板的动作。

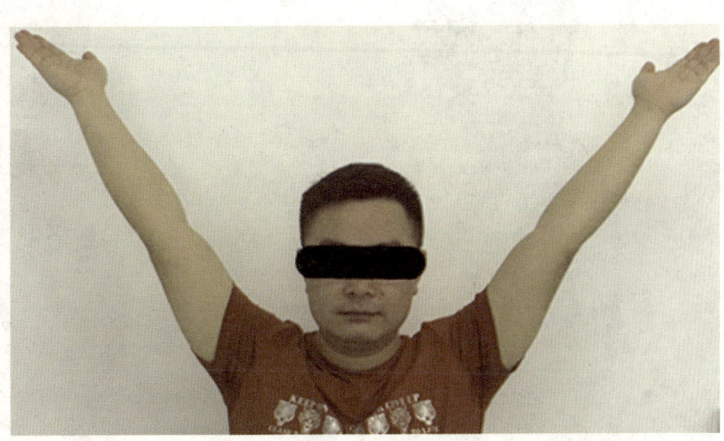

肩关节外展：手掌在身体两侧，掌心向前、向外、向上划弧在头顶上方接触的动作。

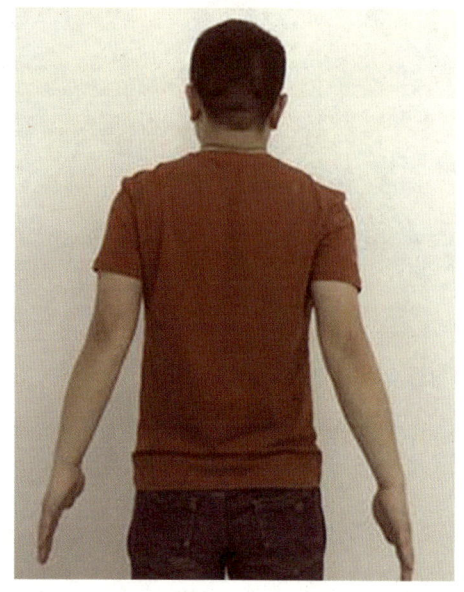
肩关节后伸：手掌在身体两侧，掌心向身体正后方做划弧的动作。

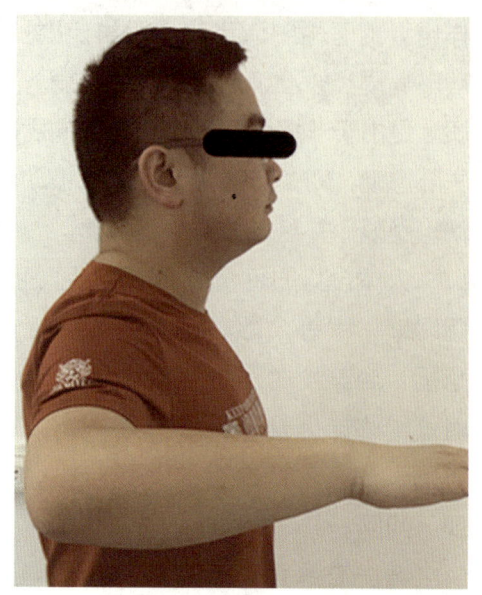
肩关节旋转活动检查的标准起始体位

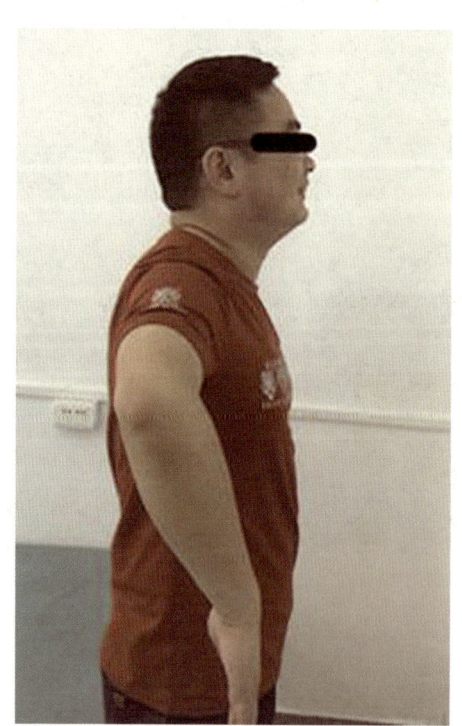
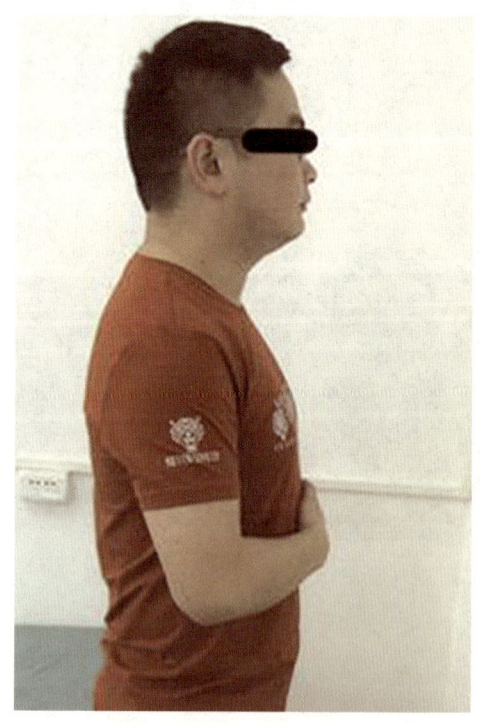
肩关节内旋：上臂外展 90°，屈肘 90°，双手掌向下与地面平行，指尖向后做划弧的动作；当上臂外展不能达到 90° 时，可采取右侧图示的方法检测

Part 10 肩痛的诊断与自我评估

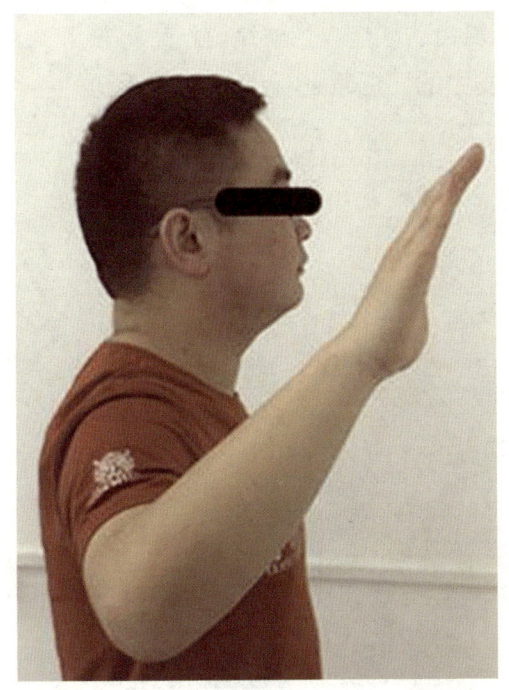
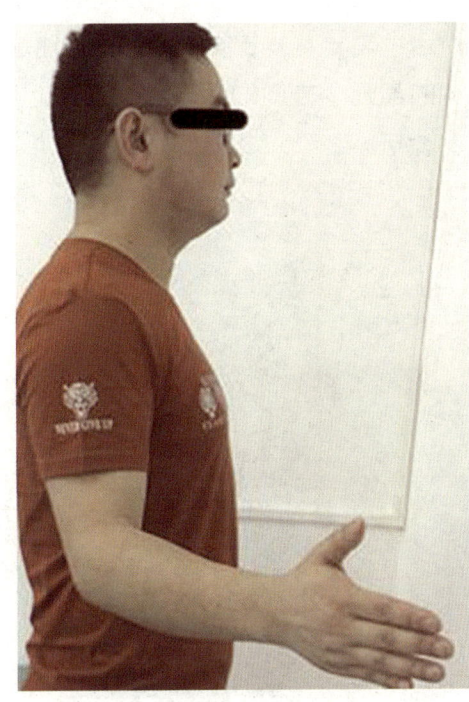

肩关节外旋：上臂外展90°，屈肘90°，双手掌向下与地面平行，指尖向头的方向做划弧的动作；当上臂外展不能达到90°时，可采取右侧图示的方法检测

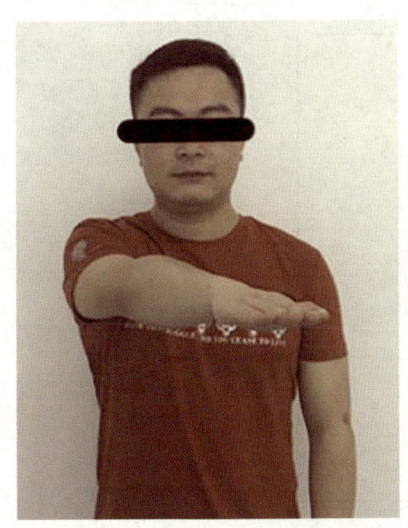
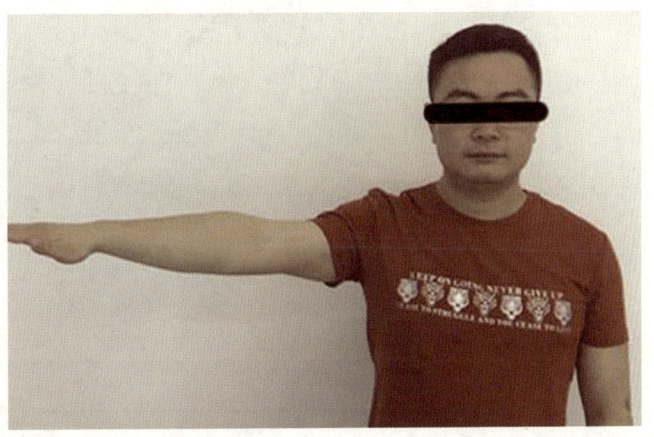

肩关节水平内收：肩关节前屈90°，手掌向下，向身体对侧做划弧的动作

肩关节水平外展：肩关节前屈90°，手掌向下，向身体外侧做划弧的动作

上述肩关节的各个方向的活动和日常生活中的动作并不一致，日常生活中需要肩关节参与的动作往往是一些复合的动作，也就是说，是肩关节的某几个方向的活动联合在一起同时发生的，通常还伴随肘关节活动的参与。

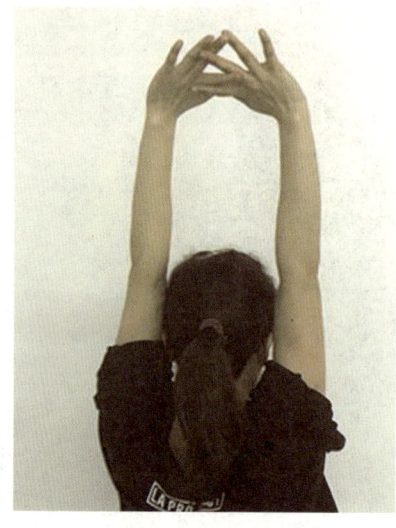
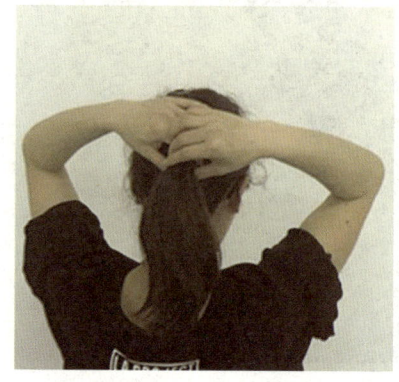

伸懒腰：肩关节外展 + 前臂旋前　　梳头：肩关节前屈 + 外展 + 外旋 + 前臂旋转

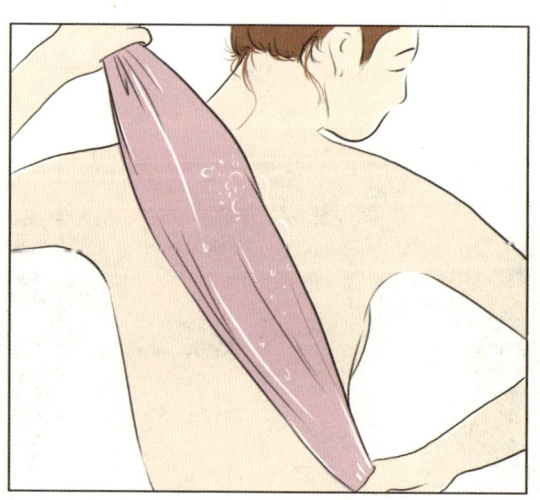

洗澡：肩关节屈曲 + 外展 + 后伸 + 内旋 / 外旋 +
　　　肘关节屈曲

Part 10 肩痛的诊断与自我评估

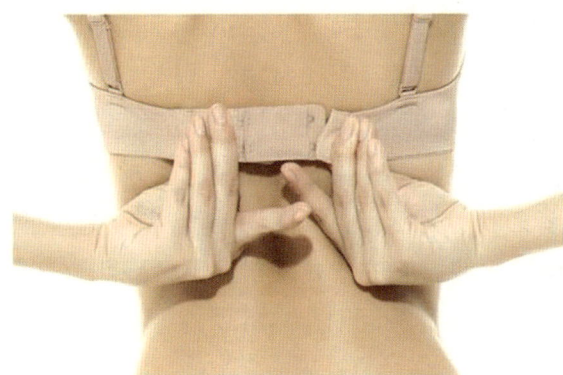

穿脱内衣：肩关节内旋 + 后伸 + 肘关节屈曲

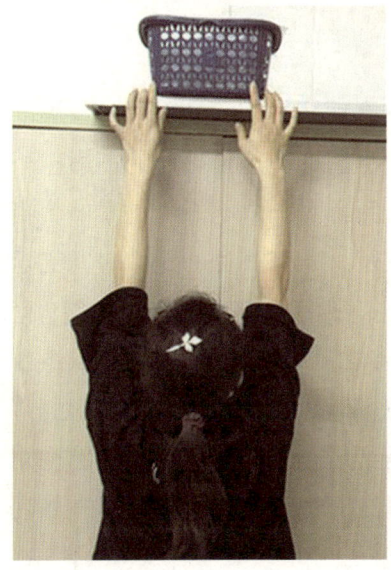

取高处的物品：肩关节前屈 + 前臂旋转

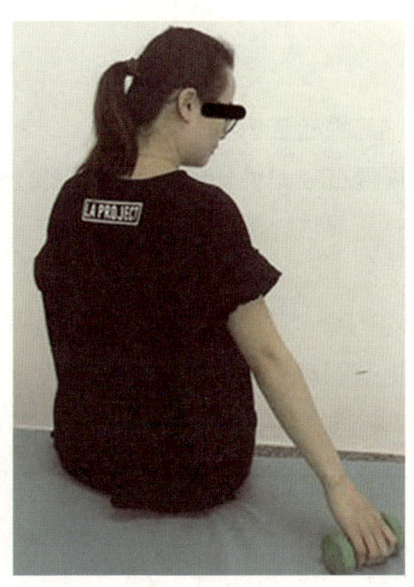

取身体后方的物品：肩关节后伸 + 内旋/外旋

在了解了正常的肩关节活动后，下面将肩周炎的诊断要点分别介绍。

临床表现

关节活动受限与关节疼痛是患者最常出现的能主观感受到的症状。

关节活动受限

患者通常是症状已经影响到日常生活后才来就医的，如梳头时发现手抬不高了，必须将脖子歪向拿梳子的那一侧手时才能完成梳头的动作；女性患者穿脱内衣时，发现手往后够不着内衣带子的高度，只能单手扣或者把内衣转向身体前方来进行；又或是发现穿套头衫时手举不高了等。这些现象提示我们肩关节某些方向的主动活动范围已经出现了异常，也就是减少（或是下降）。肩周炎患者最常见外旋和外展活动受限，其次是前屈、内收和后伸活动受限。医生通常采取提问的方式来帮助患者回忆这些症状出现的时间，通过一系列不断深入的询问对患者症状的特点有一个全面的了解。

关节疼痛

临床经验告诉我们，肩周炎患者在出现肩关节活动受限前，肩部某一处的疼痛往往是他们最初感受到的一种不适感。这种疼痛的不适感一开始往往并不具体，常被误认为是前一天的劳累、睡眠不好或是某一个姿势过久等原因引起的，因为疼痛程度通常较轻，未被在意。随着时间的延长，疼痛的范围逐渐扩大，从肩部的某一处扩散到肩部的某一片区域，有的患者疼痛范围可以牵涉至上臂的中段。疼痛的程度也逐渐加重，从不引起长时间的注意（隐隐约约的疼痛），到进行某项上肢活动时出现疼痛（疼痛可忍受，可以勉强完成该项活动），再到试图完成某项活动时出现剧烈的疼痛（以致活动不能进行），最后是睡觉时也会被痛醒甚至再次入睡也受到影响。

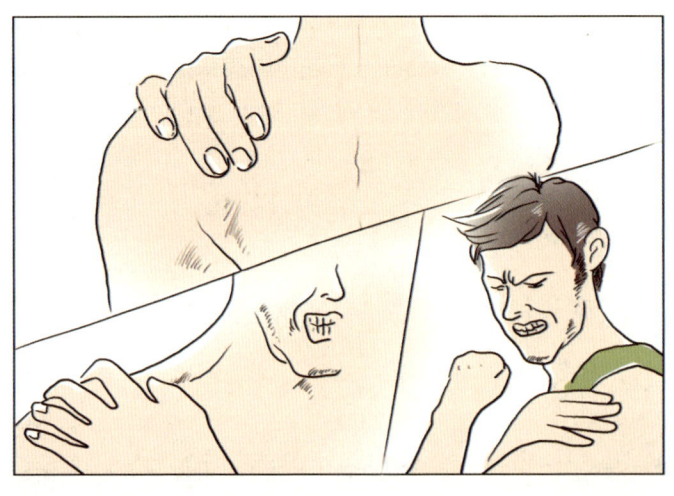

肩周炎常见疼痛的部位

Part 10 肩痛的诊断与自我评估

发病人群

肩周炎的发病率是女性多于男性，最常见于 40~64 岁的患者。对右利手的患者来说，左侧发病多于右侧。

疾病发展过程的特点

肩周炎的发展经历疼痛期、僵硬期和缓解期三个过程。疼痛期一般持续 10~36 周，患者有自发性的疼痛，疼痛常剧烈，影响睡眠，上肢休息后疼痛有所减轻，但肩关节僵硬感会加重。僵硬期持续 4~12 个月，此期患者肩关节活动受限最为严重。最后一个阶段是缓解期，表现为关节活动度逐渐恢复，可持续 5~26 个月。需要注意的是，并非所有的肩周炎患者都表现为上述三个阶段的特点，更多的患者在出现疼痛程度加重或出现关节活动度影响日常生活时已经到医院就诊。及时正确的诊断和治疗干预可以改变疾病的病程，极大地改善患者的症状。

体格检查

医生通过肩部解剖结构如肩部的骨骼、肌肉、韧带等的触诊，和一些特殊的动作检查，初步判定出现问题的症结。读者也可以通过学习以下的内容进行自我肩部查体。

肩部外观的检查

患者脱去上衣，充分暴露整个颈部、肩部和背部，以便观察和对比双侧肩部有无异常。病程长者，可见到患侧三角肌萎缩，即患侧肩下方到上臂上 1/3 之间的肌肉没有健侧丰满。这是由于长期的肩外展疼痛和活动受限，以致患者为避免出现疼痛而减少肩外展活动引起的负责肩外展肌群（主要是三角肌）的失用性肌肉萎缩。

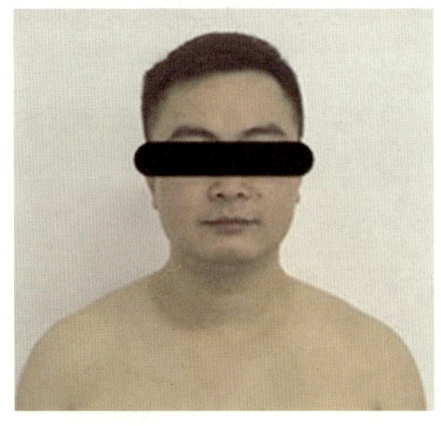
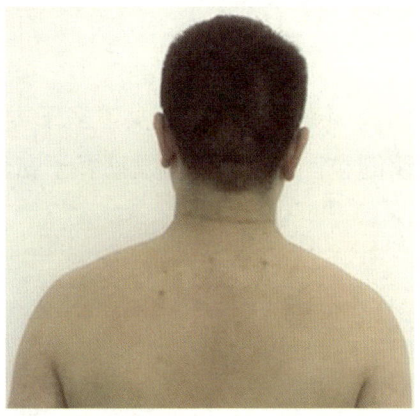

两侧肩部前侧对比　　　　　　　两侧肩部后侧对比

肩部触诊

通过对肩部骨骼、肌肉的触摸，发现是否存在肌肉的僵硬、痉挛、压痛，寻找疼痛感最重的部位。肩周炎患者触诊时常会发现斜方肌痉挛，冈上肌腱、肱二头肌长、短头肌腱及三角肌前、后缘均可出现明显的压痛。

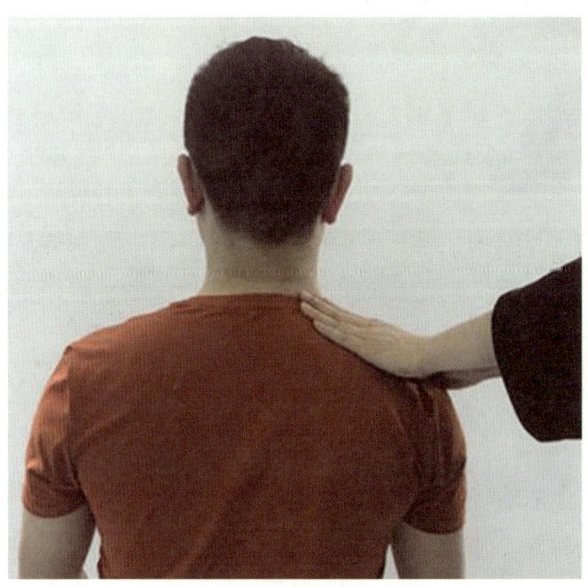

触诊斜方肌痉挛

（双侧对比，检查者可触及患侧斜方肌明显僵硬）

Part **10** 肩痛的诊断与自我评估

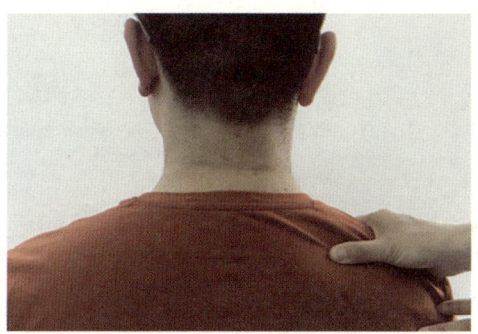

冈上肌触诊

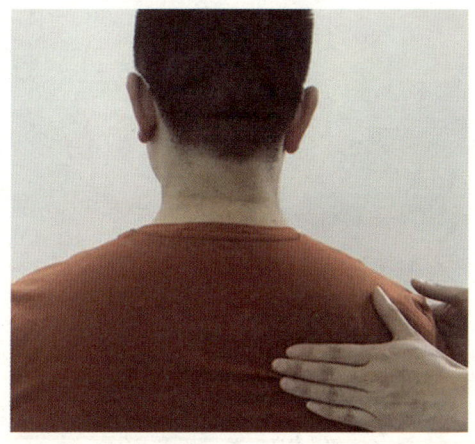

冈下肌触诊

关节活动度范围的检查

部分日常生活难以进行时，已提示主动关节活动范围下降。在进行肩部外观检查和触诊后，再在患者可以承受的疼痛范围内进行肩关节各个方向的活动检查，以判断肩关节主动活动受限的方向和程度。

自我评估的记录

患者可以通过上述检查，在以下的肩关节功能自我评估表（表10-1）中标出疼痛的部位、肩关节活动受限的方向、不能完成的日常生活和疼痛的程度，来对肩痛进行自我评估，以便在治疗前、后进行比较。

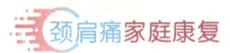

表 10-1　肩关节功能自我评估表

自查项目	评估内容	自评结果	评估说明
肩关节疼痛的部位	肩前方、外侧方、后方		填写疼痛的部位
肩关节活动受限的方向	前屈		在异常的框内打钩
	外展		
	后伸		
	内旋		
	外旋		
	内收		
受影响的日常生活活动	取高处的物品		
	穿、脱上衣		
	梳头		
	洗脸		
	扣内衣		
	触摸裤子后面的口袋		
	擦洗后背、臀部和腿的后方		
疼痛程度的自我评估：NRS 数字疼痛评分法	0 分		NRS 是一种用数字 0~10 代替文字来表示疼痛程度的方法。将一条直线等分为 10 段，按 0~10 分次序表明疼痛的无到最重
	1~3 分：轻度疼痛（疼痛不影响睡眠）		
	4~6 分：中度疼痛		
	7~9 分：重度疼痛（不能入睡或在睡眠中痛醒）		
	10 分：剧烈疼痛，不能忍受		

影像学检查

为了排除外伤和肿瘤，医生可能要求患者做肩关节的 X 线片检查。若治疗 3 个月后疼痛和关节活动受限没有改善，也建议完善肩关节 X 线片的检查。年龄较大或病程较长的患者，肩部 X 线片可见肩部骨质疏松或冈上肌腱、肩峰下滑囊钙化征。

肱二头肌长头肌腱炎的诊断标准

肱二头肌是控制人们屈肘活动最重要的肌肉，也是上肢除三角肌外最易见到和触及的肌肉，又称为"大力水手肌肉"，即使是在体型较瘦、肌肉不发达的人身上也能分辨出来。顾名思义，肱二头肌的形状特点是有两个头，即长头和短头。两个头分别起自不同的部位，长头起自肩胛骨盂上粗隆，在肱骨的结节间沟（肱骨上段的一个纵向的凹槽）往下走行，短头起自肩胛骨喙突，两个头向下走行至上臂中部合

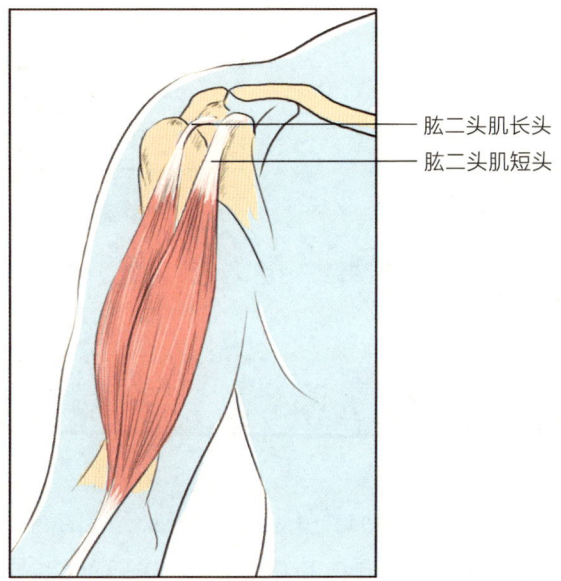

肱二头肌长头和短头

为一体。长头在肱骨结节间沟处有一"贴身的外套"包裹，即结节间横韧带。肱二头肌在进行屈肘的各类活动时，长头在"外套 - 肱二头肌长头 - 凹槽"这一管状结构（又称为腱鞘结构）中不断地进行上下滑动。肱二头肌长头的方向并不是恰好垂直于地面的方向，而是斜向外的。因此，当肩关节在外展、外旋方向进行屈肘活动时，肱二头肌受到的拉力最大，此时长头受到的张力最高，因而也容易磨损。长期反复摩擦或过度活动均可引起上述管状结构发生充血、水肿、增厚，长头的"贴身外套"变得更紧，以致长头在管状结构中可以滑动的空间愈加狭小，从而出现症状。

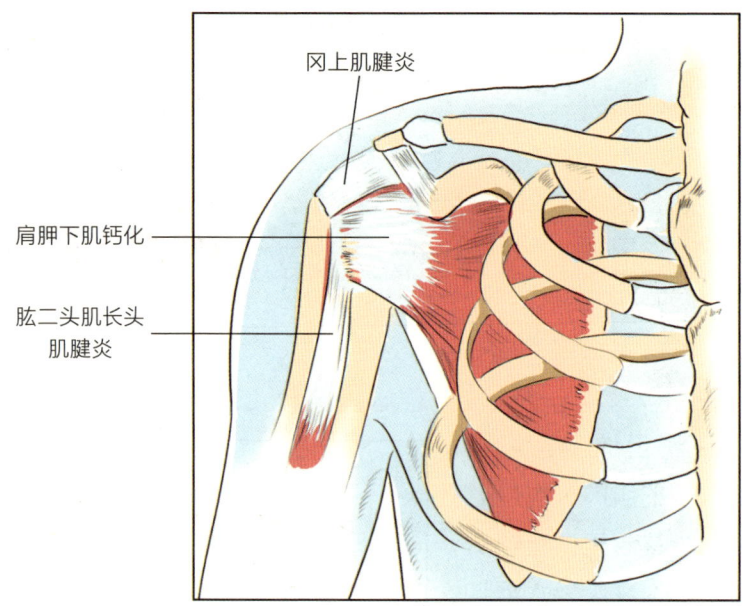

由"外套－肱二头肌长头肌腱－凹槽"构成的管状结构

下面将对肱二头肌长头肌腱炎的诊断要点分别介绍。

发病人群

肱二头肌长头肌腱炎发生于经常肩关节用力外展、外旋活动者，尤其是举重运动员、排球运动员、棒球运动员、体操运动员等人群。

发病原因

急性起病者，可以是一次用力过度活动引起的肌肉拉伤，也可以是肌肉本身力量不足导致在进行肩外展、外旋下屈肘活动时的损伤。慢性起病者，多是由于长期持续的使用过度及长头反复在狭小的腱鞘内受到摩擦、挤压所致。不论发病急慢，严重时都可出现肱二头肌长头断裂。

Part 10 肩痛的诊断与自我评估

临床表现

疼痛

发病初期，患者感到肩部不适和酸胀感，继而出现疼痛，逐渐加重。疼痛多位于肩部前侧，呈持续性，后期可感觉到整个肩部均有疼痛感。休息减轻，活动后加重，尤其是在肩关节外展、外旋位进行屈肘活动时最为严重，夜间疼痛加剧，严重者可影响睡眠。若肌腱发生断裂，将出现剧烈疼痛。

关节活动受限

早期尚无明显的肩关节活动受限，仅在肩外展、外旋屈肘时出现疼痛。后期可出现关节活动度下降，如不能做头抬高触及颈部、双手抱头等动作。

体格检查

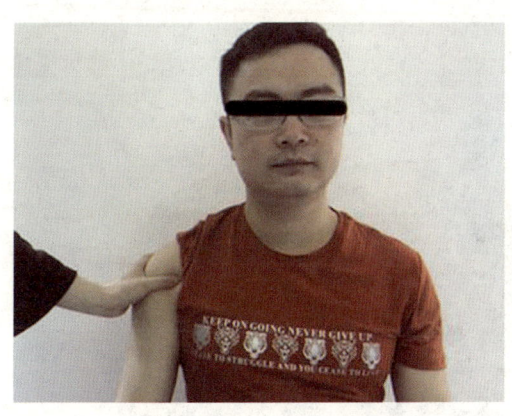

肱二头肌长头肌腱炎压痛点：结节间沟

触诊压痛点

肱骨结节间沟处有明显的压痛，严重者在按压该处时出现强烈的躲避行为。患者在肩外展、外旋位下做屈肘活动时，检查者可在结节间沟处可触及摩擦感。

特殊检查

❯ Yergason 试验：检查者站在患者前方，一手握住患者肘部，一手握住其前臂。患者屈肘 90°，使得上臂靠近胸廓，用力对抗检查者的力量进行屈肘并旋后（即手掌朝上的方向）。若在此检查过程中患者肩关节前方出现疼痛，考虑该试验为阳性，提示长头肌腱存在炎症。

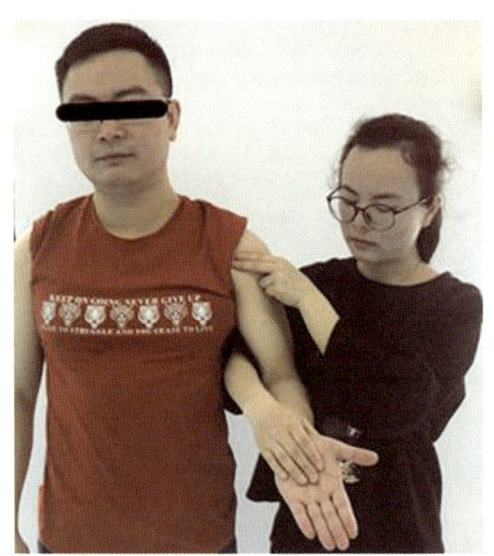

Yergason 试验

▶ 勒丁顿（Ludington）试验：是检查肱二头肌是否断裂的试验。患者双手交叉搭在头后方，主动收缩和放松每侧的肱二头肌。在肱二头肌收缩时，检查者触诊结节间沟，断裂侧不能触及肱二头肌肌腱的收缩。

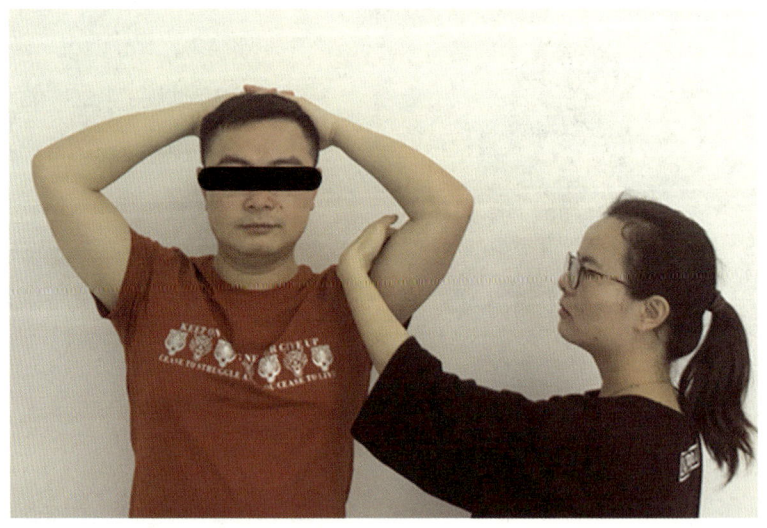

Ludington 试验

影像学检查

怀疑肱二头肌肌腱断裂时，肩关节 MRI 检查可显示肌腱的炎性改变、水肿、断裂等。

肩峰下撞击综合征的诊断标准

随着对肩痛研究的不断深入，目前认为肩峰下撞击综合征是引起肩痛最常见的原因。肩峰下撞击综合征是发生在肩峰下的软组织结构被反复的不正常压迫（撞击）引起软组织损伤而导致肩痛的综合征。这些软组织包括冈上肌腱、肱二头肌长头肌腱、肩峰下滑液囊等。健康的成年人肩峰下的空间大约有10毫米高，肩关节骨骼、肌肉、韧带和关节的正常活动，保证了肩峰下的软组织有充分的空间进行功能活动不受压迫。当各种原因引起肩峰下空间变小，软组织发生皱褶和关节运动异常时，将出现明显的疼痛症状和关节活动受限。

参照 Nikolaus 等提出的诊断标准，当满足以下5项中的3项，可诊断为肩峰下撞击综合征。

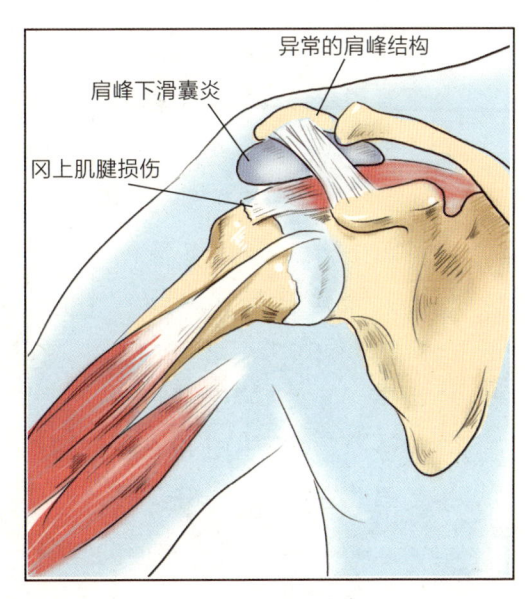

肩峰下间隙

肩外展超过 60° 时，肩峰下组织受到压力明显增加，被夹在凸起的肱骨大结节和肩峰之间，发生撞击。

> 颈肩痛家庭康复

🌙 肩峰前外缘压痛：肩峰位于肩胛骨上，即肩部的顶端。通过顺着锁骨向外侧触摸直至肩部的最外侧的突起部分，即为肩峰。肩峰下撞击综合征，在肩峰前外缘压痛明显。

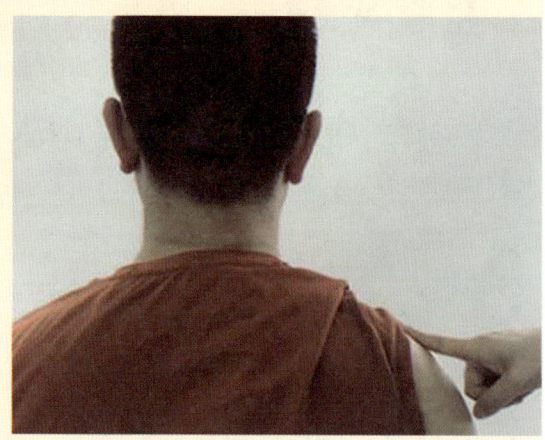
肩峰前外缘压痛

🌙 上肢外展时疼痛弧征阳性：是指主动肩外展 60°~120° 时疼痛加剧。这是因为肩关节在这个范围内外展时，肩峰下压力最高，肩峰下软组织最易被挤压到，肩关节在外展经过这段弧度时疼痛程度会急剧上升。

🌙 肩关节主动活动时疼痛更为明显。

🌙 肩峰撞击诱发试验（Neer 撞击试验）阳性：Neer 撞击试验

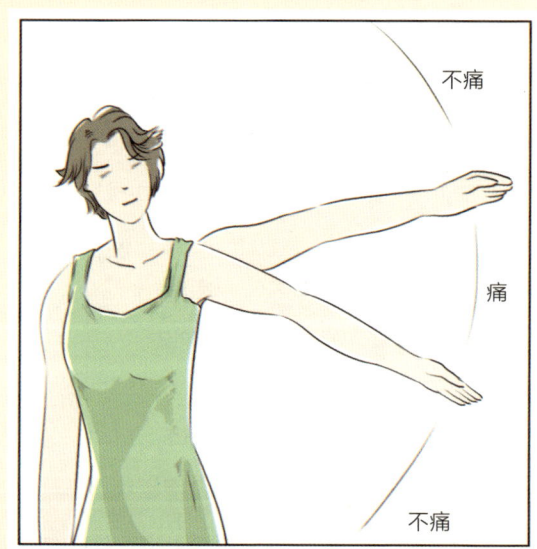
肩外展时疼痛弧

是诊断肩峰下撞击综合征的特殊试验，将在下面"特殊检查"中与其他特殊试验一并介绍。

🌙 肩峰骨赘、肩袖部分撕裂或全层断裂：可以通过肩关节 MRI 检查明确。

上述诊断标准是医生临床上用于快速判断是否为肩峰下撞击综合征的方法。下面将从七个方面详述该疾病的诊断。

发病人群

肩峰下撞击综合征可见于反复进行手臂上举过头的运动员，如游泳、网球、棒球、垒球、排球等运动的运动员。需要重复做锤击动作、墙壁粉刷等一些经常进行手臂高举过头活动的建筑工作者也可发生。老年人肩部肌腱退行性病变和先天肩峰解剖结构异常也是引起肩峰下撞击综合征的可能原因。泳姿划水的抓水阶段是引起肩峰下组织可能受到挤压的阶段，此阶段手臂过头，肩部进行前屈、外展和内旋活动，因而常见于自由泳、仰泳和蝶泳者。

疼痛

肩峰下撞击综合征最常见冈上肌和肱二头肌肌腱受累引起疼痛。患者在进行手臂上举过头的活动时可感受到"弹响声"、被牵拉。疼痛可从肩峰前方往下扩散至整个三角肌区域。夜间疼痛加重，患者常抱怨因疼痛难以患侧卧位。

关节活动受限

肩峰下撞击综合征主要是肩关节外展的主动关节活动度明显下降，可合并内旋活动受限，而被动关节活动度可为正常。

乏力

随着病情的进展，由于骨刺的形成和部分肌腱的断裂，除了疼痛和关节活动受限外，还将出现活动乏力。前屈、外展和内旋活动的无力常提示存在肩峰撞击综合征。

肩部外观的变化

肩峰下撞击综合征后期可出现受累肌肉的萎缩导致局部出现畸形，如"方肩"畸形，提示肩袖或三角肌均发生萎缩。

特殊检查

特殊检查主要用于判断肩峰下组织是否存在受挤压及程度的检查。

Neer 撞击试验

患者取坐位或站位，检查者一手放置于患者肩胛骨的后方以稳定肩胛带，另一手握住患者的肘关节附近，使患侧上肢抬高超过 90°，并内旋手臂。如果强行屈曲患者手臂时出现疼痛，即为 Neer 撞击试验阳性，表明此时冈上肌肌腱在肩峰和肱骨大结节之间受到压迫。

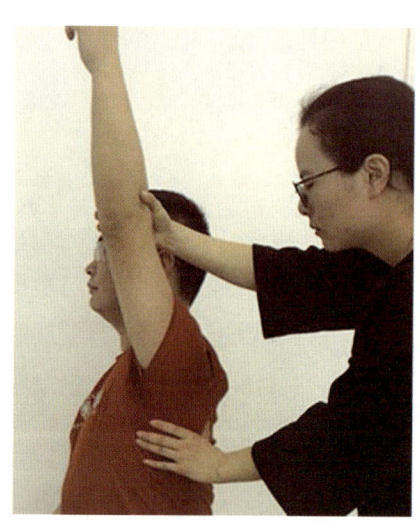

Neer 撞击试验

Hawkins-Kennedy 撞击试验

检查者一手放置于患者肩胛骨后方以固定肩胛带，另一手使手臂前屈 90°，强行内旋肩关节，若出现疼痛，则为 Hawkins-Kennedy 撞击试验阳性，表明冈上肌肌腱受到压迫。

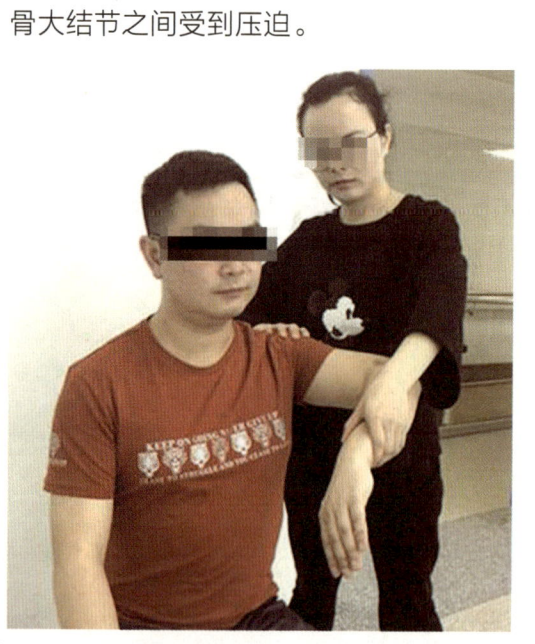

Hawkins-Kennedy 撞击试验

Yocum 试验

Yocum 试验是 Hawkins-Kennedy 撞击试验的改良方法。检查时患者肩部外展 90°，手置于对侧肩部，主动抬高肘关节，若出现疼痛，则为 Yocum 试验阳性，表明冈上肌肌腱病变或受到压迫。

影像学检查

肩部的 X 线片检查可显示早期肱骨大结节的囊性改变，能评估肩峰的形态，判断是否存在肩峰下关节面的硬化、肱骨近端的上移等。肩关节 MRI 检查用于评估肩袖的完整性，界定肩袖是否撕裂或部分撕裂。

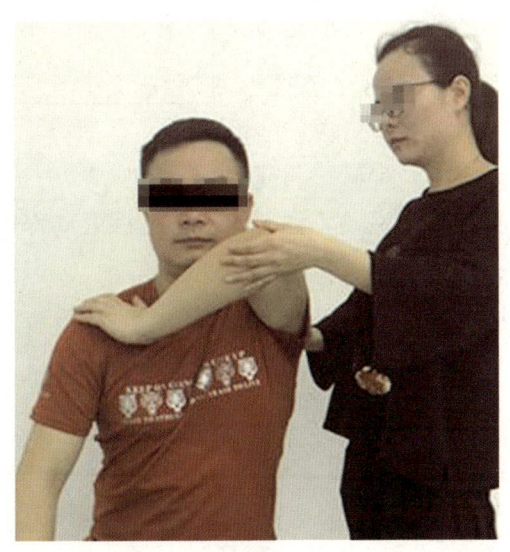

Yocum 试验

肩袖损伤的诊断标准

组成肩袖的四个肌肉是冈上肌、冈下肌、小圆肌和肩胛下肌，分别从肩关节的前方、外方和后方提供支撑和稳定，使人们在进行肩关节各个方向的活动和静止时都保持一定的稳定性。肩袖的四个肌肉分别参与肩关节的外展、内旋和外旋的活动。如前文所述，日常生活中大多数肩部活动往往不是单一方向的活动，通常是肩关节两个或两个以上方向活动的联合，同时伴随肘关节的活动,从而使得人们的双手可以完成不同高度、不同方向、不同平面的活动。在这些肩部的联合活动中,往往都有肩旋转活动的参与。除了日常生活外,许多的体育运动项目,尤其是涉及肩部上抬高过头顶、网球式的发球、投掷动作等运动,都需要肩袖肌群的充分活动(强力收缩)来保证动作的完成。因此,日常生活和体育运动中肩关节固有的运动活动范围大、运动方向多的特点,使得肩袖容易受损,通常都需要康复治疗,少数严重者需要手术治疗。

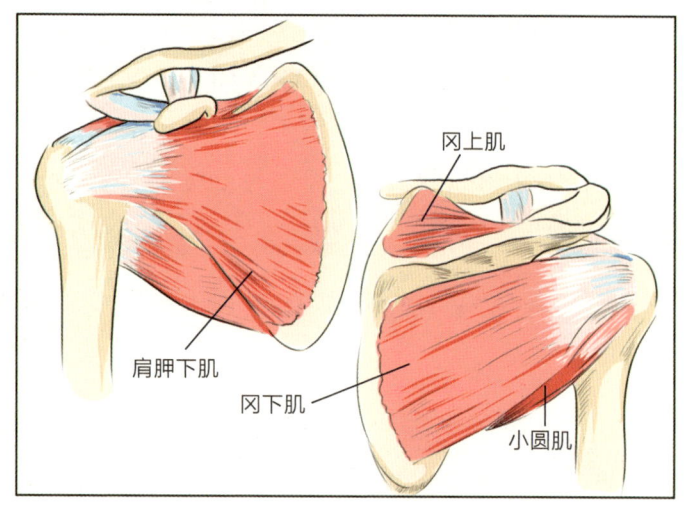

肩袖肌群组成

肩袖损伤的病因多而复杂,可以从最初的劳损性肌腱炎,发展到全层的肩袖撕裂;也可以因为肩关节的不稳定、反复受到撞击或压迫所致。看到这里,读者可能会有些疑惑:"肩袖撕裂"和"撞击"不正是上一节"肩峰下撞击综合征"所反复提到的内容吗?那肩袖损伤和肩峰下撞击综合征是一回事吗?还是一类疾病的不同发展阶段?

接下来将从几个方面介绍肩袖损伤的诊断,希望可以帮助读者回答上述问题。

发病人群

肩袖损伤在体操、投掷、排球、乒乓球、举重、游泳运动员中多见。在这些运动中的上臂高举过头的阶段,肩关节屈曲、水平内收和内旋的姿势将产生由冈上肌、冈下肌和肱二头肌的磨损导致肩峰下的撞击。运动员长期进行反复的训练,可引起肩峰下组织(冈上肌)被成千上万次的撞击导致磨损,继而发生肌腱炎。后期由于骨刺形成、肩峰下空间逐渐变小,肌腱可出现断裂。此外，肩部严重的外伤，如肱骨大结节撕脱骨折、肩关节脱位、摔倒时上肢撑地的姿势、肩部手法治疗时力量过大等原因，可使得肩袖肌群受到的一次性力的冲击超过了正常肌腱所能承受的负荷，导致肩袖损伤。

疼痛

急性起病者可呈撕裂样疼痛，慢性起病者可为持续性的钝痛，有时在整个上臂和颈部都可出现疼痛。疼痛具有疼痛弧的特点，多在肩外展，或肩外展伴有内旋或外旋时出现疼痛。夜间疼痛尤为明显，常常痛醒，患者常诉难以向患侧侧卧。

压痛点

肩峰下、肱骨大结节处的压痛最为明显。

关节活动受限

肩袖断裂者，主动的肩关节上举和外展均受限，但被动的关节活动范围无明显受限。病程超过 3 个月者，肩关节的被动关节活动范围也将出现继发性的下降，以外展、外旋和屈曲为多见。

肌肉无力

若出现不能主动肩外展，提示可能存在肩袖撕裂。

肌肉萎缩

肩袖断裂超过 3 周以上者，肩周肌肉可出现不同程度的萎缩，以肩外侧（三角肌）、后侧（冈上肌和冈下肌）常见。这需要患者脱去上衣，检查者分别从患者的侧方和后方进行双侧对比才能发现。

特殊检查

空罐试验

空罐试验又称冈上肌试验、患者主动肩外展 90°，内旋并向前 30°，使得前臂旋前拇指尖朝向下。检查者在此体位上将手放置于患者上臂给予向下的阻力，使患者和检查者对抗。若出现疼痛或无力和检查者对抗，则为空罐试验阳性，提示冈上肌腱病变。

落臂试验

检查者将患者肩部被动外展至 90° 并内旋，撤除检查者的外力后，患者保持上臂的高度。若患者不能维持上臂外展，则为落臂试验阳性，提示肩袖完全撕裂。

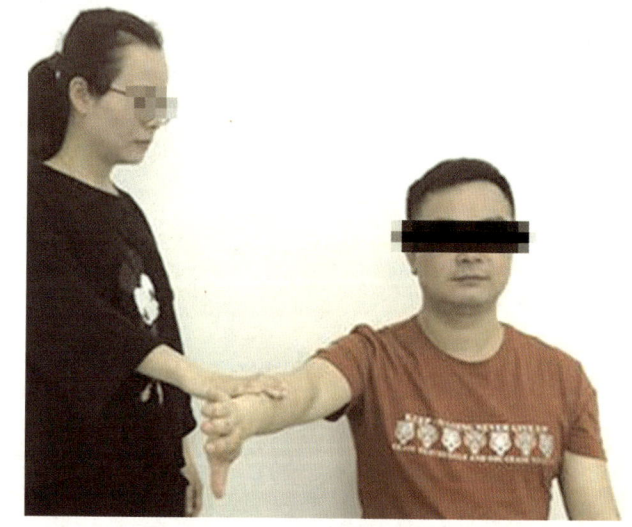

空罐试验

影像学检查

同肩峰下撞击综合征，肩关节 MRI 检查是评价肩袖完整性的金标准，可以用于区分肩袖的部分撕裂和完全撕裂，显示肩袖肌群的炎性改变、水肿等病变。

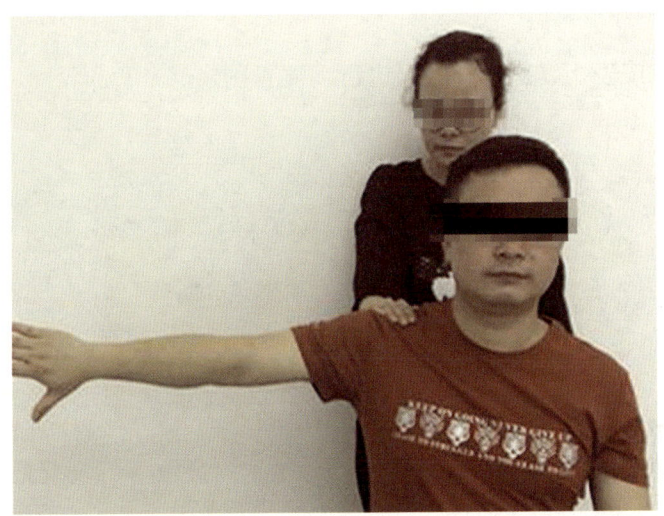

落臂试验

5 肩痛的自我评估

出现肩部疼痛，伴有肩关节活动受限的患者，可按以下流程进行自我评估。

肩痛的评估

按表 10-1 的四个部分进行自我评估是否存在肩痛、疼痛部位，以及是否存在肩关节活动受限和疼痛程度。

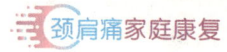

肩痛的自我鉴别

接下来按表 10-2 一一对照进行肩痛鉴别。

表 10-2 常见肩痛原因的鉴别

常见的肩痛原因	肩周炎	肱二头肌长头肌腱炎	肩峰下撞击综合征	肩袖损伤
发病人群	多见于 40~64 岁的中老年人，女性多于男性	举重、排球、棒球、体操运动员	游泳、网球、棒球、垒球、排球运动员，重复锤击动作、墙壁粉刷等一些需要经常进行手臂高举过头活动的建筑工作人员，老年人，肩部解剖结构异常者	体操、投掷、排球、乒乓球、举重、游泳运动员；肩部严重外伤，如骨折、脱位
发生机制	非损伤性质的肩关节僵硬，同时伴有主动、被动关节活动度下降和疼痛	反复在肩外展、外旋方向进行屈肘活动，导致长头肌腱磨损发炎	肩峰下的冈上肌肌腱、肱二头肌长头肌腱、肩峰下滑液囊在活动时受到挤压	肩袖肌群反复受到撞击、压迫，肩关节不稳，肩周肌群力量的不平衡
发病部位	左侧多于右侧	两侧均可	肩峰前外侧缘，可扩散至整个三角肌区域	肩袖肌群附着在肱骨上的区域
起病急缓	缓慢起病	均有，严重者可出现肌腱断裂（肱二头肌）	均有，严重者可出现肌腱断裂（冈上肌）	均有
病程长短	可长达数年，有自限性	数周至数月，无自限性	数日至数月	数日至数月
疼痛部位	肩前方，可扩散至整个肩部	肩部前侧	肩外展疼痛弧（60°~120°）阳性	疼痛弧阳性，在肩外展或肩外展伴有内旋或外旋时出现

续表

常见的肩痛原因	肩周炎	肱二头肌长头肌腱炎	肩峰下撞击综合征	肩袖损伤
疼痛程度	从轻到重，先于关节活动受限前一段时间	持续性，夜间疼痛加剧，影响睡眠	持续性，手臂上举过头时为甚，夜间加剧，不能向患侧卧位	急性发病者可有撕裂感，慢性多为钝痛，夜间加剧，不能向患侧卧位
疼痛诱因	受凉、气温下降	肩外展、外旋位下屈肘	手臂上举过头的动作	肩外展伴有旋转活动
疼痛的缓解因素	休息、保暖、活动后改善	休息	休息	休息
压痛点	广泛，斜方肌的痉挛，冈上肌腱、肱二头肌长头肌腱、肱二头肌短头肌腱及三角肌前、后缘	肱二头肌结节间沟	冈上肌和肱二头肌肌腱	肩峰下，肱骨大结节处
关节活动受限范围	最常见外旋和外展活动受限，其次是前屈、内收和后伸活动受限	早期无明显活动受限，后期出现	主要为外展受限，其次是内旋	肩袖断裂者，主动的肩关节上举和外展均受限
主动和被动关节活动度	主动先于被动下降，后期主动和被动均下降	主动先于被动下降，被动下降不如主动明显	主动活动疼痛明显重于被动活动，被动活动可正常	肩袖断裂者，被动关节活动范围不受影响；病程超过3个月者，被动关节活动度继发性下降
肌肉无力	无	可有	可有，提示肌腱断裂	可有，提示肌腱断裂
受限的功能活动	梳头、穿脱内衣	头抬高摸颈部、双手抱头	洗头、摸裤子后面的口袋、抬手取身体外侧方的物品，其余同左	洗头、摸裤子后面的口袋、抬手取身体外侧方的物品

续表

常见的肩痛原因	肩周炎	肱二头肌长头肌腱炎	肩峰下撞击综合征	肩袖损伤
特殊检查	无	Yergason试验、Ludington试验	Neer撞击试验、Hawkins-Kennedy撞击试验、Yocum试验	空罐试验、落臂试验以及撞击试验
影像学检查	后期X线片示肩部骨质疏松或冈上肌腱、肩峰下滑囊钙化征	肩关节MRI可显示肌腱断裂	肩关节X线片示肱骨头的硬化，肩关节MRI示肩峰骨赘，肩袖部分撕裂或全层断裂	同"肩峰下撞击综合征"
治疗方法	保守为主，热敷，理疗，关节松动	急性期制动、冰敷、固定，肌腱断裂者需尽早手术，术后康复治疗	轻中度损伤，早期制动，理疗，尽早恢复功能锻炼；重度损伤者尽早手术治疗，术后早期康复治疗	轻中度损伤，早期制动，理疗，尽早恢复功能锻炼；重度损伤者尽早手术治疗，术后早期康复治疗

实际案例

病例 1

刘某，女，56岁，退休，右利手。

主诉：发现左肩关节僵硬、疼痛3个月。

发病经过：刘某回忆，肩关节在出现僵硬前大约2个月时，隐隐约约左侧肩部有不适感。一开始以为是前一天着凉了，因为这种不适感不是很厉害，没有在意，以为休息一下就会好。之后逐渐在平时做家务时都会出现肩部的不适感，表现为酸胀和隐痛，有时候甩甩手臂活动一下这种感觉可以缓解。刘某依然没有重视。3个月前，她在清晨起床梳头时发现左侧肩部有点牵扯的感觉，肩部的那种不适感比以往要强烈。在接下来的日子里，刘阿姨发现梳头越来越困难，渐发展至不能两只手一起扎头发了。并且，扣胸罩和洗澡时左手伸向后背抓毛巾的动作也不能完成了。刘某来就诊时比较焦虑，由于担心止痛药会有副作用，也不敢去药店买止痛药服用，晚上睡眠越来越差。

体格检查：

肩部外观：双侧肩部对比未发现明显异常。

肩部触诊：左侧斜方肌痉挛，冈上肌腱、肱二头肌长头肌腱及三角肌前、后缘均出现明显的压痛。

关节活动度检查：左侧肩关节前屈、外展、内旋和外旋均存在主动和被动关节活动度下降，尤以外展、内旋和外旋下降更为明显。臂丛牵拉试验阴性，Neer撞击试验阴性，落臂试验阴性。

肌力检查：左侧肩关节肌力较右侧有轻微的下降。

初步诊断：左侧肩周炎。

就医治疗：针对肩周炎的治疗，医生给刘某开出蜡疗、中频电疗、超声波治疗和关节松动治疗，旨在减轻炎症，改善肩部软组织的延展性，改善肩关节的活动度，减轻疼痛。医生和康复治疗师还指导刘某一套在家里进行自我锻炼的肩关节活动操。

自我治疗：疼痛时，可进行局部热敷。热敷后可进行肩部爬墙、肩部前后摆动和回旋画圈运动。

肩部爬墙训练：面向墙壁站立，双手上抬，扶于墙上，用双侧的手指沿墙面缓慢向上爬动，使双侧上肢尽可能地抬高，达到最大限度时，在墙上做一标记，再缓慢向下返回原处。如此反复进行，逐渐增加高度。

前后摆动训练：身体前屈，躯干与地面平行，或俯卧于床边，手臂垂于床沿。先进行肩部前后方向的摆动，完成肩前屈、后伸运动，逐渐适应后可增加左右方向的摆动，以完成肩关节外展和内收的运动。最后，进行肩关节环转的运动。

病例2

患者一般情况：张女士，45岁，行政人员，右利手。

主诉：右肩疼痛伴活动受限3周。

发病经过：张女士是在一次健身房锻炼后出现右肩疼痛。张女士有每周去健身房训练 3 次的习惯，因为想要"瘦上臂，消除蝙蝠袖"，每次都会练习上肢举哑铃的动作。3 周前增加了哑铃的重量，当天晚上就出现了右肩疼痛，当时以为只是抗阻力量增加后肌肉不适应的感觉，并没有在意。之后张女士继续去健身房训练。接下来的半个月她感到右肩的疼痛逐渐加重，出现肩部前方和外侧三角肌区域酸痛，在试图抬手触及颈后、双手抱头进行仰卧起坐等活动时都会出现疼痛，到医院就诊时已不能完全抬高右上肢。

医生通过以下诊断步骤对张女士的问题做出了初步判断：

- 中年女性患者，在肩部锻炼后出现疼痛（即有外伤史）。
- 临床症状：早期为肩部不适感，逐渐出现肩前方和三角肌区域的酸痛，活动时出现，以致影响肩关节活动度。
- 临床体征：右侧肱骨结节间沟及肱二头肌长头肌腱处压痛。Yergason 试验阳性，Neer 撞击试验阴性，Hawkins-Kennedy 撞击试验阴性。右侧斜方肌痉挛。肩关节前屈外展活动度轻度下降。
- 影像学检查：肩关节 X 线片未见明显异常。肩关节 MRI 见肱二头肌长头肌腱水肿、炎性改变。

初步诊断：右侧肱二头肌长头肌腱炎。

鉴别诊断：

肩袖损伤：该患者有肩部外伤史，活动时疼痛，需与肩袖损伤鉴别。该患者压痛点局限在肱二头肌长头肌腱处、结节间沟，无明显的疼痛弧。肩部活动下降不明显，主要与斜方肌痉挛、肩关节前屈外展活动至关节范围的末端时出现疼痛导致轻度的活动度下降。Yergaso 试验阳性。肩关节 MRI 检查未见肩袖肌群的外伤表现。因此，可排除肩袖损伤引起的肩痛。

就医治疗：肱二头肌长头肌腱炎是肌腱损伤，治疗目标是使患者疼痛缓解，尽快返回工作岗位或运动赛场，恢复运动功能，缩短中断训练的时间。因此，早期诊断、早期治疗和早期康复的原则非常重要。

急性期处理应以保护患肩，避免肌腱再次损伤为原则。可选择支持带固定患处，常用的支持带有弹力绷带、黏胶绷带、肌内效贴等。冰敷患处，如冷剂喷雾、冰袋或冰块敷。冰敷后进行弹力绷带加压包扎。伤后 24~48 小时应予休息，避免进行加重损伤部位疼痛的活动。休息时抬高患部促进局部血液和淋巴回流，减轻水肿；也可外敷伤科用药（如云南白药等）以消肿止痛、减轻急性炎症。伤48~72小时后若疼痛无减轻，甚至有加重趋势，诊断为肌腱完全断裂，应尽早手术治疗缝合肌腱，使肌腱的连续性完全恢复。

病例 3

患者一般资料：李先生，48岁，右利手。

主诉：摔伤后左肩疼痛伴活动受限1个月。

发病经过：李先生1个月前在过斑马线时不慎被小轿车撞倒，当时左侧肩部着地，当即出现肩部畸形，左上肢不能活动。被驾驶员送至医院，拍片诊断为"左肩关节脱位"，给予手法复位后肩吊带固定1个月。1个月后李先生取掉肩吊带，返回医院复查左肩X线片提示复位良好。之后便开始进行肩关节的活动，发现肩部活动明显受限，洗头、摸裤子后面的口袋、抬手取身体外侧方的物品时都会出现剧烈的疼痛而不敢继续进行。夜间睡眠不敢向左侧卧，平卧时也会痛醒。

医生通过对李先生详细的体格检查后，总结如下几点：

- 有明确的外伤史、肩部制动史。
- 临床症状：肩部主动外展、旋转活动时疼痛，主动活动度下降。
- 体格检查：肩峰前外缘压痛，肱骨大结节处压痛。肩关节进行主动外展至60°~120°时出现疼痛，外旋抗阻时疼痛加重，外展超过120°时疼痛减轻或消失。肩关节前屈、外展、内外旋活动度均明显下降。Hawkins-Kennedy撞击试验阳性，Neer撞击试验阳性，空罐试验阳性。左侧冈上肌、冈下肌肌力明显下降。
- 影像学检查：肩关节MRI检查可见左侧冈上肌、冈下肌损伤，肩峰下关节囊有少量积液。

初步诊断：①左侧肩袖损伤；②左侧肩峰下撞击综合征。

就医治疗：轻度和中度肩袖损伤，多采取保守治疗。急性期局部制动，可能需要采用支具固定在肩外展前屈外旋位，在疼痛能忍受的前提下尽早进行肩关节的主动功能训练，重点加强三角肌的肌力训练。对于疼痛严重者，可给予药物口服止痛或痛点封闭，配合热疗、电疗等理疗，可加速肌腱损伤的修复。重度肩袖损伤即肩袖肌腱完全断裂者或部分断裂者，应尽早手术，恢复肩袖解剖的连续性。术后尽早开始康复训练。

肩痛患者的就医指征

出现肩痛者（尤其是有明确的外伤史），运动损伤者，疼痛和/或关节活动受限的症状呈进行性加重者，出现肩部以外部位的疼痛、无力、麻木等情况者，应立即就医以明确病因，避免延误病情。

Part 11 肩痛的治疗

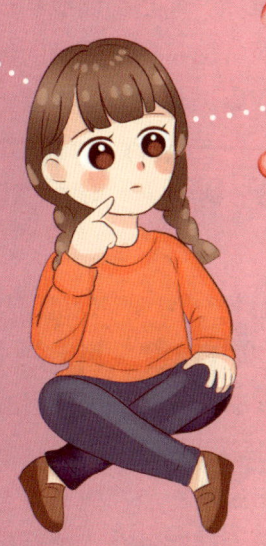

1. 肩痛的治疗原则
2. 肩痛的具体治疗方法
3. 理疗在肩痛治疗中的具体作用
4. 推拿疗法对肩痛有效吗
5. 哪些肩痛需要运用关节松动术治疗
6. 肩痛如何进行运动治疗
7. 肩痛的中医治疗
8. 肩痛的药物治疗
9. 肩痛可以打封闭吗
10. 肩痛什么情况下需要手术治疗

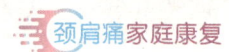

肩痛的治疗原则

肩痛是日常生活中的常见疾病，由于病因、病情复杂，在治疗上有一定的难度。通常，大多数患者都不需要接受手术治疗，通过物理治疗、自我治疗等就能取得很好的疗效。可是如不能够接受正确的治疗，就有可能延误治疗的最佳时机，使病情恶化。肩痛的治疗有以下七点原则：

首先要明确诊断

导致肩痛的病因很多，临床上确诊有一定难度，而且疼痛症状很容易掩盖原发疾病，容易导致误诊、漏诊，延误病情。这将增加患者的痛苦和经济负担，还可能因为错过最佳治疗时机而导致肩关节功能障碍等，严重者可致残。因此，一定不能"轻诊断、重治疗"。在治疗前要把握正确的诊断，有的放矢，这样才能取得立竿见影的疗效，达到事半功倍的效果。

综合治疗

为了取得良好的疗效，治疗肩痛提倡综合治疗，将中医和西医相结合，取长补短。按照先简单易行、痛苦小、无创伤，后有创伤、风险多、复杂的顺序考虑选用治疗方法。以安全、简单、无创的措施达到治疗目的为基本原则。肩痛患者常合并其他躯体疾病，同时还有紧张、焦虑等心理障碍。治疗上要站在生物、医学、心理的角度，根据疾病的特点，标本兼治。仅靠单一治疗方法对于肩痛往往很难奏效，应采用中西医结合、跨学科、多元化措施治疗，以达到理想的治疗效果。

原则性与个体性相结合

肩痛的病因非常复杂，发病原因各不相同，肩痛患者的个体情况也千差万别。因此，治疗上强调原则性与个体性相结合。针对不同的患者，应当采取不同的方法，治疗方案应具有差异化，同时又切实可行。

提倡自我治疗

自我治疗强调患者的主观能动性,是一种非常重要的肩痛治疗方法。大多数肩痛患者在科学的指导下坚持自我治疗,肩部的疼痛和功能障碍能更好地缓解甚至治愈。针对肩痛的运动疗法、中医治疗、康复训练等方法,根据患者的病情和身体情况,在医生的指导下制订科学的自我治疗方案,并动态调整。

同时兼顾局部和整体

临床上肩痛通常表现为肩部的局部疼痛,但在治疗上一定要注意做到局部与整体相结合。全身性运动可以明显缓解肩部疼痛症状,对肩痛的治疗有极大的帮助。很多患者同时兼顾全身性的运动疗法治愈了肩痛。因而,肩痛治疗一定要局部与整体治疗结合,做到点、面结合。

合理用药

用药正确、保证疗效、剂量恰当、治疗期限合理,而且用药后产生的危害极小。针对肩痛的用药应坚持以外用和口服为主、主动按时给药、阶梯化给药、个体化给药等原则。对于使用糖皮质激素等药物,一定要严格掌握适应证和禁忌证,注意用药的剂量、疗程等。

提高生活质量

缓解患者的疼痛感,提高肢体功能和生活质量,是肩痛的治疗目的。日常生活中,有些患者常会感到肢体僵硬,肩关节附近还可能伴有压痛等症状,有时甚至因上述不适而产生疲倦、睡眠障碍和情绪问题。治疗方面要采取患者乐于接受的方式,缓解疼痛,提高肩关节活动范围及其功能,提高生活质量。

肩痛的具体治疗方法

肩痛的治疗目的在于改善肩部的血液循环和新陈代谢状况,缓解肌肉痉挛和组织挛缩，从而缓解和消除疼痛，并且恢复肩关节的正常活动范围及其功能，提高患者的生活质量。目前，临床上常用肩痛的治疗方法有哪些呢？

保守治疗

早期的肩痛患者应针对患侧肩部做热敷、理疗、封闭等治疗，同时配合必要的药物治疗，以消除炎症，缓解组织水肿及疼痛。同时，还可以行关节松动治疗等，以期改善肩关节的活动范围。

自我治疗

慢性肩痛患者主要表现为肩关节活动受限、功能障碍。这个阶段，应充分重视患者自我的功能锻炼、自我管理等，配合接受必要的物理治疗等。肩周炎的自我治疗方法主要有以下三种：

- 功能锻炼：①肩关节的划圈训练。先由前向后划10圈，再由后向前划10圈，以相同的方法做另一侧肩关节的划圈运动，每天2~3次。②耸肩运动。坐位或站立位，双手叉腰，然后用力上、下、前、后各个方向缓慢、匀速地耸肩，每次耸10下，每天2~3次，不宜勉强。③交叉摸耳朵。先用右手从头后揪住左耳，连续摸10次，再用左手同样摸右耳，每天2~3次。④抬手运动。两手十指相扣，手心向上、举过头顶，上、下、前、后各个方向轻柔地摇动10下，每天2~3次。⑤展翅运动。左、右手向侧方伸直平抬起，手心向下成大雁飞翔状，每次上、下扇动10下，每天2~3次。

在进行自我治疗时，动作一定要先慢后快、先轻后重，酸胀适度为宜，不能因心急而勉强，这样容易造成损伤，进一步加重症状。上述训练方法具有舒筋活血、消炎止痛、强化肩部等作用。可以根据个人具体情况，灵活调整各个运动间的前后顺序、姿势、频率、强度。自我治疗贵在坚持，持之以恒就一定能收到理想的效果。

- 穴位按摩：可以选择按摩手三里。用右手拇指指腹按住左侧手三里，上、下、左、右各个方向，由浅及深揉1分钟，再用左手以同样的方法按摩右侧手三里，建议每天按摩2~3次。还可以按摩印堂，用食指或拇指指腹按住穴位，上、下、左、右揉动，每次1分钟，每天按摩2~3次。

- 捏压压痛点：用健侧手拇指、食指等捏住患侧肩部压痛点，用力由浅及深逐步按压，并向前、后、左、右各个方向揉1分钟，依据病情每天捏压2~3次。

肩痛的物理治疗方法

物理治疗方法是运用电、光、声、磁、冷、热、机械等物理因子治疗肩痛。物理治疗方法可以改善患肩局部的血液循环，缓解肌肉痉挛，松解粘连，减轻组织水肿、疼痛。

● 短波疗法：可以消炎、止痛，改善局部血液循环，松解粘连等。将短波仪的两个电极在患侧肩关节前、后对置，急性期通常选用无热量，慢性期选用温热量，每次治疗20分钟，每天1~2次，两次治疗之间要间隔6小时，10天为1个疗程。

● 超声波疗法：能够消炎，松解粘连。肩部的超声波治疗采用接触移动法，1.0~1.5瓦/平方厘米，每次10分钟，每天1~2次。

● 半导体激光：具有很好的止痛作用。取穴以阿是穴为主，辅以肩贞、肩井、天宗等穴位。每个穴位各照射3分钟，每天1次，6天为1个疗程。

● 中频电疗：中频电疗可以有效缓解疼痛。将中频电疗仪的电极对置于患侧肩部，电量以患者能够耐受为标准，每次治疗20分钟，每天1次。

3 理疗在肩痛治疗中的具体作用

物理治疗以各种物理因子为主要手段，也称为理疗。理疗针对人体局部或全身性的病变、功能障碍，以非侵入性、非药物性的治疗方法来缓解疼痛，恢复机体正常的生理功能。物理治疗应用天然或者人工物理因子的物理能，通过神经、体液、内分泌等调节机制作用于人体，以预防和治疗疾病。理疗对于机体有直接作用和间接作用：①直接作用，如高能量激光治疗疣和血管瘤等，紫外线刺激皮肤细胞和杀菌。②间接作用，是理疗的主要作用机制，是不同于其他疗法的主要特点，理疗通过机体的反射作用和防御性反应,来维持并且恢复生理平衡状态,从而缓解疼痛,治疗疾病。

目前,常用的针对肩痛的理疗方法包括:

- 超短波疗法:超短波的作用深度较其他疗法更深,可以达到骨组织。超短波治疗可以作用于患侧肩部,增强血管通透性,改善微循环,调节内分泌,加强组织机体的新陈代谢,降低感觉神经的兴奋性,从而达到抑菌、消炎、止痛、降低肌张力、缓解痉挛、促进血液循环和修复、增强机体免疫力等治疗目的。

- 超声波疗法:超声波作用于人体达到治疗目的的方法称为超声波疗法。目前理疗中常用的超声波频率一般为800~1000千赫。超声波通过机械作用、热作用和空化作用等机制作用于患侧肩部,导致局部组织血流加速,血液循环改善,血管壁蠕动增加,细胞膜通透性加强,离子重新分布,改善新陈代谢,降低组织中氢离子浓度,使pH增加,酶的活性增强,组织再生与修复能力增强,放松肌肉,使肌张力下降,减轻、缓解肩部疼痛。

- 热疗:以各种热源为媒介,将热量传递到机体,以达到治疗目的的疗法。热疗能够降低痛觉神经的兴奋性,改善局部血液循环,减轻炎性水肿,加速致痛物质的排出及渗出物的吸收,从而解除局部神经末梢的压力,缓解肩部疼痛。同时,热疗还能松弛肌肉、肌腱和韧带等组织,缓解因为肌肉痉挛、关节强直引起的疼痛感。

- 冷疗:是利用低于体温的介质接触人体,并使其降温,以治疗疾病的一种方法。冷疗施加于人体的低温不会造成组织细胞的损伤。冷疗可以抑制细胞活动,降低神经末梢的敏感性而减轻疼痛。冷疗还可使血管收缩,降低血管壁的通透性,缓解由于组织充血、水肿而压迫神经末梢导致的疼痛。

- 红外线疗法:红外线本质上是一种光波,也称电磁波,它是一种不可见光。肉眼看不到红外线。由于它位于可见光红光的外侧,因此称为红外线。红外线可以使水分子活化,激活水分子的振动能级,改善血液循环。红外线作用于皮肤后,大部分能量被皮肤吸收,被吸收的能量转化为热能,升高皮肤温度,刺激皮肤内热感受器,通过丘脑反射使血管平滑肌松弛,扩张血管,加快血流速度。红外线可以刺激血管活性物质释放,降低血管张力,扩张小动脉、毛细动脉及毛细静脉,进而加快人体血液循环速度。红外线能够促进新陈代谢,使新陈代谢产生的废物迅速排出体外,体内、外的物质交换处于平衡状态。此外，红外线可以提高细胞供氧量，加强了细胞的再生能力，控制炎症的发展并使其局限化，加速炎症水肿的消退和病灶的修复，减轻对于神经末梢的刺激，有效缓解肩部疼痛。

如何选择理疗

理疗的优点是作用广泛，无创伤，也没有痛苦，比较安全，对于肩痛有较好的治疗效果。在接受理疗前，患者只有掌握一定的基本知识，积极配合医生治疗，才能缩短疗程，保证安全，提高治疗效果。原则上应根据患者病情、病程以及患者的身体情况进行个性化的精准治疗。

治疗肩痛应该选择冷敷还是热敷呢？通常，对于急性肩痛应该用冷敷，24~48小时后应该选择热敷。无论冷敷还是热敷，都有一些禁忌。肩痛部位如果有水疱或者皮肤破损，形成开放性损伤，这时就不宜冷敷；如果考虑有内脏出血，应禁止热敷；在有肩部软组织挫伤或肩关节损伤初期，应禁止热敷。冷疗最大的风险是冻伤，严重时甚至可以导致暂时或永久性的神经功能损害。

肩痛同时伴有高热、严重动脉硬化、开放性肺结核或有出血倾向时应禁用理疗；治疗时严禁触摸照射头网罩内的治疗板和其他部件，以免被烫伤或触电；儿童及神志不清者不能接触理疗仪。应该在规定的环境条件下使用理疗设备，不能在过高或过低温度以及潮湿环境下使用，也不能在刺激性化学品及腐蚀性气体环境中使用。在使用仪器时，不能剧烈转动、摇晃和强烈震动等。调节设备的支臂伸缩和转动时不能超过技术指标规定的范围。进行高频治疗时，应除去患者身上的一切金属物品，要注意患者与地面的隔离。治疗过程中，操作者和患者不能与砖墙、水管或潮湿的地板接触。电疗前，必须检查导线接触是否完好，有无裂纹、破损，否则不得使用。

4 推拿疗法对肩痛有效吗

推拿是人类最古老的外治疗法之一。推拿以中医的脏腑、经络学说为治疗理论基础，同时结合西医解剖和病理诊断，将手法作用于人体体表的特定部位，以调节机体生理、病理状况，达到治疗目的的方法。推拿疗法是在其理论指导下，结合现代医学理论，恰当地将推、拿、按、摩、揉、捏、点、拍等形式多样的手法作用于肩部疼痛部位和相应的穴位，以期达到疏通经络、行气止痛、祛邪扶正、调和阴阳的疗效，能够很好地缓解疼痛，改善肩关节功能。

肩痛可以根据病情选择按摩相关的穴位。

● 按摩肩井、曲池、合谷等穴：治疗肩部酸痛，选择肩井可以获得很好的效果。肩井位于颈根部与肩头连接线的正中央。可夹紧腋下，手指并拢于另一侧的肩上。这样刚好中指接触的位置就是肩井。肩井是治疗肩部酸痛的代表性穴位，肩部的肌肉越僵硬，酸痛的感觉就越强烈。按揉肩井时，取坐位，以健侧手中指按揉患侧肩井1~2分钟，换手继续治疗。按揉曲池时，取坐位，以健侧拇指指尖按揉患侧的曲池1~2分钟，换手继续治疗。按揉合谷时，取坐位，以健侧手拇指指尖按揉患侧合谷1~2分钟，然后换手治疗。

● 按摩天宗、风池、天柱等穴：肩部的酸痛扩散至背部时，指压天宗就可以见效。用手指触摸肩胛骨的中央，可以感知骨头变薄而形成的凹陷之处，如果按压有刺痛感，就是天宗。同时刺激风池、天柱可以提高治疗效果。

● 按摩中府：中府是缓解肩部酸痛的重要穴位，其位置在锁骨下端向下约两指宽的地方。用手微微握住肩部，将拇指放在中府上轻轻按压1~2分钟。

肩痛进行推拿治疗时的注意事项

肩痛的患者在接受推拿治疗时一定要注意保持适宜的室温和清洁、安静的环境。推拿前患者要排空大、小便,穿舒适且易于暴露部分皮肤的衣服,以利于推拿。过于饱胀、饥饿、疲劳以及醉酒时,不宜接受推拿治疗。同时,妇女在怀孕、月经期间,不宜推拿合谷、三阴交、肩井以及小腹部、腰骶部、足疗反射区等。

颈椎病急性发作期按摩要谨慎

在颈椎病急性发作期按摩颈、肩部有可能加重神经根部炎症、水肿,加剧疼痛,使病情恶化。因此,当肩痛伴随颈椎不适时,应及早到正规医院进行诊断,确定好治疗方案,避免自作主张按摩。

有"三高"的人群按摩颈肩部要谨慎

颈、肩部是人体的重要部位,大量神经和血管通向头部,其中颈内动脉供应脑组织所需的大部分血液。如果患者有高血压、高血脂等血管病变,颈部的这条血管就可能存在动脉粥样硬化或者钙化。当按摩颈部时手法过重,很容易造成硬化斑块脱落,随血液进入颅内,堵塞颅内血管,引起脑卒中等。

患有骨质疏松的患者不宜推拿颈、肩部

许多老年人有不同程度的骨质疏松,骨质变脆,如果按摩力道过大,很容易造成骨折等情况。因此,患有骨质疏松的老年人应谨慎接受按摩,且按摩时间宜短、力度不宜过大。

哪些肩痛需要运用关节松动术治疗

关节松动术是医生、治疗师在关节活动可动的范围完成的一种针对性很强的手法操作技术,属于被动运动范畴。关节松动术是指利用徒手治疗

技术，通过特定的方式处理因关节机制的改变导致的关节活动受限的关节功能障碍，并且缓解疼痛。造成关节机制的改变原因有疼痛引起的肌肉防御性收缩、关节渗出、关节挛缩，以及关节囊或支持韧带粘连，或关节面的对合关系不良。与其他形式的被动牵张不同，关节松动术是以重复正常关节活动机制的方式处理受限的关节，减轻关节软骨、关节囊及关节周围韧带等软组织所遭受的异常的压迫性应力。对于肩部疼痛且伴有肩关节活动受限、偏瘫后肩痛的患者，在没有禁忌证的情况下，关节松动术可起到良好的治疗效果。为了有效地应用关节松动术进行治疗，医生、治疗师必须了解并能够检查解剖、关节运动学及神经、肌肉、骨骼系统病变，同时还要掌握这些技术的适应证。遇到非适应证甚至禁忌证，若不加区别地进行关节松动术治疗，会加重病患关节的损害。

　　肩关节松动术的基本方法：①摆动。骨的杠杆样运动，即生理运动，摆动时要固定肩关节近端，关节远端做往返运动。摆动时必须在关节活动范围大于 60% 时才能应用。例如，肩关节前屈的摆动手法，至少要在肩前屈达到 100° 时才能应用，如果没有达到这一范围，应该先用附属运动治疗方法进行改善。②滚动。当一块骨骼在另一块骨骼表面发生滚动时，由于两块骨骼的表面轮廓形状不一致，两者的接触点会随时发生变化，所发生的运动是成角运动，滚动的方向总是朝着成角骨运动的方向，并常常伴随着关节的滑动、旋转。③滑动。当一块骨骼在另一块骨骼上滑动时，只有在两骨表面形状完全一致，或是平面，或是曲面（两骨面的凹凸程度必须相等）时，才会出现纯粹的滑动。滑动时，一侧骨表面的同一个点接触对侧骨表面的不同点。滑动的方向取决于运动骨关节面的凹凸形状。关节表面形状越接近，滑动就越多；关节表面形状越不一致，滚动就越多。临床治疗时，由于滑动可以缓解疼痛，合并牵拉可以松解关节囊，放松肩关节，改善肩部的关节活动范围，因此使用较多。④旋转。移动在静止骨骼的表面绕旋转轴做转动。旋转时，移动表面的同一点做圆周运动。旋转常常与滑动、滚动同时发生，很少有单纯的旋转发生。⑤分离和牵拉。当外力作用使构成关节的两个骨表面呈直角相互分开时，称分离或关节内牵引。当外力作用于骨的长轴使关节远程发生移位时，称之为牵拉或长轴牵引。

　　针对肩痛的具体操作包括附属运动及生理运动。采用 Maitland 手法分级，对早期的肩痛患者，采用Ⅰ～Ⅱ级手法治疗；对肩痛同时有肩关节运动功能障碍的患者，采用Ⅲ～Ⅳ级手法治疗。治疗时，患者取仰卧位、坐位或健侧卧位。治疗方法：采用分离牵引，长轴牵引；向头侧滑动，前屈向足侧滑动，外展向足侧滑动，前后向滑动，后前向滑动，外展滑动，侧方滑动；水平内收摆动、内旋摆动、外旋摆动等。根据患者病情，每天治疗1次，每次15分钟，10天为1个疗程。

肩痛如何进行运动治疗

双臂交叉拉伸法

步骤：首先放松肩膀，一只手轻轻拉动另一只手臂尽量远地交叉到一侧，保持姿势30秒，然后放松，休息30秒后继续治疗，左右交替运动。每只手每天10次。

钟摆运动

步骤：放松肩部，俯身一只手扶在桌面上，轻轻地前、后、左、右摆动手臂，再转一圈，左右交替进行。每只手每天2组，每组10次。

手臂侧卧位拉伸

步骤：患者取侧卧位，平放手臂，用自由手按压另一手臂，直到被按那一侧肩部有紧张感，保持按压住的姿势30秒，再休息30秒。每只手每天3组，每组4次。

俯卧位抬肩

步骤：取俯卧位，尽量向后并拢双肩，放松到一半，保持姿势10秒后休息。每天10次。

手臂旋转

步骤：患者取仰卧位，抬起前臂至90°，以肘部为中心，轻轻地前、后转动手臂，左、右交替进行。每只手每天3组，每组10次。

拉拽毛巾疗法

取长毛巾一条，左、右手各拽一头，分别放在身后，一手在上，另一只手在下，如搓澡一样拉拽它。刚开始活动时，可能会感到一些限制，不必心急，动作幅度应缓慢地由小到大，感觉会越来越好。每天坚持做6次。

徒手爬墙

面对墙壁站立，将患手的手指沿着墙缓缓往上爬，使得上肢尽量高举，到能忍受的最大幅度，在墙上做好标记，然后再缓慢向下回到原处，反复进行，逐渐增加高度，但不能心急。

提重物法

患者取站立位，健侧手扶桌子的一端，弯腰至约90°，根据患者具体情况，患侧手提1~2千克的重物，活动时肩部尽量放松，再依次做肩关节前后摆动、左右摇摆，顺时针以及逆时针地画圈摆动。摆动的幅度应由小逐渐增大，每组摆动练习可以反复做10次，每天做2~3组。

7 肩痛的中医治疗

中药治疗

风寒肩痛与痰湿肩痛：针对体虚卫阳不固之肩痹痛，可以用桂枝五物汤加当归、姜黄、桑枝等治疗。如若因气血不足，感受风寒之邪较重而至肩痛较明显，可以用蠲痹汤治疗。痰湿肩痛治疗应该以祛寒湿、补气血为主，用乌头汤加苍术、白术、茯苓、防己等。对于瘀血肩痛与痰湿肩痛者，治疗以祛寒湿、补气血之外，还需配合祛瘀血药，如乳香、没药、穿山甲等。

针灸治疗

肩痛穴是平衡针灸治疗肩周炎的主穴，属经外奇穴之一。针灸肩痛穴可以很好地缓解肩关节软组织损伤、肩周炎等。

肩痛穴定位：肩痛穴位于小腿腓侧，腓骨小头与外踝高点的连线上，髌骨中线下 5 寸处，或者髌骨中线与踝连线之中上 1/3 的位置。还可以根据足三里下 2 寸，上巨虚上 1 寸，以偏于腓侧 1 寸的原则来取穴。

取穴的原则：左、右、上、下交叉取穴位原则。左侧病变取右侧穴位，右侧病变取左侧穴位。交叉取穴是平衡针法的特色之一。左侧肩周炎取右侧穴位，右侧肩周炎取左侧穴位。

肩痛穴功效：消炎、止痛、降压、醒脑、扩张血管、调节内脏功能、调节胃肠及内分泌功能。

刮痧疗法

刮痧疗法具有调气行血、活血化瘀、舒筋通络、驱邪排毒等功效，广泛应用于内、外、妇、儿等科的多种病症及保健领域。刮痧疗法特别适合疼痛性疾病、骨关节退行性疾病，如颈椎病、肩痛的治疗等。刮痧疗法以中医经络腧穴理论为基础，利用特制的刮痧器具和相应的手法，蘸取一定的介质，在机体表面反复刮动、摩擦，使皮肤局部出现红色粟粒状或者暗红色出血点等"出痧"变化，达到活血透痧的治疗作用。刮痧疗法具有简单、方便、价廉、有效的特点，非常适合医疗和家庭保健。在刮痧治疗的同时，还可以配合针灸、拔罐、刺络放血等疗法使用，加强活血化瘀、驱邪排毒的疗效。常用的刮痧用具有刮痧板、刮痧油。刮痧板可选用牛角、玉石、砭石类等。操作时应充分暴露刮拭部位，在皮肤上均匀涂上刮痧油等；手握刮拭板，首先以轻、慢手法为主，患者适应后，逐渐加重、加快手法，要以患者能够耐受为限度。应该采用单向、循经络刮拭，遇到痛点、穴位时应重点刮拭，以出痧为度。可以先刮拭背部督脉、足太阳膀胱经背俞穴循行路线，调整脏腑功能，增强抗病能力。根据病情刮拭局部阿是穴或经穴，能够取得更好的疗效。刮痧后，应饮用温开水，帮助机体排毒驱邪。刮痧治疗后 1~2 天，局部出现轻微疼痛、痒感等属于正常现象；出痧后 30 分钟避免洗凉水澡。夏季出痧部位忌冷风直吹，冬季要注意保暖。刮痧疗法要严格把握方向、时间、手法、强度、适应证和禁忌证等，操作不当很容易出现不适反应，甚至加重病情，因此，要严格遵循操作规范或遵医嘱，不应自行在家中随意操作。有出血倾向、皮肤高度过敏、严重心力衰竭的患者应禁止刮痧。

肩痛的药物治疗

目前，临床上常用的镇痛药有非甾体抗炎药、阿片类药物和镇痛辅助用药。可以根据肩痛病情，选择使用这些药物。

🌒 **非甾体抗炎药**：如布洛芬、吲哚美辛、对乙酰氨酚等，对于伴有炎性反应的疼痛、骨和软组织疼痛的治疗效果肯定。非甾体抗炎药主要用于轻度疼痛，也作为中、重度疼痛的合并用药，增强阿片类药物作用，联合使用可以减少阿片类药物用量。此类药物无耐受性和依赖性，但有剂量限制。常见的不良反应有胃肠道反应、肾毒性、血小板减少等。对乙酰氨基酚的主要不良反应是肝毒性。

🌒 **阿片类药物**：无剂量限制，镇痛作用与用药剂量成正相关。

弱阿片类药物：如可卡因、曲马多、氨酚羟考酮等，可用于轻度至中度的急、慢性疼痛和癌性疼痛的治疗。

强阿片类药物：吗啡、硫酸吗啡控释片、盐酸羟考酮缓释片、芬太尼透皮贴剂等，可用于中至重度癌性疼痛及慢性疼痛的治疗。服用硫酸吗啡控释片、盐酸羟考酮缓释片时不能掰开或弄碎，必须整片吞服。此类药物常见的不良反应是恶心、呕吐、便秘，可以服用甲氧氯普胺等预防恶心、呕吐，需要预防性使用通便药物等。

🌒 **辅助用药**：抗惊厥药如卡马西平、加巴喷丁、普瑞巴林等，对于神经病理性疼痛有一定疗效。抗抑郁药如阿米替林、氟西汀、舍曲林、文拉法辛、度洛西汀等，可以缓解疼痛带来的焦虑、抑郁等不良情绪，改善神经病理性疼痛。抗焦虑药如曲唑酮、奥沙西泮等，可以改善紧张、担心、恐惧等焦虑情绪，治疗失眠等。

肩痛可以打封闭吗

封闭疗法是将一定的药物（如泼尼松龙注射液、盐酸普鲁卡因等）注射于痛点、关节囊、神经干等部位，可以起到消炎止痛，解除痉挛等作用。封闭疗法可以将药物直接注射到病变局部，使其在病变局部发挥最大的治疗作用。还可以在阿是穴进行注射治疗，将复方当归注射液、曲安奈德注射液、利多卡因注射液混合后封闭于肩部阿是穴。

封闭治疗肩痛症状属于对症处理，虽然该方法不能从根本上去除病因，但能减轻甚至消除症状、预防并发症，可以极大地改善患者的生活质量。许多肩痛患者经过一次或几次封闭治疗后，症状可以完全消失甚至不再复发。

肩痛什么情况下需要手术治疗

肩部的手术治疗包括开放手术和关节镜手术。尽管对肩袖损伤、肩关节不稳定等疾病，开放手术治疗是金标准，但随着近年来关节镜微创外科的快速进展，其治疗效果在很多方面已经等同于甚至优于开放性手术。关节镜微创术具有损伤小、患者恢复快、并发症发生率低等特点。在发达国家，这类手术在门诊就可以完成，经过几个小时的观察，患者甚至可以自己驾车回家。肩袖的大型撕裂者，非手术治疗无效的肩袖撕裂者，以及合并存在肩峰下撞击因素的患者，可以考虑施行手术治疗。

肩痛严重影响人们的生活质量。肩关节镜是如筷子般大小的纤维光学设备，直径 4 毫米。手术时，通过 5 毫米的皮肤切口将关节镜放入肩关节，通过数据线将清晰的肩关节内部的组织影像投射到高清显示器上，帮助医生更加明确地诊断肩关节内的病变，从而进行针对性的治疗。肩关节镜治疗效果明显，手术风险远低于开放性手术。

满足以下 3 点，即有手术适应证。如果症状不严重，可以继续保守治疗和观察。

▶ 夜间痛明显，影响睡眠。包括疼痛不能入睡，以及睡着后翻身因为疼痛而惊醒。

▶ 肩部的功能丧失 50% 及以上。就是上举手臂低于肩或在肩的水平，后伸摸皮带困难，这就会给穿衣服等日常生活带来困难，严重影响生活质量。

▶ 病程超过 3 个月。

肩关节镜手术通常选择全身麻醉，患者在手术中不会感觉任何疼痛。肩关节镜手术的并发症很低，偶有感染、出血、神经损伤等。一般患者在手术后 5~7 天出院。回家后需要冰敷肩部，口服止痛药，佩戴护肩支具保护肩部；同时，还应该在康复医生、治疗师的指导下坚持功能性锻炼。手术后 4~6 周，开始进行主动性的肩关节活动，定期复查。

Part 12

肩痛的家庭康复

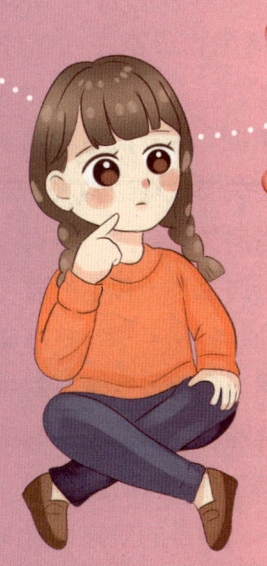

1. 肩痛患者日常生活工作应注意避免哪些活动
2. 热敷——肩痛患者简便易行的家庭治疗
3. 小区、公园内的"上肢牵引器"可以用来治疗肩痛吗
4. 肩痛患者如何在家进行自我锻炼
5. 肩痛患者自我锻炼的注意事项
6. 肩痛患者还能继续进行打羽毛球、网球等运动吗
7. 睡觉的姿势会影响肩痛的康复吗

1. 肩痛患者日常生活工作应注意避免哪些活动

肩关节是人体中活动范围最大、最灵活的关节，它通过肩关节周围的肌肉来维持稳定，在稳定的基础上进行灵活多方向的功能运动，如内收、外展运动，前屈、后伸运动，内旋、外旋等运动。日常生活需要肩关节反复的、长时间的运动，随着年龄越大，肌容积越小，肌肉力量减退，容易发生肩部疼痛。那么，肩痛患者日常生活工作应注意避免哪些活动呢？下面给大家一一介绍。

首先，应注意避免上肢重体力活动，如从事提、搬、抗重物的活动，上肢重体力活动可加重肩关节的外伤，从而使肩关节软组织肿胀、渗出，造成肩关节周围软组织损伤粘连，进而加重原有肩关节疼痛。其次，避免从事过肩运动的项目，所谓过肩运动，就是指上肢上举（包括外展、前伸等动作）的高度超过肩关节水平的运动；如游泳、打羽毛球、打排球以及投掷类项目（投掷标枪、铅球、铁饼）等。过肩运动可过度牵拉肩关节周围的肌肉，同时容易造成肩峰的撞击，加重肩痛症状。最后，应避免上肢及肩长时间维持一个姿势的运动，如长时间伏案工作、长时间上网、长时间玩手机、长途驾驶等。长时间固定一个姿势，颈肩部的肌肉长时间处于紧张状态，从而造成颈肩部肌肉、肌腱、韧带僵硬、劳损，继而加重肩部疼痛。

2 热敷——肩痛患者简便易行的家庭治疗

热敷属于温热疗法的范围，归属于物理治疗的范畴。热敷可以促进肩部血液循环，消除炎症，解除肌肉痉挛，缓解粘连，从而达到治疗肩痛的目的。许多热敷的方法简单、实用，在家中可以自行治疗，下面我们介绍家庭中简便易行的肩痛热敷方法。

最简单的热敷方法是热毛巾敷，但敷一会儿就会变凉了，要反复用热水泡毛巾，有些麻烦且不容易坚持。热水袋或热宝热敷持续时间长，是很实用的一种方法，开始热敷时热水袋或热宝外包干毛巾，以防止烫伤皮肤，随着温度的降低，逐渐撤出毛巾，每次热敷20分钟左右。如果肩痛明显时，可在肩关节周围涂抹止痛软膏，如扶他林软膏，后用热水袋或热宝局部热敷，从而促进药物的经皮吸收，止痛效果更好。

盐主要作为调味品为人们所熟知。热盐的保温性、渗透性较强，不仅能将热温渗透体内，同时还能将体内的湿气、寒气吸出来。热盐可以松弛肌肉，扩张毛细血管，增加汗腺分泌，促进血液循环，提高机体新陈代谢的速度，还具有温经活络、消炎散寒、缓解疼痛的作用，用于治疗肩痛。具体操作方法：首先用白棉布制成20厘米×20厘米大小的单层布袋，可以根据疼痛范围调整大小；另准备大青盐500克左右，将大青盐置于铁锅内炒热，放入布袋中，封口后热敷患处即可。

中药热敷作为中医的一种外治方法，是祖国医学的组成部分，中药可直接通过皮肤的渗透吸收，使药效直达病灶，疗效显著，使用起来简单方便，如辣椒、八角、茴香、花椒、桂皮、干姜等。把辣椒、八角、茴香、花椒、

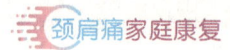

桂皮、干姜晾干，捣碎或粉碎后放入白棉布制成的布袋里，使用时在锅里蒸 10~15 分钟，热敷患肩 20~30 分钟。

3 小区、公园内的"上肢牵引器"可以用来治疗肩痛吗

走在很多小区、公园里，经常可以看到健身器材，那么这些健身器材可以用来治疗肩痛吗？答案是非常肯定的。我们下面介绍一下如何利用小区、公园内的健身器材来治疗肩痛。

上肢牵引器

上肢牵引器主要是利用自身的力量对抗，提高肩周炎患肢的活动能力。对一般健身者来说，它能锻炼肩、手腕、手臂部肌肉，提高上肢灵活性，增强肩关节周围肌肉与韧带的柔韧性，对肩关节功能性障碍与陈旧性损伤有积极康复的作用。

肩痛患者在锻炼时，站在牵引器的正下方，两臂向上伸直，两手分别抓握牵引器上的手柄，健侧上肢用力向下做牵引动作，利用滑轮改变力的方向，迫使患侧上肢缓缓抬起，感觉到患肢十分紧张但不疼痛时，停止 6~10 秒，再返回继续。一般每组 10 次，每天 3 组。

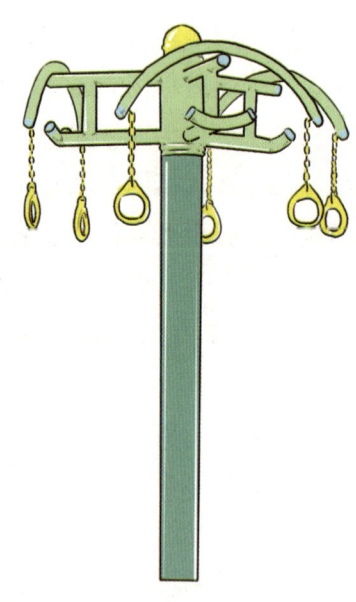

上肢牵引器

Part 12 肩痛的家庭康复

注意事项：拉伸过程中，要保持拉绳垂直，不可倾斜拉，健侧上肢单臂不可突然用力、撤力，以免患侧上肢突然放松或用力过大造成肌肉拉伤。另外，这种训练要循序渐进，不要急于求成，以免损伤加重。

太极揉推器

太极揉推器又称太极轮，也称肩关节训练器。其构造是四个轮盘朝天举起，轮子由架子固定，上面安装有滚轴，能够自由360°转动。主要功能是舒展肩部肌肉，增强肩、肘、腕、髋、膝等部位的活动能力以及小脑的协调性。

肩痛患者在锻炼时，双膝微屈站立，双手平展展开放置于2个轮盘上，根据患侧肩关节的活动范围调整手的放置位置。若肩关节活动范围小，患侧手偏向轮盘轴心放置；若肩关节活动范围大，患侧手偏向轮盘边缘放置；向相同或相反方向转动轮盘。每次相同方向或相反方向转2~3圈，每组10次，每天2~3组。

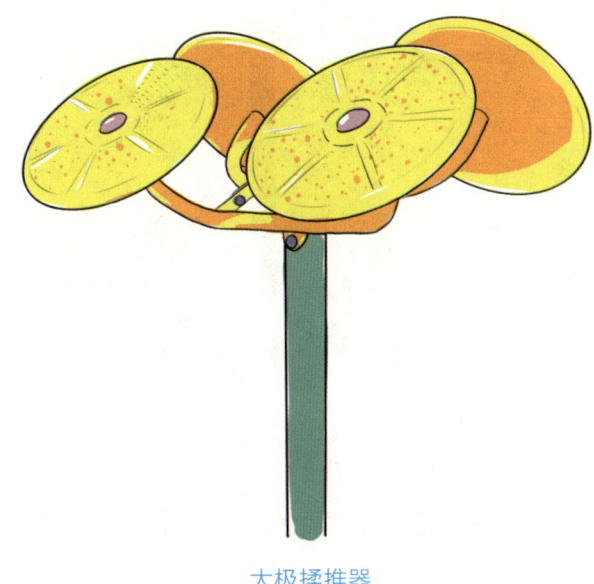
太极揉推器

注意事项：要匀速、缓慢地转动转盘，不要用力过猛。避免肩关节再次损伤，加重肩痛。练习过程中应避免肩关节疼痛。

坐推、坐拉训练器

坐推、坐拉训练器主要是增强上肢、胸部和肩背肌群力量，提高肩、肘关节灵活性和稳定性，对肩、肘关节屈伸障碍，以及肌肉萎缩、肩周炎、网球肘等有康复作用。

肩痛患者在锻炼时，坐在铁凳上，双手握住推或拉的手柄，逐渐加力前推或下拉手柄，到承受限度时坚持6~10秒，然后逐渐放松，每组10次，每天3组。

注意事项：要匀速、缓慢地推或拉，不要用力过猛。避免肩关节再次损伤，加重肩痛。练习过程中应避免肩关节疼痛。

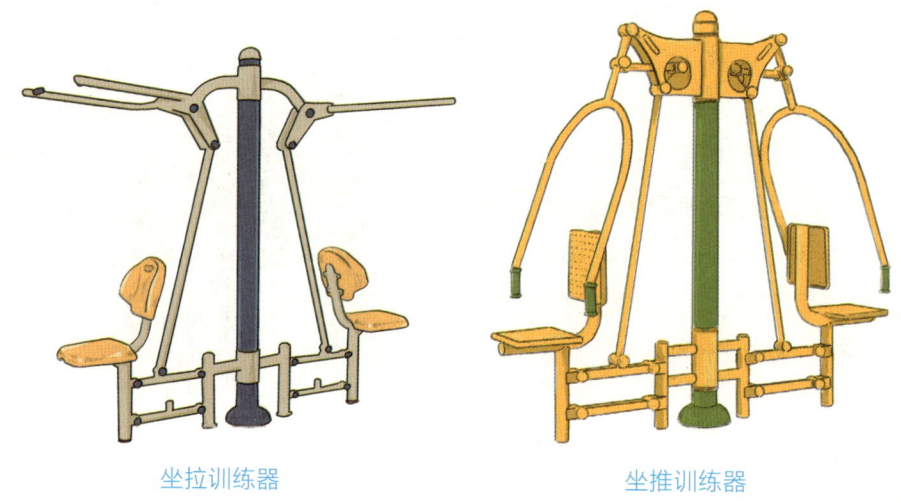

坐拉训练器　　　　　　　　　　坐推训练器

4 肩痛患者如何在家进行自我锻炼

功能锻炼对肩痛患者来说十分重要，大多数人形象地称之为"三分医七分练"。多做肩关节运动，适当的大幅度长期运动，对肩关节的血管通畅、肌肉萎缩、肌肉伸展都非常有益。肩痛患者除了合理安排自己的工作、生活外，还要利用一定的时间进行自我锻炼。大多数肩痛患者常因惧怕疼痛而不敢锻炼，从而使肩关节活动范围缩小，失去了最佳的锻炼时机，久而久之，局部血流减慢，渗出增加，进而发生水肿、粘连，最终使肩关节的活动更加受限，以至"冻结"。那么，肩痛患者如何在家进行自我锻炼

Part 12 肩痛的家庭康复

呢？下面给大家介绍六种在家自我锻炼的方法（以左侧肩周炎为例）。

钟摆式练习

前后摆动法

患者站立位，双脚分开与肩同宽，身体前倾，患侧上肢伸直自然下垂，做前屈后伸的摆动，活动范围由小到大，活动量由少到多。一般每天10~20次。

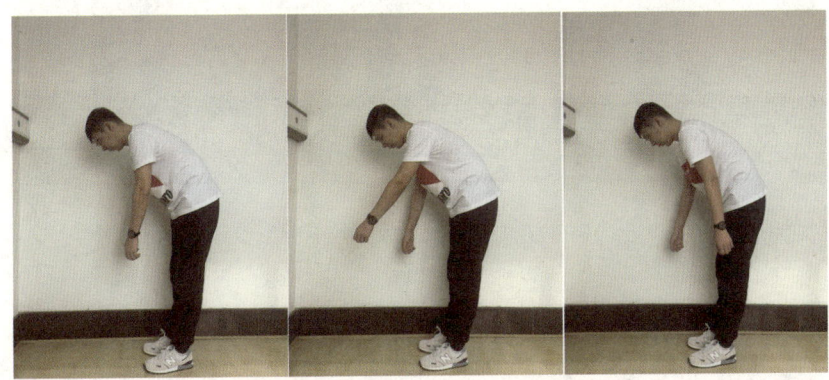

前后摆动法

左右摆动法

患者站立位，双脚分开与肩同宽，身体前倾，患侧上肢伸直自然下垂，做内收外展的摆动，活动范围由小到大，活动量由少到多。一般每天10~20次。

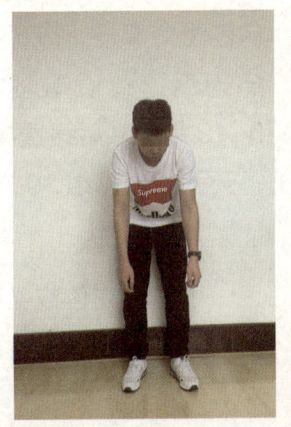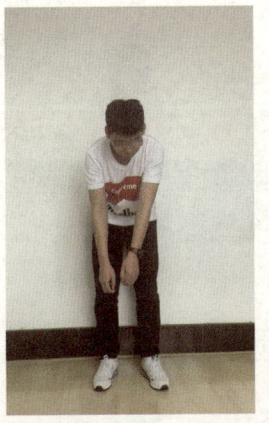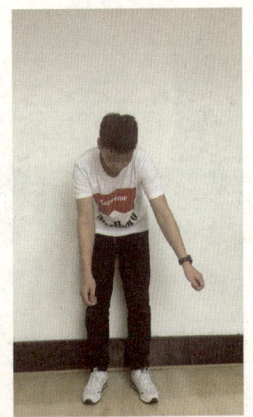

左右摆动法

环转摆动法

患者站立位,双脚分开与肩同宽,患者身体前倾,患侧上肢伸直自然下垂,做回旋动作,活动范围由小到大,活动量由少到多。一般每天10~20次。

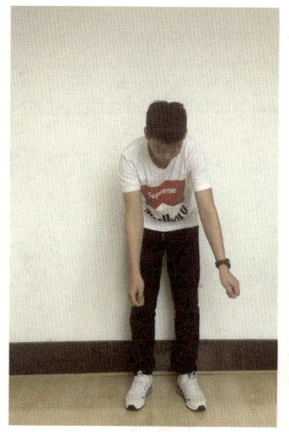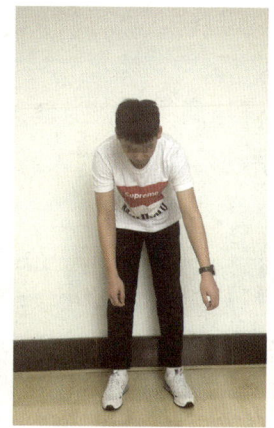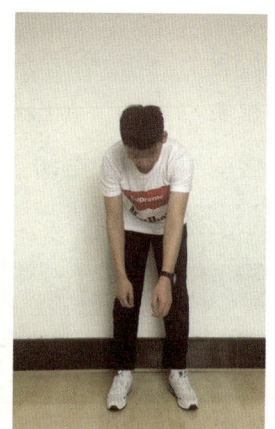

环转摆动法

自我牵伸练习

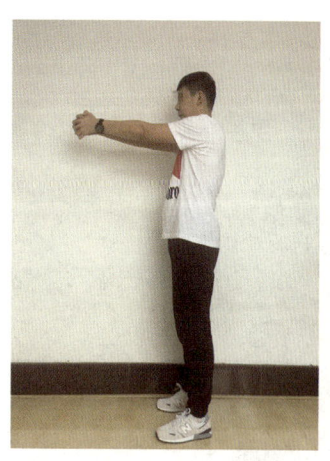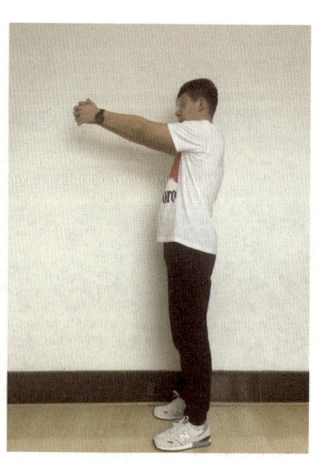

前伸拉手法

前伸拉手法

患者站立位或坐位,双手交叉前伸,肘关节伸直,健侧手牵拉患侧手,向前上方牵伸,以患者微痛为度,到顶端时坚持5~10秒,然后缓慢放回。每天两组,每组10次。

内收托肩法

患者站立位或坐位,患侧肘关节内收屈曲放于胸腹前,紧贴胸壁,另一手掌托于患侧肘部,

Part 12 肩痛的家庭康复

缓慢向健侧肩的方向用力，以患者微痛为度，到顶端时坚持5~10秒，然后缓慢放回。每天两组，每组10次。

背后拉手法

患者站立位，双脚分开与肩同宽，双手后伸，肘屈曲，用健侧手握拉患侧手腕，缓慢向健侧肩的方向用力，以患者微痛为度，到顶端时坚持5~10秒，然后缓慢放回。每天两组，每组10次。

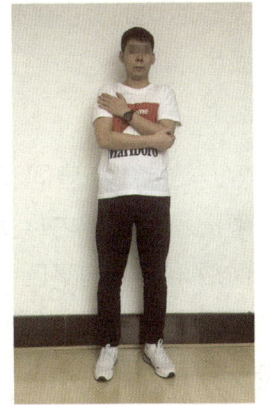
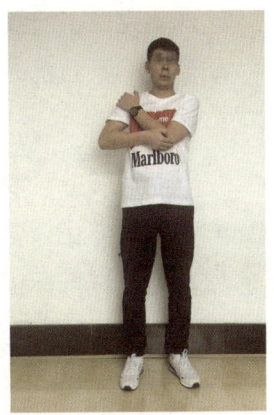

内收托肩法

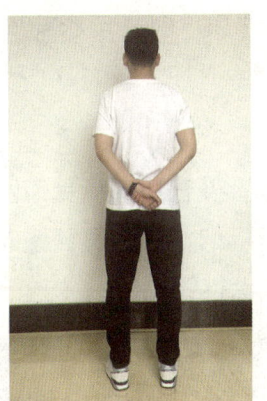
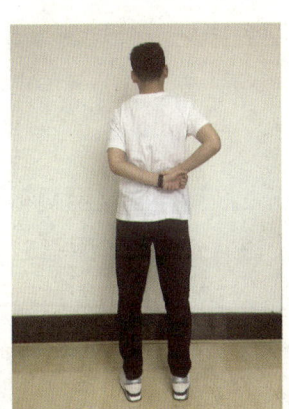

背后拉手法

爬墙训练

进行爬墙训练之前，首先了解一下自己肩关节活动的范围

在墙壁上自上而下贴上一张长条纸，面对墙面，双手沿墙壁向上爬，直至患侧爬不动为止，用笔记录位置，并标记日期和时间；患侧侧向墙面，双上肢外展，患侧上肢爬墙，爬不动后用笔记录位置，并标记日期和时间；背对墙，双上肢后伸爬墙至爬不动，用笔记录位置，并标记日期和时间。

这样就完成了自我肩关节活动的范围评估，意味着明确了自己锻炼前的活动范围，下面就进行锻炼。

前伸爬墙训练

面对墙壁，双脚分开站立，与肩同宽，用双手沿墙壁缓慢向上爬动，爬不动时停止，要在疼痛承受范围内尽量抬高上肢，到顶端时坚持 6~10 秒，用笔进行标记，然后再缓慢向下回到原处。每组 10 次，每天早中晚各做 1 组。每次爬墙都要超过或等于上一次高度，如果一次比一次低，一定要自我查明原因或去医院就诊。

外展爬墙训练

患侧侧向墙面，双上肢外展，患侧上肢爬墙，爬不动时停止，要在疼痛承受范围内尽量抬高上肢，到顶端时坚持 6~10 秒，用笔进行标记，然后再缓慢向下回到原处。外展爬墙超过 90° 时，手心翻向上方进行爬墙训练。

后伸爬墙训练

背对墙，双上肢后伸爬墙至爬不动，要在疼痛承受范围内尽量抬高上肢，到顶端时坚持 6~10 秒，用笔进行标记，然后再缓慢向下回到原处。后伸爬墙训练时，注意上身不要前屈，保持直立。

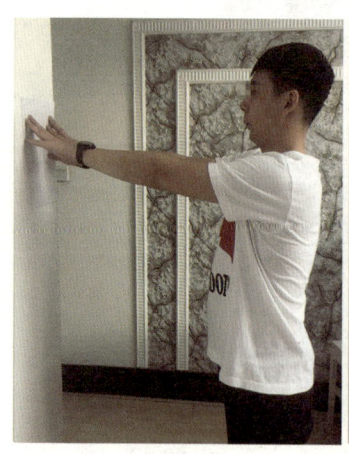

前伸爬墙训练

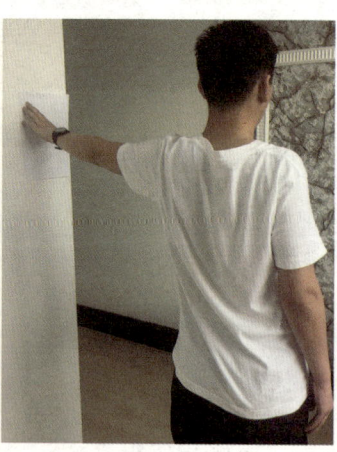

外展爬墙训练

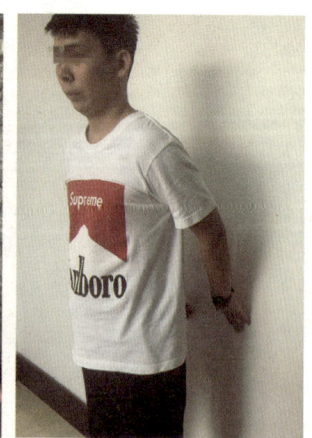

后伸爬墙训练

Part 12 肩痛的家庭康复

扶持拉伸练习

前伸扶持拉伸

双手扶持桌沿或椅背，肘关节伸直，做下蹲动作，用体重拉伸患侧肢体向前方上举，以患者微痛为度，到最大角度时坚持5~10秒，然后缓慢起身。每组10次，每天3组。

外展扶持拉伸

患侧手扶持桌沿或椅背，肘关节伸直，做下蹲动作，用体重拉伸患侧肢体向外上方举，以患者微痛为度，到最大角度时坚持5~10秒，然后缓慢起身。每组10次，每天3组。

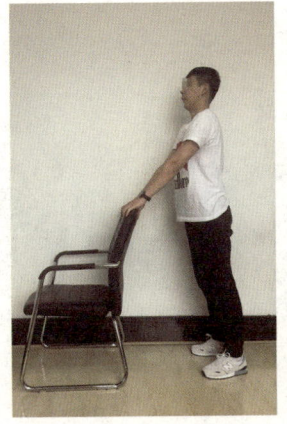 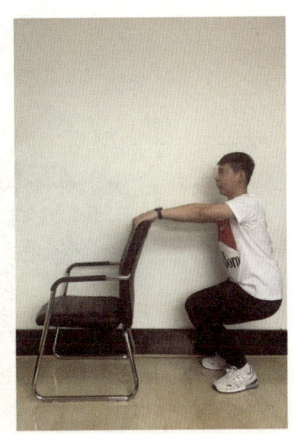

前伸扶持拉伸

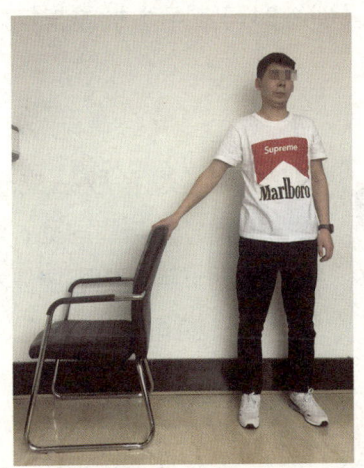 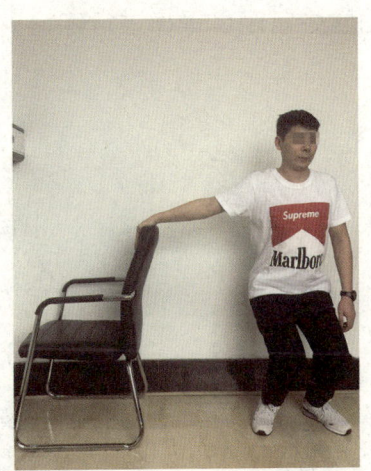

外展扶持拉伸

后伸扶持拉伸

双手后伸扶持桌沿或椅背，肘关节屈曲，挺胸挺腹，微微下蹲，用体重拉伸患侧肢体向后上方举，以患者微痛为度，到最大角度时坚持 5~10 秒，然后缓慢起身。每组 10 次，每天 3 组。

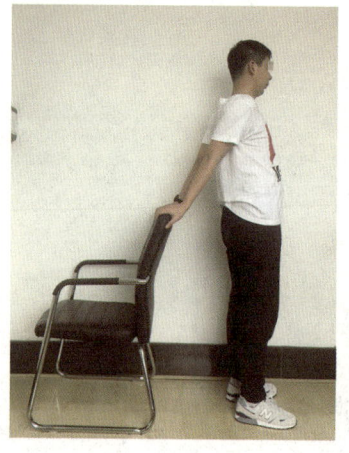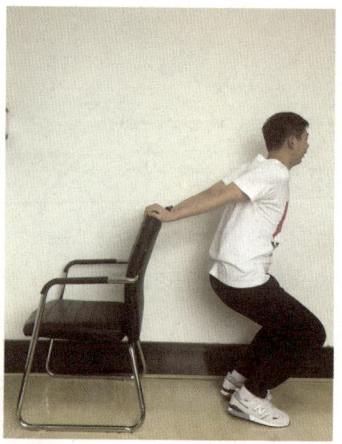

后伸扶持拉伸

木棍练习

医学中常用体操棒进行练习，家居训练时可应用木棍或长柄雨伞等练习。

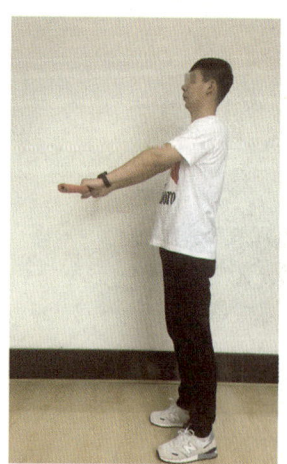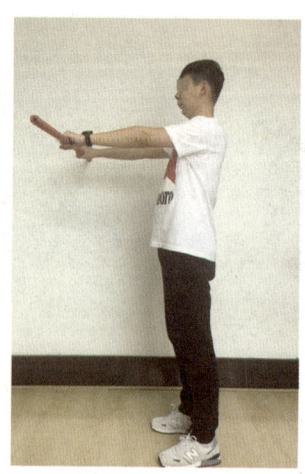

肩关节前屈练习

肩关节前屈练习

患者取站立位，双脚分开与肩同宽，双手下垂，手掌向下握住木棍或长柄雨伞，间距略比肩宽，双臂向前向上举过头顶，并在所能达到的最高点维持姿势不动。注意保持躯干挺直，双肘伸直，身体不要后仰或屈肘。每次坚持 6~10 秒钟，每组

10次，每天1~2组。

肩关节后伸练习

患者取站立位，双脚分开与肩同宽，双手背后握住木棍或长柄雨伞，间距略比肩宽，双臂向后伸使木棒离开身体，并在所能达到的最远点维持姿势不动。注意保持躯干挺直，双肘伸直，身体不要前倾或屈肘。每次坚持6~10秒钟，每组10次，每天1~2组。

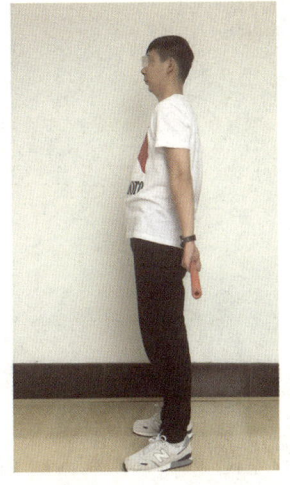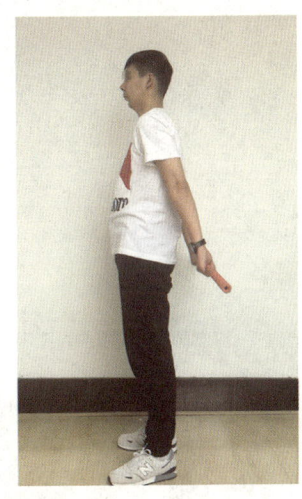

肩关节后伸练习

肩关节外旋练习

患者取站立位或仰卧位，双脚分开与肩同宽，双肘弯曲90°，使上臂自然放在床上，前臂与身体垂直，双手掌向上握住木棍或长柄雨伞，间距与肩同宽，健侧手臂用力，借助木棍或长柄雨伞将患侧手臂向外推，并在所能达到的最外侧点维持姿势不动。注意保持上臂和肘关节不动，始终贴住身体两侧。每次坚持6~10秒钟，每组10次，每天1~2组。

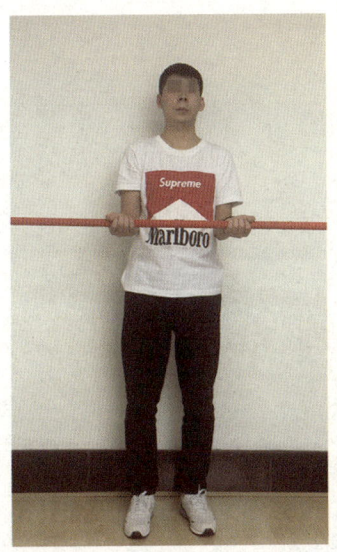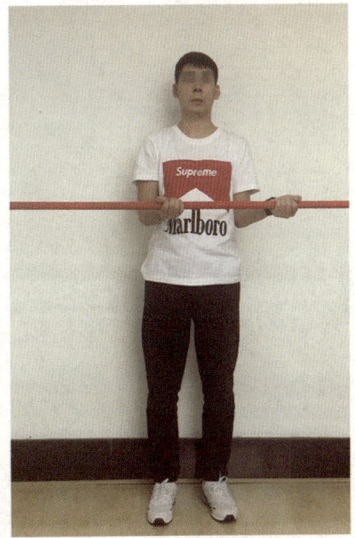

肩关节外旋练习

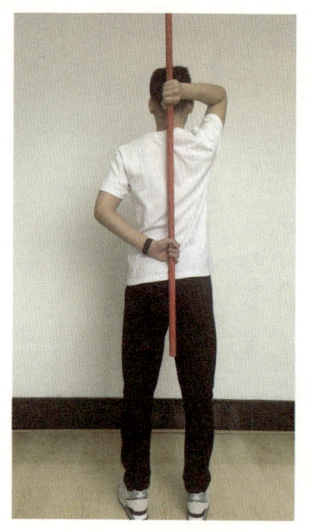 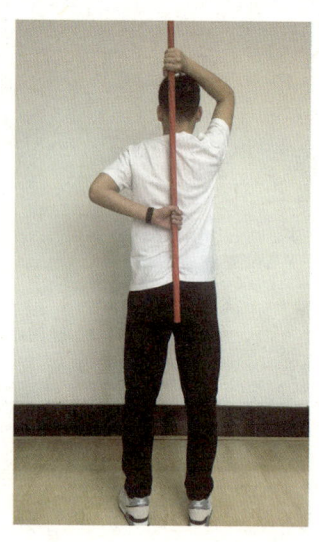

肩关节内旋练习

患者取站立位，双脚分开与肩同宽，健侧手臂从头部背到身后，并握住木棍或长柄雨伞的一端，患侧手臂经腰部背到身后握住木棍的另一端，健侧手臂用力，向上拉动木棍或长柄雨伞，并在所能达到的最高点维持姿势不动。注意保持躯干挺直，双手握紧，不要前屈或脱手。每次坚持 6~10 秒钟，每组 10 次，每天 1~2 组。

肩关节内旋练习

肩关节外展和内收练习

患者取站立位，双脚分开与肩同宽，双手下垂，手掌向上握住木棍或长柄雨伞，间距略比肩宽。练习外展时，健侧手臂用力，借助木棍或长柄雨伞将患侧手臂向外推，并在所能达到的最外侧点维持姿势不动。练习内收时，健侧手臂用力，借助木棍或长柄雨伞将患侧手臂向内拉，并在所能达到的最内侧点维持姿势不动。注意始终保持双肘伸直。每次坚持 6~10 秒钟，每组 10 次，每天 1~2 组。

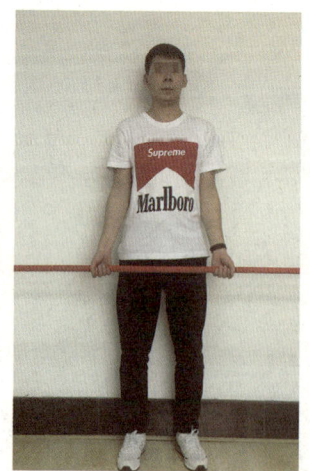 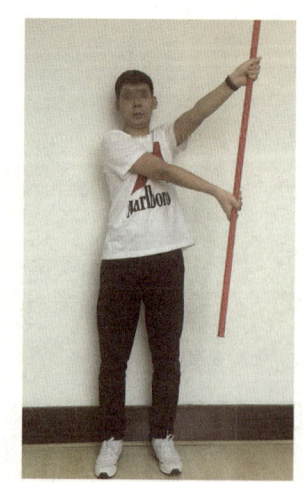

肩关节外展练习

Part 12 肩痛的家庭康复

肌力训练

许多慢性肩痛患者说:"肩痛,抬不起来,没有力气",实际上说明了肩周炎的三大症状:疼痛、功能障碍、肌肉萎缩无力。前面的方法可以缓解疼痛和功能障碍,那无力怎么办呢?很简单,就是肌肉训练,医学上称为肌力训练。下面我们一起来学习一下如何在家中进行肌肉训练。

首先准备一条长3~4米的松紧带或皮筋,患者取站立位,双手握住松紧带两端,松紧带中间部分用双脚踩住,双脚分开,与肩同宽。双手分别向牵伸、外展、后伸等方向牵拉松紧带,拉到最大角度后,坚持10秒,缓慢放回;将松紧带对折后,一端固定在门把手上,患者与门平行站立,患侧或健侧向门,患侧肩关节自然下垂,屈肘,患侧手握松紧带另一端,做肩关节内旋或外旋动作,拉到最大角度后,坚持10秒,缓慢放回。以上动作每组10次,每天3组。

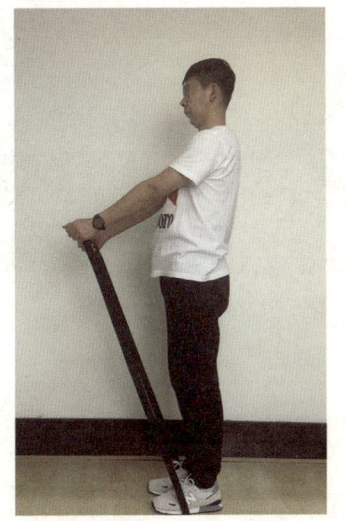
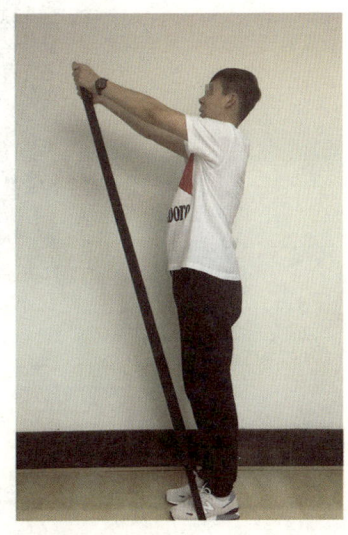

前伸肌群肌力训练

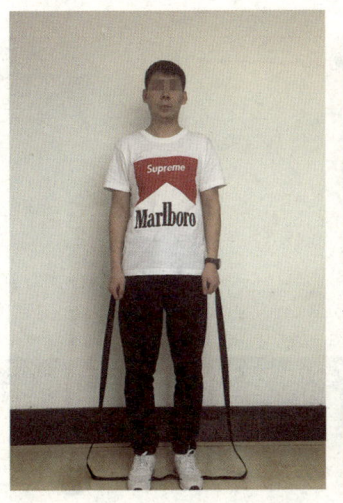
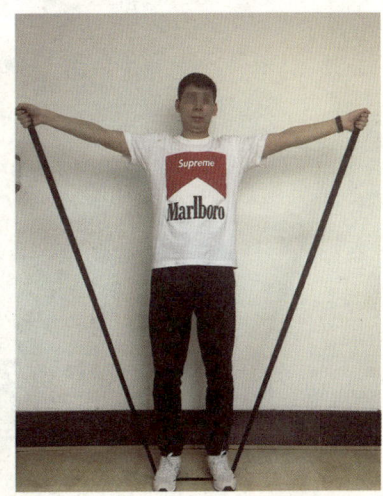

外展肌群肌力训练

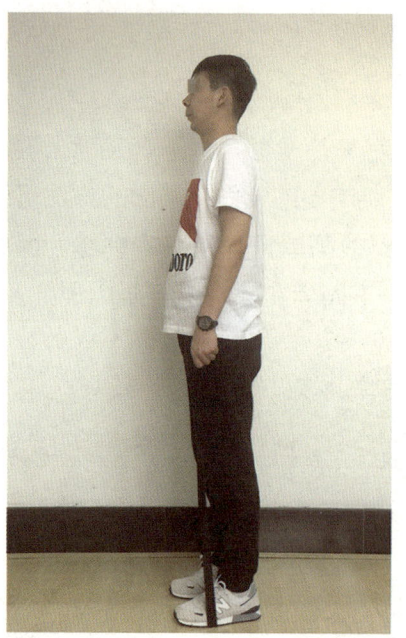
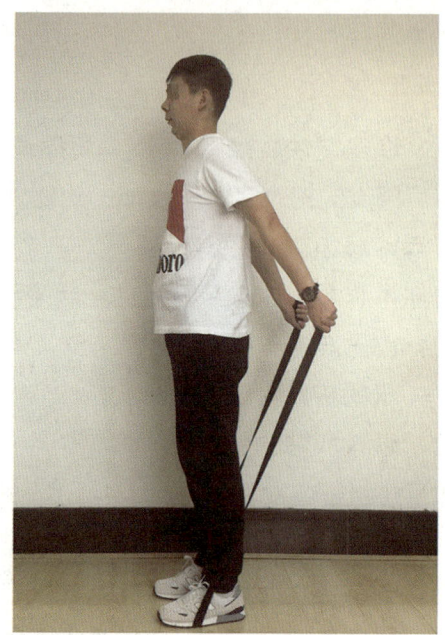

后伸肌群肌力训练

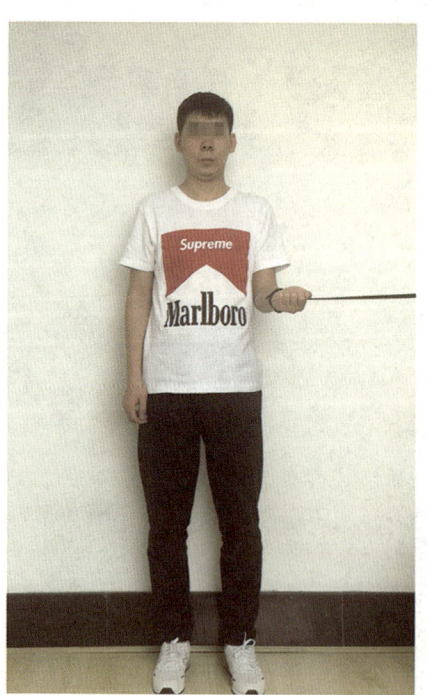
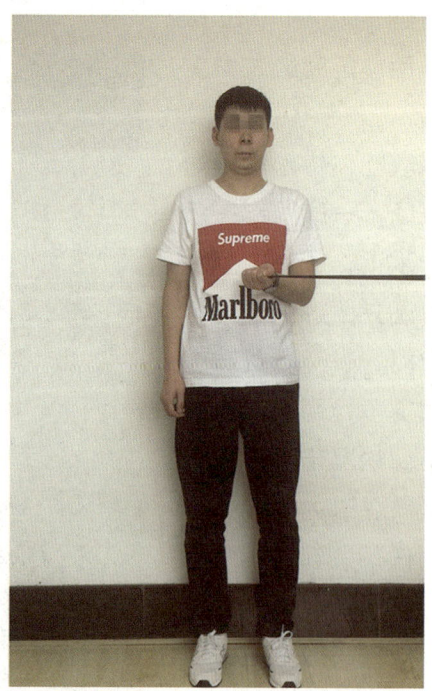

内旋肌群肌力训练

Part 12　肩痛的家庭康复

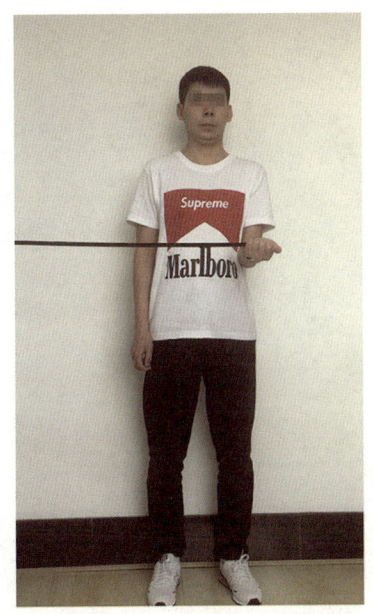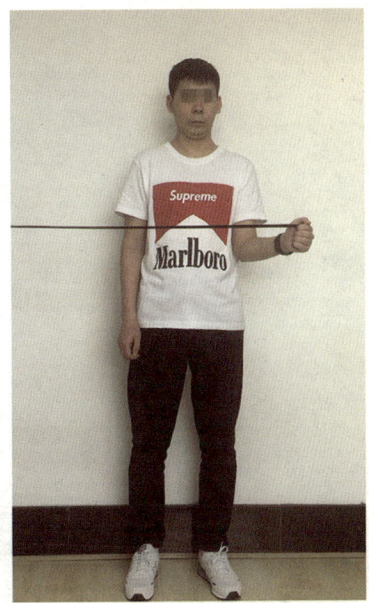

外旋肌群肌力训练

 肩痛患者自我锻炼的注意事项

适合肩部疼痛的自我训练方法很多，但注意事项基本一致，合适适度的训练对肩痛的恢复有积极的作用，过度的练习或不正确的练习会影响肩痛的恢复，因此，练习的注意事项非常重要。

自我锻炼前应对自己肩关节的活动范围有一定的了解，如爬墙练习时，应做好标记，每次爬墙都要超过或等于上一次高度，如果一次比一次低，一定要自我查明原因或去医院就诊。

锻炼时应双侧一起训练，以防训练时对侧的代偿。例如，外展训练时，若是单侧训练，可使患侧外展至较高的高度，实际上是由对侧肩降低代偿所引起的。

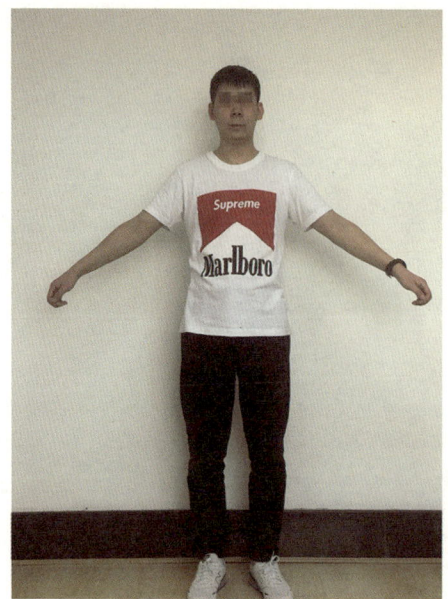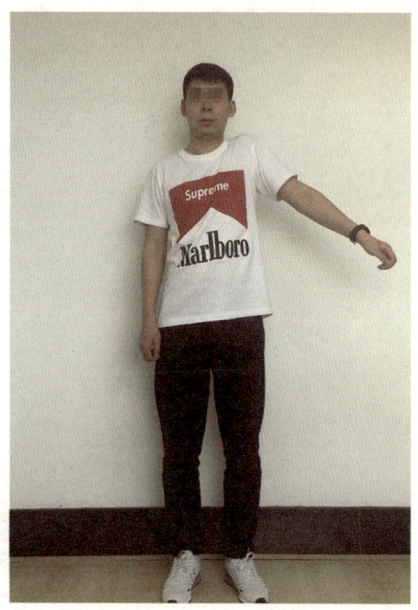

双侧训练和单侧训练比较

　　双侧训练不会出现患侧肩代偿抬高，而单侧训练患侧肩明显会出现代偿抬高功能锻炼的程度。训练幅度过小均不能发挥作用，过大又会影响肩关节的恢复，因此，要掌握好锻炼的程度、幅度，以微痛、能耐受为度；即使训练完有轻微的疼痛，次日晨起疼痛消失也是可以的。

　　牵伸要逐渐加力，不要暴力，从而加重肩部损伤，一般以能够承受为度。若牵伸持续的时间较短，则达不到牵伸的效果；若牵伸持续的时间太长，则会出现患者疼痛不适。一般每次牵伸6~10秒，每组10次，每天1~3组。

　　一般肩痛的功能锻炼时间较长，治疗需要循序渐进，不能一蹴而就。疼痛和粘连的程度不同，其功能训练的幅度也不同。一般来说，疼痛越明显、粘连越重的患者，功能锻炼的幅度越小；相反，疼痛、粘连较轻者，功能锻炼幅度宜大。开始时幅度小一些，逐渐加大，不要急于求成；急性期和恢复期功能锻炼的幅度要小些。

　　训练过程中需保暖，以防再次受凉，使肩痛症状加重。牵伸及训练局部可以热敷，肌肉松弛，有助于自我锻炼；训练后疼痛明显者，可用冰敷，以减轻水肿及渗出。在这里可能有人问"如何热敷和冷敷"，热敷前面已经讲过了，冷敷就简单了，用毛巾包两个冰棍，放置于肩周即可，一般15~20分钟。

 肩痛患者还能继续进行打羽毛球、网球等运动吗

许多人喜欢打羽毛球、网球等,那么肩痛患者可以进行打羽毛球、网球等运动吗?答案是否定的。打羽毛球、网球等运动都属于过肩运动的项目,过肩运动可过度牵拉肩关节周围的肌肉,同时容易造成肩峰的撞击,加重肩痛症状。另外,有氧运动的训练包括跑步、快走、有氧舞蹈、游泳,或任何经由物理应用而增加心肺功能和血液运送氧气到身体各细胞中,以及去除身体细胞中不需要的氧气。在某一特定时间内,有氧运动需要更强的心律和肺活量以支持输送足量的氧气到脑细胞,心脏血管系统会逐渐适应有氧运动训练的需求,因此,身体会更快速输送氧气,这对体能或记忆力有明显帮助。有氧运动依层次可分为三大类:无冲击——双脚一直保持与地面接触;低冲击——随时都有一只脚保持与地面接触;高冲击——在动作过程中的某些时候会有双足同时离地的情况。打羽毛球、网球等运动属于高冲击性运动,会增加脊柱应力,因颈椎原因引起的肩痛也会加重。

 睡觉的姿势会影响肩痛的康复吗

人的一生中,睡眠占了近1/3的时间,睡眠质量好坏与人体健康与否

有密切关系。从某种意义上来说，睡眠质量决定着生活质量。那么，睡觉的姿势会影响肩痛的康复吗？答案非常肯定，睡觉的姿势会影响肩痛的康复。引起肩痛的原因很多，常见的原因是肩关节局部病变、患侧卧位睡眠、肩关节受压、肌肉长时间处于紧张状态，从而造成颈肩部肌肉劳损，继而加重肩部疼痛。许多人睡眠时肩手都会放在外面，经常受凉也可以加重肩痛的症状，从而影响肩痛的康复。

颈椎病引起的肩痛对睡觉的姿势影响较大，高枕睡眠相当于低了一夜的头。高枕平卧位会加重神经根的压迫症状，导致麻木疼痛加重；高枕侧卧位会加重椎动脉的供血不足，导致头晕症状加重；去枕平卧位会加重脊髓受压情况，导致功能障碍加重。

肩痛患者什么样的姿势睡眠最好呢？我们的建议是：健侧卧位或平卧位睡眠，床垫中等硬度，枕头高低、软硬适中，枕头高度10厘米左右为宜，以保持颈部的自然位置为佳，平卧垫枕时要垫在颈后部，防止颈椎出现一个悬空，导致肌肉、肌腱受到长时间的牵拉；侧卧位要求枕头的高度同肩宽，以免过高或过低造成颈肩部肌肉损伤；同时盖好被子，防止肩部着凉。平卧时，膝关节下垫一薄枕，侧卧睡眠时，胸部及双膝间放置一抱枕，患侧上肢置于抱枕上，以防睡姿不良过度牵拉患侧肩关节，从而影响肩痛的恢复。

Part 13 肩痛的预防

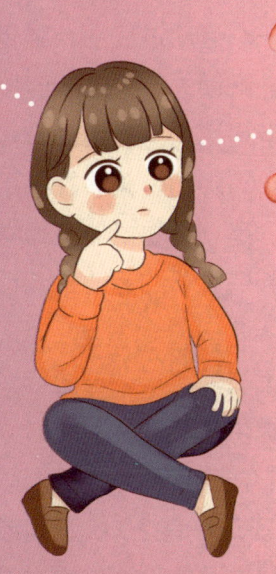

1. 为什么要预防肩痛
2. 哪些不良生活习惯可能导致肩痛
3. 哪些工作生活中的不良姿势可能导致肩痛
4. 哪些锻炼方法使用不当可能导致肩痛
5. 肩痛会复发吗
6. 气温变化、空气湿度改变会引起肩痛发作吗
7. 哪些方法可以预防肩痛
8. 家庭、办公室预防肩痛保健操的注意事项及动作要领

肩部是人体上半身非常重要的部位，连接着躯干和手臂。无论上臂要做什么样的活动都离不开肩部的支持，它对人体正常的活动起到非常重要的作用。但是随着现代生活节奏的变化，肩痛的发生越来越普遍。肩关节及其周围的肌肉筋膜疼痛称肩痛。其向上可波及颈椎，称为颈肩痛；向后波及肩胛，称肩背痛；向下波及上臂甚至肘手部，称肩臂痛。但不论是肩关节本身的疼痛，还是颈肩痛、肩背痛、肩臂痛，因其均以肩痛为主要临床表现，且其他部位的疼痛均是由于肩痛而引起，故统称为肩痛。肩痛严重影响着肩关节的生理功能，导致人体对日常生活活动的限制。故早期预防肩痛，把疼痛消除在萌芽状态显得重要且及时。

　　肩关节是一个复合体，其稳定性需要一系列的关节链的参与，这些关节链包括肩锁关节、胸锁关节、肩胛胸壁关节和盂肱关节。肩关节进行全范围正常活动时需要这些关节链的完整和协调。

　　盂肱关节的特点是活动度大，其灵活性是通过"牺牲"稳定性而实现的。其运动依赖于关节面的对合和周围软组织的包绕，在动态稳定和静态稳定上均需要周围关节和软组织支持。而在每一个运动过程中，肱骨和肩胛骨的位置必须不断变化以维持关节的稳定性。胸锁关节是唯一连接肩胛骨和中轴骨的关节。由于位置关节，其主要性能是稳定。肩锁关节在锁骨的另一端。锁骨的旋转是肩锁关节的主要运动。肩胛胸壁关节并不是一个真正的关节，但是它大大增加了肩胛带的运动，是一个重要的生理学意义的关节。肩胛骨的主要稳定结构是肌肉，肩胛胸壁关节的运动是胸锁关节和肩锁关节共同运动的结果。

　　因为肩关节是一个运动复合体，各种关节面增加了运动自由度。较浅的关节盂、柔韧的盂唇和较大的肱骨头为关节提供了活动性。有时候这种巨大的活动性是以牺牲稳定性为代价的。肩关节依靠各种稳定机制以防止过度运动，这包括关节面的形状、韧带和肌肉。几乎有20条肌肉或多或少作用于肩关节。在不同的时期，这些肌肉既是主要的动力结构也是稳定结构。这些肌肉的协调活动时关节充分发挥功能所必需的。

　　以上可知，预防肩关节疼痛可以从维持关节运动性和维持稳定性入手。本章的主要内容就是介绍如何对肩痛进行有效的预防。

Part 13　肩痛的预防

# 为什么要预防肩痛

影响日常生活

肩关节是前臂和手的根基。当肩痛时，会导致关节不灵活，进而影响或限制前臂和手的功能。在日常生活和工作中，肩关节时刻都在完成着协调性动作。例如，刷牙、洗脸、梳头、写字、提拉和搬举重物等。各种原因引起的肩痛，如肩部软组织的拉伤、劳损、变性等，均会影响这些活动。

肩痛治疗不及时，会导致继发性肩部软组织损伤

骨关节主要依靠其周围的韧带、肌腱、肌肉等软组织维持其稳定性。肩关节亦是如此。由于要在克服上肢重力的同时，完成前臂及手部复杂的各项运动，因此肩关节的稳定性显得尤为重要。肩痛时，尤其是肩袖损伤时，会导致肩关节结构不稳。当完成某项活动或受到超强外力作用时，周围软组织极易被拉伤。

很容易导致疼痛慢性化

不良的站姿、坐姿会给肩部带来负担，使得肩部疲劳蓄积。工作中长

时间保持同一姿势,也会在一定身体部位蓄积疲劳。可以说,慢性肩痛的原因之一就是长年累月的疲劳蓄积。这样引起的疼痛运动时不明显,但疲乏无力,反应迟缓。如果不注意预防,极容易导致慢性肩痛。

肩痛会影响一些内科疾病的判断

临床上有些肩痛患者与胃部疾病、胰腺疾病、胸膜炎、冠心病及自主神经功能紊乱等有一定关系,会导致内科疾病的加重及影响病情的判断。例如心肌梗死,往往表现为患者左肩疼痛,并且有左手的麻木感和刺痛感;患者常主诉为运动或工作劳累后肩痛病史,休息后症状缓解。所以,当出现肩痛时要及时判断和处理,避免一些内科疾病进一步加重,影响预后。

哪些不良生活习惯可能导致肩痛

肩关节是日常生活中活动较多的关节,所以非常容易患上疾病。不良的生活习惯会使肩痛的发生和发展更加迅速。有哪些生活习惯是需要注意的呢?

不注意保暖

许多年轻人过分注重自己的仪表,只顾让自己的形象好看,不注意对身体的保暖,例如冬天穿薄裙等。由于冷风刺激而引发颈肩部肌肉痉挛、神经水肿,从而导致颈肩部酸痛、头颈活动受限。除了严寒季节,炎炎夏季也要注意适当遮盖肩部,避免空调或风扇直吹颈肩部。中老年人尤其要注意肩部保暖。

睡眠姿势不好

枕头在睡眠中扮演了重要角色，枕头的高度影响着我们睡觉的姿势。如果枕头太高，就会改变颈椎正常的生理弧度，使得肌肉劳损及韧带牵拉劳损，产生痉挛、炎症等，并出现颈肩酸痛、手麻、头昏等症状。

长时间使用电脑、手机或打麻将等

随着生活水平的日益提高，诸如电脑、手机、电视以及长期开车、打麻将等活动，都会让肩部长时间处于一个不良的姿势。由于肩部长时间处于上提、屈曲及某些特定体位，使得颈肩部肌肉一直处于紧张收缩状态，久而久之就会出现肌肉水肿、痉挛，从而出现肩部不适，导致肩周炎、颈椎病、腱鞘炎等疾病。

运动不足导致体力下降

日常生活中体力活动越来越少，人们很少进行全身性运动。便利的生活条件致使人们体力低下。体力下降者没有足够的力量储备去应付超强的肩部活动及不良姿势对肩部的负荷，从而诱发肩痛。

精神过度紧张

肩部酸痛是由紧张诱发的身体异常之一。但是，想要完全消除紧张感不一定能做到，我们能做到的是好好分析自己的性格和生活环境，尽量保持愉悦、轻松的心情。例如，一天的工作结束后，放松放松心情，使身心暂时远离各种压力，就可以缓解紧张，远离肩痛。

3 哪些工作生活中的不良姿势可能导致肩痛

弯腰、驼背、头前伸

长期处在电脑前或伏案工作，容易出现一种典型的"弯腰、驼背、头前伸"的姿势。这种姿势会导致肌肉力量的不平衡（如胸大肌、胸小肌、背阔肌、肩胛提肌、斜方肌上束、胸锁乳突肌、斜角肌等较强，而菱形肌、中斜方肌、下斜方肌、前锯肌、使肩外旋的肩袖肌群、颈深屈肌等较弱）。强弱肌肉形成了一个交叉，临床上称为上交叉综合征。它会导致肌肉紧张，肩颈酸痛，严重者可压迫颈椎之间的神经，引起头痛和手臂麻木。它同时也会对颈椎、大脑、心脏及呼吸功能造成不良影响。

长期抬肩姿势

长期的驾驶、双手使用键盘、刺绣、画画等，都是保持抬肩的姿势状态。久而久之会使得肩胛提肌、斜方肌、冈上肌等肌肉紧张、劳损。会引起肩胛骨和颈椎的位置异常，从而导致颈部、肩部肌肉酸痛不适，影响上肢功能。

懒散、随意的姿势

随意躺卧着看电视、腰部陷在柔软的沙发上、腰骶部坐位等这些姿势都会加重肩部、颈部的负担，导致肩部肌肉负荷过重，引起肌肉劳损，导致肌肉酸痛。同时，由于脊柱处于一个异常位置，改变了正常姿势，打破了身体的平衡，会导致诸如疼痛等一系列并发症。

4 哪些锻炼方法使用不当可能导致肩痛

打羽毛球、乒乓球、网球、篮球等

打羽毛球、乒乓球、网球、篮球等都是对肩部的活动度要求很高的运动。要求高速、精确。然而，这些运动会导致各种各样的功能障碍，例如肩锁关节退行性病变、撞击综合征、肱二头肌长头肌腱炎、肩袖损伤等。如果过度活动肩关节会导致肩部肌肉的直接劳损。如果在这些运动前没有充分热身，容易拉伤肌肉。如果运动姿势不正确，会导致运动损伤、肌肉劳损及疲劳度提前出现。以上情形均会导致肩痛。

不科学的健身运动

科学的健身运动方式能够使人身体健康、心理健康。但是不科学的健身运动方式会给人们带来负面效果。在参加运动时为了能达到某个成绩，人们会努力、坚持，遇到困难不气馁，会想办法克服，这个过程，无意中塑造了人们坚强的意志品质，给人带来积极的因素。把这种因素带到工作、生活中去，人的精神面貌就会变好。但是，很多人错误地认为只要通过健身，把身体的各个肌肉练强壮了就不会肩痛了。还有很多人为了追求好的身材，而过度的锻炼身体的某一块肌肉，例如过度锻炼胸大肌，这样会使得肌肉的前后不平衡，导致肩胛骨的位置异常，肩关节活动受限，从而导致肩痛。

粗暴的拉伸运动

适度的肌肉拉伸，会缓解肌肉紧张、促进局部血液循环、缓解肌肉疲劳。但是，很多锻炼者没有掌握好要领。力量过大、方向错误、持续时间过长等，都可能会拉伤肌肉，导致疼痛。

运动过程摔倒

运动过程中摔倒时肩关节处于上臂外展位，或者肘关节着地使肱骨移向关节盂的下方，肱骨头冲破关节囊关节盂脱出，产生盂下脱位。主要原因是关节盂小而浅，肱骨头呈半球形，它的面积是关节盂的 3~4 倍；关节囊薄弱、宽大而松弛；关节周围肌肉力量较弱。而且肩关节具有 3 个自由度，活动度大。这样的解剖特点使得肩关节容易脱位。

5 肩痛会复发吗

肩痛会复发吗？答案是肯定的。肩痛和其他的疾病一样，不是说治好了就永远不会复发了。如果没有改正不良的生活习惯，没有纠正不良的姿势，没有避免肩部的持续高负荷的劳动、运动等，肩痛都有可能复发。

肩痛的原因有很多。一种是肩周炎，此类疾病的肩关节的各个活动角度都大幅受限，无论是在动态下还是静态下的肩部都有持续性的疼痛，并且在进行被动的肩部运动时，疼痛依然存在，无任何缓解体位。这种类型的肩痛本身就容易复发。

另一种肩痛是肩部肌肉损伤。此类疾病在静态下肩部往往没有任何不适感，在进行肩部主动运动时才会开始产生疼痛，也就是静态不痛，被动运动也不痛，只有主动运动时出现疼痛。这种类型的疼痛直接做肌肉的镇痛消炎处理即可缓解疼痛，但是缓解往往是短期的，没过多久就会复发。原因就是没有找到肌肉损伤的原因，也就是说没有做到标本兼治。如果知道原因，针对性地进行康复训练，就可以降低肩痛的复发率。但是，如果损伤的原因不改正，还是会复发。

气温变化、空气湿度改变会引起肩痛发作吗

气温变化、空气湿度改变都会引起肩痛发作！一方面，温度及湿度的变化会对慢性疾病者的血管、肌肉、神经产生影响，导致周围血管的收缩舒张状态改变，肌肉紧张度的变化及神经传导和生理功能的紊乱，导致肩痛发作。另一方面，温度跟湿度发生较大变化时，人的体力就会下降，抵抗力也会下降，常常会诱发感冒等疾病，从而导致乏力、烦躁、躯体酸痛等症状。

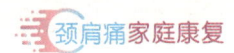

7 哪些方法可以预防肩痛

改变不良的生活习惯

注意保暖

天气变化时应及时增减衣服,尤其注意四肢关节、颈肩部的保暖。除了严寒季节,炎炎夏季也要注意适当遮盖肩部。中老年人尤其要注意肩部保暖。炎热天气不追求冷风刺激,控制空调温度在26℃以上,并避免空调或风扇直吹颈肩部。

正确的睡眠姿势

🟠 保持脊柱正常的生理曲度。选择合适的枕头、软硬适中的床垫,使在平卧位时,睡眠中人体的脊柱保持正常的生理弧度。侧卧位时,保持脊柱在同一个水平面。不追求高枕和过软床垫。同时,也不要极端地选择低枕,甚至不枕枕头,也不要使用硬板床。这些都是错误的观念、不正确的睡眠方式。

🟠 杜绝不良姿势入睡,例如枕着手臂睡觉、睡觉时手臂搭在床外面,等等。

避免长时间使用电脑、手机以及打麻将等

尽量避免长期使用电脑、手机以及长期开车、打麻将等。实在不可避免时,要保持正确的姿势。同时,在连续工作一段时间后,要提醒自己站起来活动一下身体,做适当的运动或休息。

坚持体育锻炼,增强体力

日常生活中的体育锻炼可以选择各种运动,例如步行、慢跑、骑自行车、舞蹈、游泳、做体操、打太极拳等。可以根据自身条件选择。但是一定要量力而行、循序渐进、贵在坚持。

学会自我调节情绪,及时放松心情,缓解紧张

根据自己的性格特点和生活环境,尽量保持愉悦、轻松的心情。一天的工作结束后,想方设法转移注意力、放松心情,这样就能使身心愉悦、暂时远离各种压力,从而达到缓解紧张、远离肩痛的目的。

避免工作生活中的不良姿势

保持正确的工作姿势

长期处于电脑前或伏案工作时,坐姿要端正,上臂自然放于体侧,前臂与上臂垂直或略向上10°~20°,腕部与前臂保持同一水平,大腿应与椅面成水平位,小腿与大腿成90°。应将电脑屏幕中心位置于操作者胸部同一水平线上,眼睛与屏幕的距离保持在40~50厘米,最好使用可以调节高低的椅子。

避免长期抬肩姿势

避免做各种需要长期抬起肩部的运动,如长时间的驾驶、双手使用键盘、刺绣、画画等。如果不可避免,则要改善工作环境,给肩部充分的支

撑，避免肌肉劳损。

避免懒散、随意的姿势

保持人体正确的坐、站、走等姿势，维持适度的肌肉收缩。不要随意躺卧着看电视、腰部陷在柔软的沙发上等。

改变生活小细节

在低一些的晾衣竿晾衣服

晾衣竿位置过高，在晾衣服时会加重肩部负担。应根据需要选择合适高度的晾衣竿。

注意挎包方式和挎包种类

- 总是在一侧挎包，时间长了身体就会倾斜。最好定时交替，改善身体平衡。
- 最好选择双肩包，这样身体平衡，而且背部可负担部分重量，减轻肩部负担。
- 使用单肩包最好用斜挎的方式背包，不至于加重一侧肩部肌肉劳损。

洗衣、扫地时注意姿势

洗衣、扫地时身体不要过于前倾，避免给肩臂部带来过大的负担。

乘车时的危险

抓着把手时不要把全身重量都放上。防止紧急刹车时拉伸肩关节。

正确的运动方法

在打羽毛球、乒乓球、网球、篮球前要充分热身，运动时姿势要正确，运动量要适当。

运动热身是任何运动训练的重要组成部分，热身的重要性在于可以避免运动损伤的发生。减少损伤的风险系数。热身是身体活动之前进行的运动，有很多的益处。热身的首要作用是让身心做好准备接受艰苦的训练。

帮助身体增加身体的核心温度、肌肉温度。肌肉温度的增加可以使肌肉更松弛，更灵活。有效地热身可以增加心率次数和呼吸的深度与频率，能增加血液流量、血液氧气及血中营养的供给，能帮助肌肉的肌腱与关节接受更多的艰苦训练。

一份完整的热身活动应该包括：一般热身、静止肌肉拉伸、运动专项的热身和动态的肌肉拉伸。这四个部分都是重要的，任何其中的一个部分都是不可以忽略的！四个部分联合作用对身体和心理会造成积极的影响，从而使运动员的身体机能进入巅峰状态。

▶ 一般热身一般人群应该是5~10分钟的时间，身体微微出汗。目的是简单地促进心率的提高，刺激呼吸的频率，增加血流量和帮助运送氧料和营养物质给肌肉，同时帮助提高肌肉的温度。

▶ 静止的肌肉拉伸是安全有效的肌肉基础拉伸活动，有效地降低损伤风险，对于提高肌肉的全面的灵活性，主要对运动时需要的大肌肉群进行拉伸，这个部分的活动需要耗时5~10分钟。

▶ 专项运动热身是通过前面两个热身的活动后，为运动员参与自己的运动专项所需要的需求而进行的热身活动，热身活动反映出专项的特点活动的动作与专项符合。

▶ 动态的肌肉活动是热身活动的最后一个步骤，这种动态的肌肉拉伸包括控制，软组织的平衡、摆动活动来扩大身体关节的活动范围，这种活动的力度是循序渐进增加，而不是激进和无控制的力量。肌肉的拉伸是改善运动员能力和表现的有效方法，也是避免损伤风险和对受伤肌肉进行有效的康复措施，不要认为这些方法简单而忽视它们的作用

健身时，注重人体的整体性，保持肌肉功能的平衡

人的运动是很复杂的，包括简单的移位和高级活动如语言、书写等，都是在神经系统支配下，以肌肉收缩而实现的。即使一个简单的运动往往也有多块肌肉参与。一些肌肉收缩，承担完成运动预期目的的角色，而另一些肌肉则予以协同配合，甚至有些处于对抗地位的肌肉此时则适度地放松并保持一定的紧张度，以使动作平滑、准确，起着相反相成的作用。运动系统的第二个功能是支持，包括构成人体体形、支撑体重和内部器官以及维持体姿。人体姿势的维持除了骨和骨连接的支架作用外，主要靠肌肉

的紧张度来维持。运动系统的第三个功能是保护，众所周知，人的躯干形成了几个体腔，颅腔保护和支持着脑和感觉器官；胸腔保护和支持着心、大血管、肺等重要脏器；腹腔和盆腔保护和支持着消化、泌尿、生殖系统的众多脏器。这些体腔由骨和骨连接构成完整的壁或大部分骨性壁；肌肉也构成某些体腔壁的一部分，如腹前、外侧壁，胸廓的肋间隙等，或围在骨性体腔壁的周围，形成颇具弹性和韧度的保护层，当受外力冲击时，肌肉反射性地收缩，起着缓冲打击和震荡的重要作用。

综上所述，肌肉不仅仅只有运动功能，还具有支持、保护的功能。所以，不能过度强调某一块肌肉的力量，也不能只强调肌肉的运动功能而忽视了其支持和保护的作用。

缓慢、正确的拉伸运动

拉伸运动可以放松肌肉、缓解疼痛、增加身体灵活性。研究表明，肌肉的化学成分随着疼痛而改变，拉伸肌肉增加血流量可以使其更加放松。随着血液循环的增加，血液将引起疼痛的物质从肌肉中清除，从而达到缓解疼痛的作用。

正确的拉伸方式，包括以下几点：

避免疼痛

如果拉伸时痛得叫出声音，这就违背了拉伸的原则。拉伸是为了肌肉得到放松，而肌肉疼痛会通过收缩来进行自我保护，反而变得更加紧张，这就与最初的拉伸目的背道而驰。

缓慢拉伸

拉伸是一项缓慢进行的运动，速度不易过快。快速拉伸，会刺激肌梭反应，引起肌肉的强烈收缩，会引起肌肉撕裂或者是受伤。

拉伸正确的肌肉

错误的拉伸会增加损伤的风险。反向拉伸，拉伸动作里面至少需要一个动作是与这块肌肉运动方向相反的。例如：在做肩关节肱二头肌力量训练时，肌肉的功能是曲肘，则就需要将肘关节伸直进行拉伸。

避免影响其他关节

很多人会把拉伸放在运动的最后一项，这个时候很容易粗心大意，会对其他关节和肌肉造成影响甚至损伤。例如：在拉伸三角肌时耸肩，会造成关节的卡压以及斜方肌的代偿，这与我们的原则也是相反的。

拉伸的时间

拉伸可以在任何时候运用。运动之前拉伸可以激活这一肌肉，在训练时让肌肉有更好的调动性；运动中拉伸，就可以暂时的缓解肌肉的紧张，让训练更有效地进行；运动后拉伸可以缓解肌肉紧张、酸痛、僵硬，让身体更加的放松。所以拉伸不存在时间的局限，在我们生活当中、工作中只要身体觉得疲劳我们都可以随时进行拉伸。

家庭、办公室预防肩痛保健操的注意事项及动作要领

上一节已经说到，家庭或办公室人员因为长期使用电脑、手机、电视以及长期开车、打麻将等活动时，会让肩部长时间处于一个不良的姿势。这些姿势会让肩部长时间处于上提、屈曲及某些特定体位，使得颈肩部肌肉一直处于紧张收缩状态，久而久之就会出现肌肉水肿、痉挛，从而出现肩部不适，导致肩周炎、颈椎病、腱鞘炎等疾病而引起肩痛。如果我们能够根据肩痛形成的机制，有针对性地做好预防，尤其是做一些预防肩部疼痛的保健操，就可以预防肩痛，大大减少肩痛的发生率。近年来，颈肩部的保健操种类繁多，临床研究也逐渐增多。好的保健操应该是适合患者在家进行自我保健治疗，有简单、易学、安全、有效等特点。做保健操的主要原理就是针对肩关节的病变特点，通过患者自主进行符合生理特点的局部和全身性运动，对颈、肩等进行复合性运动锻炼，以达到促进肩关节及其周围组织功能康复的目的。那么，我们如何进行保健操锻炼？其注意事项和动作要领是什么呢？

肩关节保健操的主要作用：①通过肩部各方向的生理性活动，促进肩关节周围血液循环，消除水肿，同时牵伸肩部韧带，解除肌肉痉挛，从而减轻症状。②增强肩部肌肉力量，增强其对疲劳的耐受能力，加强肩关节的稳定性，从而巩固治疗效果，防止病情复发。③提高肩关节活动度，增强本体感觉、平衡等运动能力。

肩关节保健操注意事项：①运动强度。运动的强度不宜过大，不宜用力过猛，动作的速度也要缓慢。在进行肩关节的自我治疗运动时，每个动作可重复做 4~6 次，整套动作做 5~10 分钟。每天进行锻炼的时机无绝对要求，最好在保持长期工作姿势以后进行运动。每隔 1 小时做 1 次。每天至少做 1 次。②运动幅度。肩关节的动作宜采用运动幅度不大，要求使用力度缓和、速度较慢的周期性运动，如广播体操等。要动静结合，循序渐进，长期坚持。③运动规律。要规律地完成运动动作。不可在生理活动范围之外强制活动，以免造成不适，损伤关节。④对于肩痛比较严重的患者，运动时要十分注意，如果运动后感觉不适，则宜停止，或向医生咨询。适合肩关节康复运动的运动种类和方法有做医疗体操、打太极拳、步行、慢跑、舞蹈、游泳等。一些耐力训练和有氧运动如快走、慢跑、骑自行车、游泳等对肩痛都有防治作用，在进行肩关节的自我运动时可以根据自身条件选择。

下面列举一些针对肩痛的发生机制而进行的肩关节保健活动，并对各动作要领进行详细解答。

活动肩关节

步骤一：掌心向内、扶住肩部；深长吸气，双肘靠拢。站立位，双脚分开与肩同宽。双肘关节屈曲，双手放于肩部。呼气时在肩关节前屈 90°位置使双肘关节相互靠拢，然后缓慢恢复中立位。10 次为 1 组，每天 3 组。

Part **13** 肩痛的预防

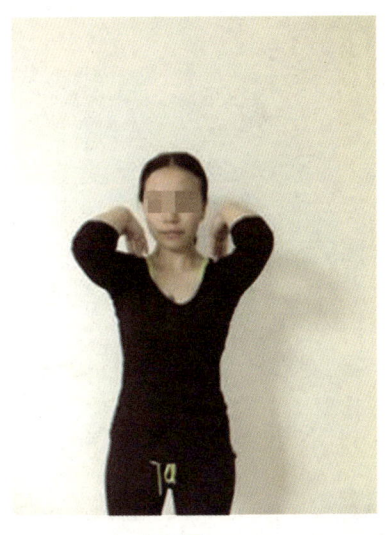

正面

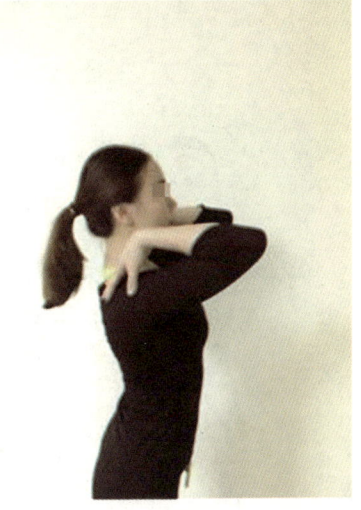

侧面

步骤二：缓慢呼气，双肘抬高。站立位，双脚分开与肩同宽。双肘关节屈曲，双手放于肩部。呼气时做前屈肩关节至90°，然后缓慢恢复中立位。10次为1组，每天3组。

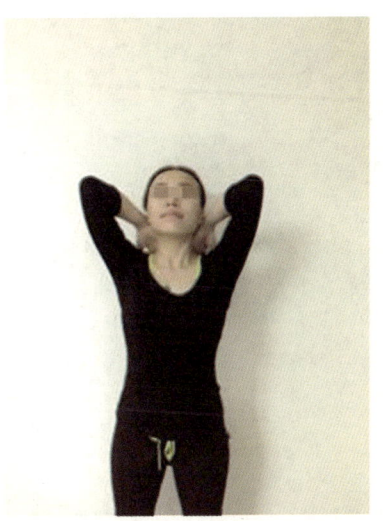

正面

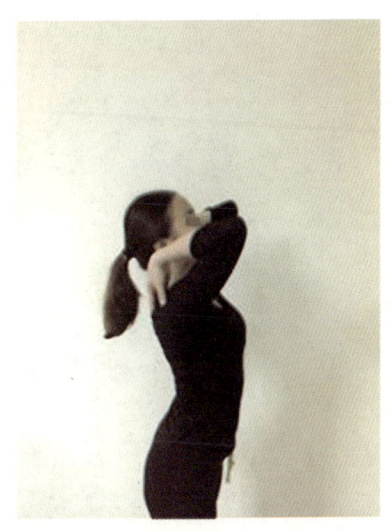

侧面

步骤三：向外呼气，双肩打开。站立位，双脚分开与肩同宽。双肘关节屈曲，双手放于肩部。呼气时肩关节从前屈90°位置缓慢向外打开，至外展90°位置，然后缓慢恢复中立位。10次为1组，每天3组。

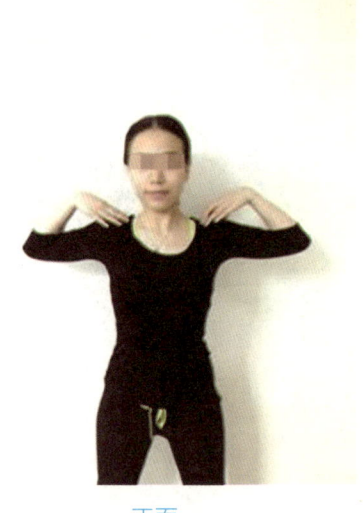 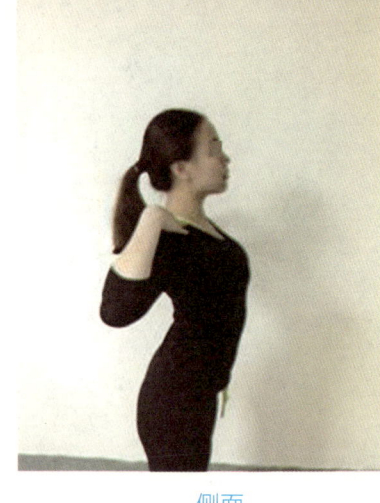

正面　　　　　　　　　　　侧面

步骤四：变换方向，肩部环绕。站立位，双脚分开与肩同宽。双肘关节屈曲，双手放于肩部。呼气时肩关节从外展90°位置处做肩关节环绕运动。10次为1组，每天3组。

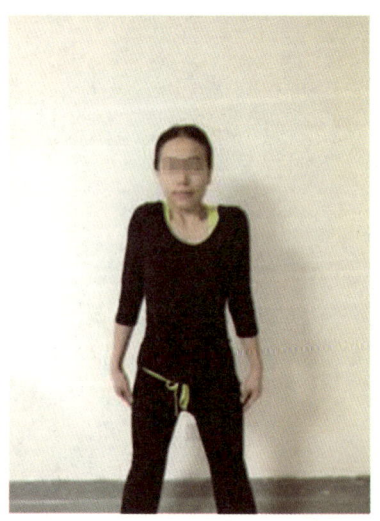 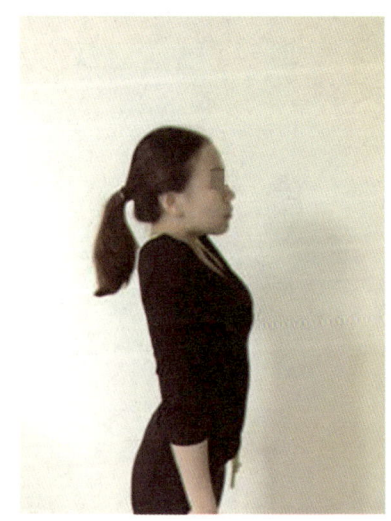

正面　　　　　　　　　　　侧面

步骤五：双手放下，活动双肩。站立位，双脚分开与肩同宽。双上肢自然下垂，分别做耸肩及后伸肩动作，然后缓慢恢复中立位。10次为1组，每天3组。

Part **13** 肩痛的预防

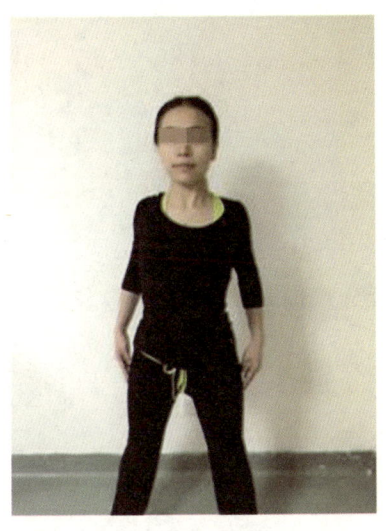

正面

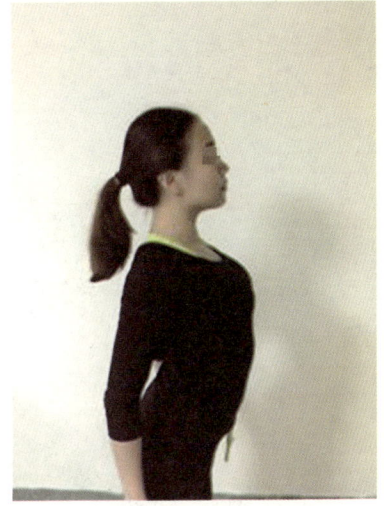

侧面

步骤六：自我按摩双肩。站立位或坐位，双脚分开与肩同宽。一手绕过胸前放在对侧肩部，分别对肩关节周围肌群，包括肩胛冈、胸小肌、肱二头肌等处进行放松按摩。每次 1~2 分钟，每天 3 次。

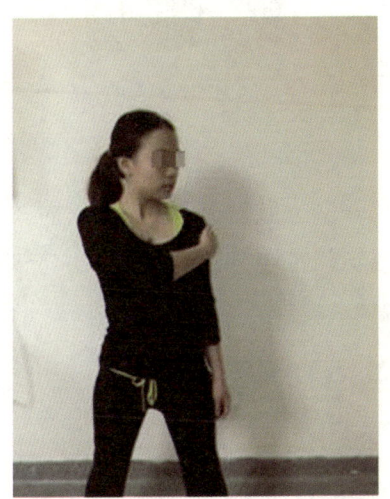

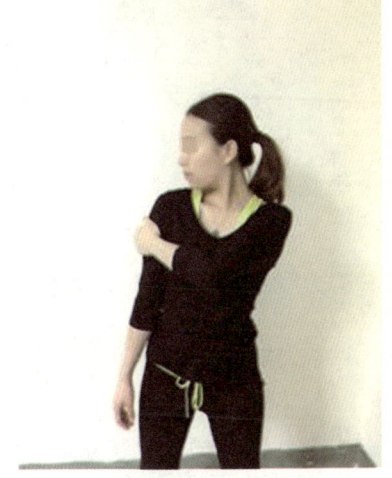

正面

肩部肌肉的拉伸

颈肩部肌肉拉伸

站立位或坐位，双脚分开与肩同宽。一手放在头对侧，另一只手放腰背部。头侧屈、转向外侧，头侧手缓慢牵拉30秒，然后缓慢恢复中立位。10次为1组，每天3组。

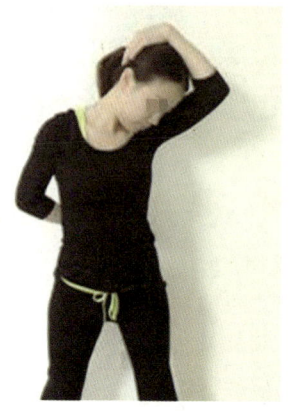
位伸右侧

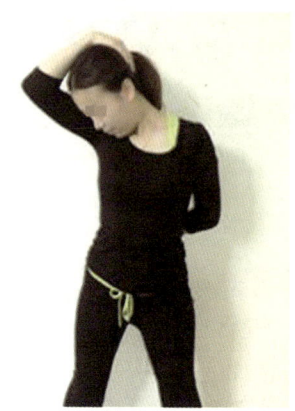
位伸左侧

胸大肌、胸小肌拉伸

▶ 单侧拉伸。双脚呈前后位站立。一侧上肢肩外展90°、肘关节屈曲90°，前臂平贴在门框上，躯干缓慢向前拉伸30秒，然后缓慢恢复中立位。10次为1组，每天3组。

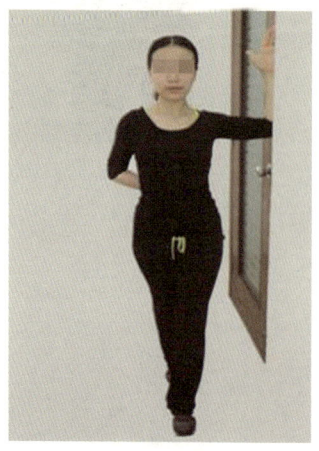
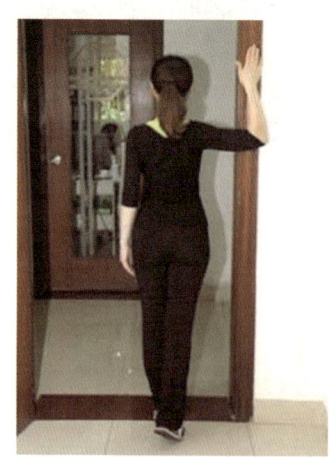
单侧拉伸

Part 13 肩痛的预防

▶ 双侧拉伸。面对墙角站立,双脚分开与肩同宽。距离以双上肢平举抵达拐角为准。先双侧上肢肩外展90°、肘关节屈曲90°,前臂贴在两边的墙上,身体缓慢向前拉伸30秒。然后双侧上肢上举呈"V"形,前臂贴在两边的墙上,身体缓慢向前拉伸30秒,然后缓慢恢复中立位。10次为1组,每天3组。

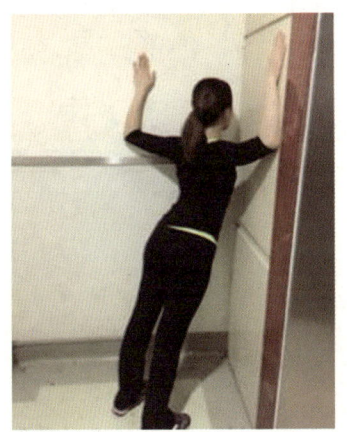 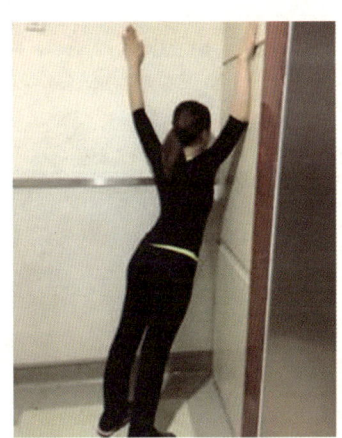

双侧拉伸

肩胛内侧肌群及外旋肌群拉伸

站立位或坐位,双脚分开与肩同宽。双手背贴于后腰部。肘关节向前伸,同时弓背、双侧肩胛骨前伸,持续30秒,然后缓慢恢复中立位。10次为1组,每天3组。

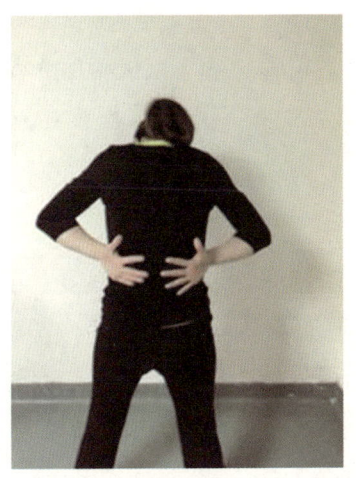 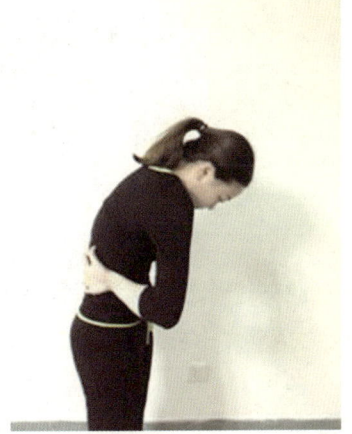

肩胛内侧肌群及外旋肌群拉伸

肩后伸肌群拉伸

站立位或坐位，双脚分开与肩同宽。右上肢左上方内收，左上肢屈肘向体侧顶住左肘关节处，头部转向右侧，持续牵伸 30 秒，然后缓慢恢复中立位。10 次为 1 组，每天 3 组。同样方法牵拉另外一侧。

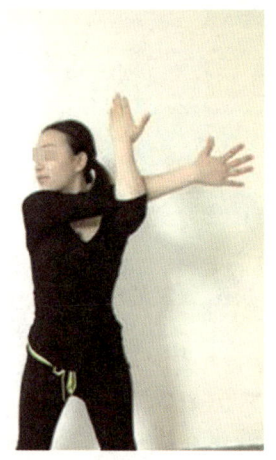
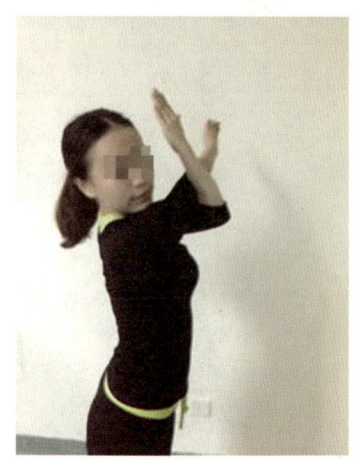

背后伸肌群拉伸

肩前屈肌群拉伸

背对桌面或椅靠背，双脚前后位站立。双上肢后伸，手掌贴在桌面或椅靠背。肘关节屈曲，躯干直立，挺胸收腹，双下肢缓慢下蹲至最大限度。持续牵伸 30 秒，然后缓慢起身。10 次为 1 组，每天 3 组。

肩内收肌群拉伸

站立位或坐位，双脚分开与肩同宽。右肩外展至最大限度，左手跨过头顶握住右肘关节，向左侧持续牵伸 30 秒，然后缓慢恢复直立位。10 次为 1 组，每天 3 组。同样方法牵拉另外一侧。

背阔肌拉伸

站立位或坐位，双脚分开与肩同宽。右肩外展至最大限度，左手跨过头顶握住右肘关节，向左侧持续牵伸，同时身体向左侧旋转。持续 30 秒，然后缓慢恢复直立位。10 次为 1 组，每天 3 组。同样方法牵拉另外一侧。

Part 13 肩痛的预防

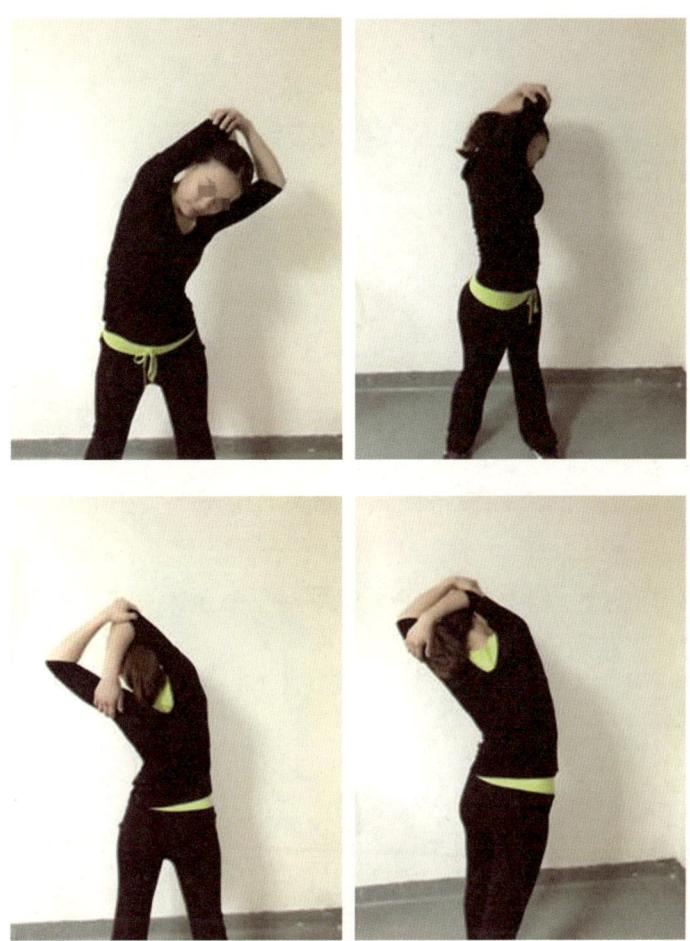

背阔肌拉伸

神经肌肉的激活

肩关节稳定性的训练非常重要。下面介绍一个简单、实用的肩关节练习——YTWL运动。它是一种针对肩关节稳定性针对性的自我练习。其包括四个动作。这四个练习基本可以锻炼到斜方肌的中、下束，菱形肌，前锯肌和肩外旋肌群等。

动作功效

重点强化肩胛骨的稳定性及改善肩肱节律，预防肩部撞击综合征、矫正驼背姿态及上交叉综合征。

目标肌群

斜方肌中下束、菱形肌、三角肌后束、前锯肌、肩外旋肌。

基本姿势

- 姿态站立：屈膝、屈髋各90°，膝关节位于足尖正上方，抬头、挺胸、收腹、立腰。
- 大拇指朝上，斜上方举至Y；水平侧平举至大写T；屈肘后伸至W；肩外展90°、屈肘90°至L。

易错动作

耸肩、大拇指未朝上、弓背。

动作指导

Y动作

- 运动基本姿站立，挺胸抬头，背部平直，双手放于身体两侧。
- 双侧肩胛骨向下、向内收紧，然后双手抬起举过头顶与躯干形成Y字。
- 回到起始姿势，完成规定次数练习。
- 注意保持背部平直、拇指向上，肩胛骨收紧后开始抬起手臂。
- 激活肩部及肩胛骨周围肌群。

T动作

- 运动基本姿站立，挺胸抬头，背部平直，双手放于身体两侧。
- 双侧肩胛骨向下向内收紧，然后双手侧向抬起，与躯干形成T字。
- 回到起始姿势，完成规定次数练习。

Part 13 肩痛的预防

◗ 注意保持背部平直、拇指向上，肩胛骨收紧后开始抬起手臂。

◗ 激活肩部及上、下背部肌群。

W 动作

◗ 运动基本姿站立，挺胸抬头，背部平直，双手放于身体两侧屈肘 90°。

◗ 双侧肩胛骨向下向内收紧，然后抬起手臂与躯干形成 W 字。

◗ 回到起始姿势，完成规定次数练习。

◗ 注意保持背部平直、拇指向上，肩胛骨收紧后开始抬起手臂。

◗ 激活肩部及肩胛骨周围肌群。

L 动作

◗ 运动基本姿站立，挺胸抬头，身体前倾，背部平直，双手放于身体两侧。

◗ 双侧肩胛骨向内收紧，肘部上抬至屈肘 90°，然后前臂向上抬起形成 L 字。

◗ 保持 L 字姿势，做肩关节内旋及外旋动作。

◗ 完成规定次数练习。

◗ 注意保持背部平直、拇指向上，肩胛骨收紧后开始抬起手臂。

◗ 激活肩部旋转肌群。

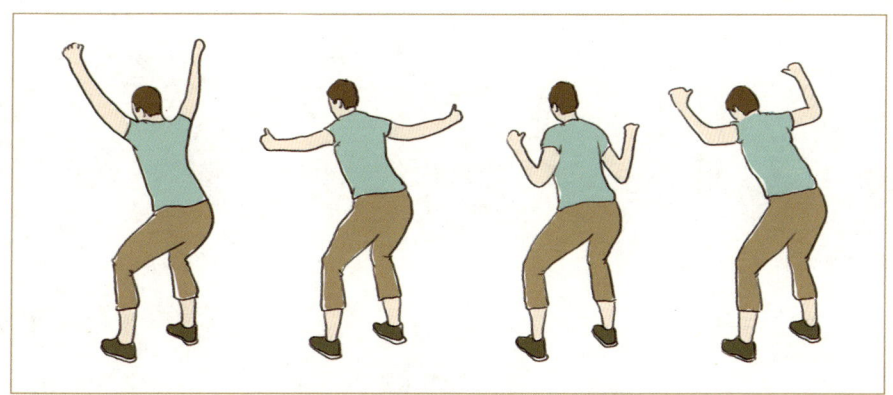

YTWL 运动